NURSING ETHICS

제3판

간호윤리학

고진강 · 이남주 공저

계축문화사

Contents

차 례

제1편

간호윤리의 이해

제1장

간호윤리의 정의

| 학습목표 |

- 윤리, 직업윤리, 간호윤리, 윤리강령, 간호사 윤리강령, 윤리학, 간호윤리학의 개념을 정의한다.
- 간호윤리학의 주요 영역을 설명한다.
- 간호윤리학, 의료윤리학, 생명윤리학의 관계를 설명한다.
- 간호윤리의 중요성을 설명한다.

'간호사는 윤리적이다!' 미국의 여론조사 기관 갤럽은 '2021년 정직하고 윤리적인 직업 조사'에서 간호사가 1위를 차지하였다고 발표하였다. 순위를 보면, 1위 간호사, 2위 의사, 3위 교사, 4위 약사 순이었다[1]. 윤리적인 직업 순위는 1999년부터 매년 발표되어 왔는데, 22년 동안 단 한번을 제외하고 항상 간호사가 1위를 차지하였다. 단 한번 1위를 놓쳤던 해는 2001년으로, 미국 911테러의 영향으로 소방관이 1위를 차지하였다.[2] 한편 캐나다에서 실시하는 비슷한 조사로 '존경하는 직업 순위'가 있는데, 2021년에 간호사는 2위에 랭크되었다. 캐나다에서의 1위부터 6위까지 순위를 보면, 소방관-간호사-농업종사자-의사-약사-과학자 순이었다.[3] 우리나라에서는 간호사를 포함한 윤리적 직업 순위에 대한 여론조사가 없어서, 우리나라 국민들의 인식은 알 수 없으나, 최소한 외국의 사례들을 보면, 세계적으로 간호사가 윤리적이고 신뢰할 수 있는 직업으로 인식되고 있음을 알 수 있다.

그렇다면 과연 '어떤 사람이 또는 어떤 직업군의 사람들이 윤리적이다'라고 평가할 때 과연 '윤리적'이라는 것은 무엇을 의미하는가? 무엇이 사람들로 하여금 간호사가 윤리적이라고 생각하게 하는 것인가? 또는 우리나라에서 간호사는 어떻게 하면 더 윤리적인 직업군이 될 수 있는가? 이에 대한 해답을 얻기 위해서는 윤리란 무엇인지를 정의하는 것에서부터 시작해야 할 것이다. 이 장에서는 일반적인 개념의 윤리를 정의하고, 이로부터 간호사의 행동규범으로서의 간호윤리, 그리고 학문으로서의 간호윤리학이 무엇인지를 설명하고자 한다.

1. 윤리와 간호윤리

윤리의 사전적 정의는 "선함과 악함에 대한 도덕적 이상에 토대를 둔, 개인 또는 집단을 지배하는 행동규범(메리엄 웹스터 사전의 정의)"이다.[4] 다시 말하면 윤리라는 것은 도덕적으로 이상적인 행동이 무엇인지를 명시적으로 또는 암묵적으로 정해놓은 것이다. 따라서 윤리적인 사람이란 이러한 도덕적 이상에 토대를 둔 규범을 실천하는 사람을 말한다. 윤리와 관련하여 반복적으로 사용되는 단어가 '행동'이다. 즉 A라는 행동과 B라는 행동 가운데 보다 더 선한 행동(또는 보다 덜 악한 행동) 한 가지를 선택해야 할 때, 기준이 되는 것이 윤리이다.

이와 동일한 맥락으로 간호윤리를 정의하면 간호윤리란 '선함과 악함에 대한 도덕적 이상에 토대를 둔, 간호사들의 행동규범'이라고 할 수 있다. 간호윤리는 간호사들이 도덕적 문제들에 직면할 때, 어떤 행동을 해야 하는가의 기준이 되는 것이다. 이때의 도덕적 문제들은 주로 건강, 치유, 돌봄과 같은 간호의 기본 개념들과 관련된 문제들을 말한다.[5]

간호윤리는 간호사라는 직종의 사람들에게 적용되는 행동규범을 말하므로 간호사 직업윤리와 동일한 개념으로 사용된다. 직업윤리란 "직업생활에서의 윤리를 말하는 것으로 사회에서 직업인에게 요구하는 직업적 양심, 사회적 규범과 관련된 것"[6]이다. 간호윤리의 기능은 간호사들에게 윤리적 행동의 기준을 제시하며, 더 나아가 간호사들이 다양한 윤리적 문제에 직면할 때, 이를 분석하고 판단하여 옳은 행동을 할 수 있도록 돕는다.

여러 직종 가운데 특히 높은 수준의 도덕적 가치를 추구해야 하는 직업의 경우, 윤리강령이라는 것을 제정하고 준수한다. 윤리강령이란 "한 단체가 직업상으로 지켜야 할 기본적인 윤리적 덕목이나 권고를 압축해서 제시해 놓은 것"[7]이다. 따라서 어떤 직업, 조직, 또는 단체도 윤리강령을 제정할 수 있으나, 특히 공무원, 교직 종사자, 전문직 종사자 등과 같이 높은 수준의 도덕적 가치를 추구해야 하는 직업의 경우 윤리강령을 제정하고 준수하는 것은 필수적이다. 간호사 윤리강령은 "간호직의 가치, 의무, 소명에 대한 공적인 표명"으로 간호사들이 양질의 간호서비스를 제공하고, 윤리적인 행동을 하는데 지침이 된다.[8] 국제간호협의회, 대한간호협회, 미국간호사회 등 간호사 단체들은 간호사 윤리강령을 제정하여 선포하고, 각 단체에 소속된 간호사들에게 이를 준수하도록 하고 있다.

[표 1-1] 윤리, 직업윤리, 간호윤리, 윤리강령, 간호사 윤리강령, 윤리학, 간호윤리학의 정의

용어	정의
윤리	선함과 악함에 대한 도덕적 이상에 토대를 둔 행동규범 도덕적 가치체계, 개인 또는 집단을 지배하는 행동규범
직업윤리	직업생활에서의 윤리를 말하는 것으로 사회에서 직업인에게 요구되는 직업적 양심과 사회적 규범에 대한 것
간호윤리 (간호사 직업윤리)	도덕적으로 이상적인 가치체계에 토대를 둔 간호사들의 행동규범이며, 간호사에게 요구되는 직업적 양심과 사회적 규범에 대한 것
윤리강령	한 단체가 직업상으로 지켜야 할 기본적인 윤리적 덕목이나 권고를 압축해서 제시해 놓은 것
간호사 윤리강령	간호직의 가치, 의무, 소명에 대한 공적 표명
윤리학	선한 행동과 악한 행동에 대한 도덕적 이상을 다루는 학문 분야 도덕적 옳고 그름을 탐구하는 철학의 하위 학문 분과
간호윤리학	간호와 관련된 도덕적 문제들을 다루는 학문분야 간호의 중심개념들, 즉 건강, 치유, 돌봄 등과 같은 간호학적 개념들과 관련된 도덕적 문제를 다룸

2. 윤리학과 간호윤리학

윤리학이란 철학의 한 분야로, 도덕적 옳고 그름을 탐구하는 학문분야이다.[4] 윤리학은 크게 메타윤리학과 규범윤리학으로 나눌 수 있다. 메타윤리학은 '도덕이란 무엇인가'와 같이 도덕의 본질을 탐구하는 분야이다. 반면 규범윤리학은 도덕적 개념과 원칙을 실제 문제에 적용하는 분야이다. 따라서 규범윤리학은 구체적으로 어떻게 행동하는 것이 옳은 행동 또는 선한 행동인가에 대한 답을 제시하는 것에 초점을 둔다.

규범윤리학은 다시 순수규범윤리학과 응용규범윤리학으로 나눌 수 있다(그림 1-1). 순수규범윤리학은 공리주의와 칸트의 의무론과 같이 도덕적 문제를 이해할 수 있는 이론적 체계 및 관점을 제시하는 분야를 말한다. 순수규범윤리학 이론들은 이 책의 3장에서 다룬다. 반면 응용규범윤리학은 간호윤리학, 생명윤리학, 의료윤리학, 직업윤리학, 환경윤리학, 기업윤리학 등과 같이 사회의 특정 분야에 적용할 수 있는 윤리적 분석방법 및 대안, 행동규범 등을 제시하는 분야를 말한다.[9]

위의 분류를 보면, 간호윤리학은 윤리학 가운데서도 실질적인 도덕적 문제에 대한 구체적인 행동규범을 제시하고자 하는 규범윤리학에 속하고, 다시 규범윤리학을 사회의 특정 분야, 즉 간호학 분야에 응용하므로 응용규범윤리학으로 분류할 수 있다.

[그림 1-1] 윤리학과 간호윤리학의 관계

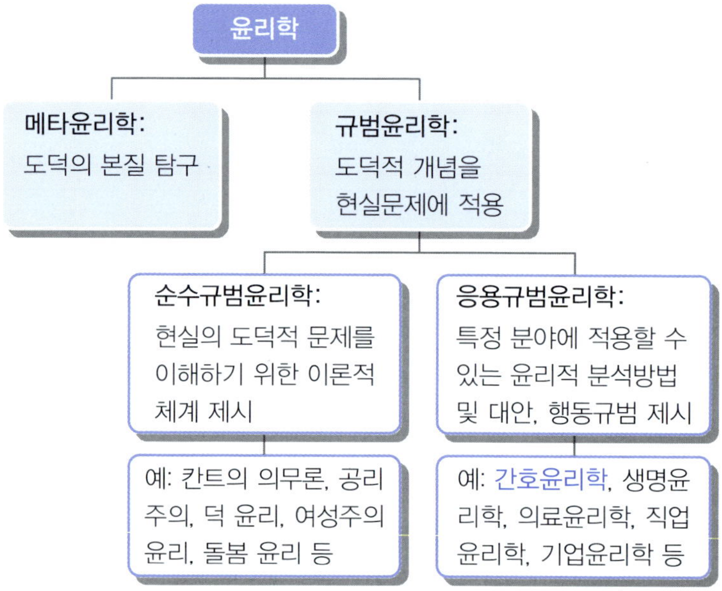

간호윤리학이란 간호와 관련된 도덕적 문제들을 다루는 학문분야이다.[10, p.451] '간호와 관련된 도덕적 문제'라는 표현은 간호의 중심개념들, 즉 건강, 치유, 돌봄 등과 같은 간호학적 개념들과 관련된 도덕적 문제라는 것이다. 즉 간호윤리학은 간호사가 개인, 가족, 지역사회를 대상으로 간호를 실천함에 있어서 발생하는 도덕적 문제들을 어떻게 해결해나가는가에 대해 연구하는 학문분야이다.

간호윤리학은 간호사 직업윤리를 포함하지만, 이보다 훨씬 다양한 영역을 포함하는 포괄적인 학문분야이다. 간호윤리학은 다음의 영역들을 포함한다(그림 1-2): ① 간호윤리학은 간호전문직의 윤리적 가치와 표준을 제시한다. ② 간호윤리학은 간호실무에서의 윤리적 문제들을 윤리이론을 이용하여 분석한다. ③ 간호윤리학은 실제 연구 자료(통계 자료, 면담 자료 등)를 이용하여 간호와 관련된 윤리적 주제들을 설명한다. ④ 간호윤리학은 간호교육과정에서의 간호윤리교육의 내용과 구성에 대해 연구한다.[11]

[그림 1-2] 간호윤리학의 영역

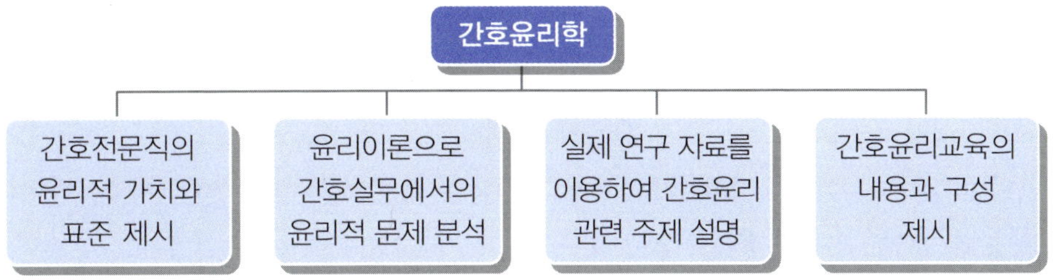

첫 번째, 간호전문직의 윤리적 가치와 표준을 제시한다는 것은 간호사라는 직업의 윤리적 규범, 즉 간호사 직업윤리를 제시하는 것이다. 대표적 예로는 간호윤리학은 간호사 윤리강령을 제정하고 평가하고, 이를 실제에 적용해 보는 연구를 시행한다. 간호사 윤리강령의 각 조항들은 마구잡이로 만들어지는 것이 아니라, 각 조항은 그 조항을 지키는 것이 왜 윤리적인 행동인지가 명확해야 한다. 즉 윤리강령은 정당성을 가져야 한다. 또한 윤리강령은 시대 및 사회와 문화를 반영하여야 한다. 따라서 시대에 따라 변화하고, 단체가 속한 사회와 문화에 따라 다르다. 간호윤리학은 윤리강령에 정당성이 되는 근거를 제시하고, 시대 및 사회와 문화를 반영하는지를 검토하고 탐구한다.

두 번째, 간호실무에서의 도덕적 문제들을 규범윤리 이론을 이용해 분석하는 예는 무수히 많다. 그 중 한 예를 들면, 2006년 호주의 간호사 토니 호프먼은 중환자실에서 근무하던 중 한 외과의사가 환자들을 죽음에 이르게 한다는 사실을 인지하고, 이를 폭로하였다. 결국 그 의사는 형사재판에서 유죄판결을 받게 되었다. 이 사건에 대하여 토니 호프먼이 경험한 윤리적 딜레마는 무엇이었고, 그녀의 행동에는 도덕적 정당성이 있었는지를 연구한 논문들이 있다. 규범윤리 이론인 공리주의와 의무론(이 책 3장 참조)의 관점에서 분석한 것이었다.[12]

또 다른 예로는 재난 상황에서는 어떤 환자를 먼저 치료할 것인가에 대한 우선순위를 결정해야 한다. 이러한 우선순위를 결정해야 하는 간호사들은 그 결정 기준에 대해 윤리적 딜레마를 경험할 수 있다. 보통 재난 상황에서는 당장 처치하지 않으면 생명이 위험한 환자라도, 그 생명을 구하는데 많은 인력과 자원이 필요하다면, 치료를 받을 수 있는 우선순위에서 하위로 밀리기 때문이다. 일반적인 병원 응급실이라면, 생명이 위험할수록, 우선적으로 치료하여 살려야 할 환자이지만, 자원이 한정되어 있는 재난 상황에서는 하위에 두어 죽음의 위험에 처하게 된다. 이러한 상황에 대해 간호사는 갈등을 느낄 수 있다. 이에 대해 공리주의 관점에서 정당성을 제시하는 것도 간호윤리학의 영역에 속한다.[13]

세 번째, 간호윤리학은 조사 자료와 같은 실질적인 자료를 이용하여 간호와 관련된 윤리적 주제들을 설명한다. 간호윤리학에서 이 영역의 연구들이 최근에 급격히 증가하는 추세이다. 예를 들면 간호학생들과 간호사를 대상으로 한 설문조사를 통해, 그들의 윤리적 판단과 윤리적 행동에 영향을 미치는 요인을 파악한 연구들이 있었다. 이 연구들은 통계분석을 통해, 간호학생들과 간호사의 윤리적 판단과 행동에 소속기관의 규정, 병동의 표준 등 관습적인 요소들이 크게 영향을 미치고 있음을 밝혀냈다.[14]

마지막으로, 간호교육과정에서의 간호윤리교육도 간호윤리학의 관심영역이다. 윤리적인 실무를 할 수 있도록 준비된 간호사를 양성하는 것이 간호윤리교육의 목표이다. 따라서 간호교육과정에서 학생들에게 어떤 내용을, 어떤 방법을 이용해 교육할 것인가에 대한 연구들이 다각도로 이루어지고 있다.[15]

3. 간호윤리학, 의료윤리학, 생명윤리학의 차이점

간호윤리학(nursing ethics), 의료윤리학(medical ethics), 그리고 생명윤리학(bioethics)은 생명에 대한 윤리라는 공통점이 있다. 또한 세 영역이 보건의료와 관련하여 공통된 주제 또는 유사한 주제들을 다루기도 한다. 따라서 그 경계를 명확하게 구분하기 힘들다. 실무에서 발생하는 어떤 도덕적 문제를 간호윤리학, 의료윤리학, 또는 생명윤리학 한 분야에만 해당되는 문제라고 꼭 집어 이야기하기 힘든 경우가 대부분이다. 그러나 이것은 이 세 학문분야 간에만 나타나는 현상이 아니고, 현대 사회의 복잡성으로 인해 학문간 경계가 허물어지고 있는 것은 대부분의 학문분야에서 나타나는 현상이다. 그러나 세 영역에는 차이점이 있고, 그 차이로 인해 서로 독자적인 이름을 가지고 존재한다. 이 책에서는 그 차이점을 각 영역의 역사적 배경, 연구주제, 관점이라는 측면에서 설명하였다.

1) 역사적 배경의 차이

세 영역은 역사적인 기원에 차이가 있다. 보건의료와 관련된 윤리의 문제를 가장 먼저 다루기 시작한 것은 의료윤리학이다. 의료윤리학의 시작은 멀리 거슬러 올라가면 고대 그리스의 히포크라테스 선서까지 올라갈 수 있다. 이후 중세와 근대를 거치며, 철학자와 윤리학자들에 의해 지속적으로 논의되고 발전되어 왔다.[16]

히포크라테스를 기원으로 하는, 2500여년의 역사를 가진 의료윤리학과 비교하면 매우 짧은 역사이긴 하지만, 세 영역 중 의료윤리학 다음으로 긴 역사를 가진 학문분야는 간호윤리학이다. 세계적인 생명윤리학자 피터 싱어와 헬가 커스는 보건과 관련된 윤리학의 기원으로 의료윤리와 함께 간호윤리를 설명하였다.[16] 간호윤리학의 기원은 나이팅게일의 철학과 이론으로부터 시작되었다고 볼 수 있다. 1900년에는 간호사 직업윤리에 대한 최초의 윤리학 서적이 발간되기도 하였다.[16]

생명윤리학은 세 윤리학 영역 중 가장 역사가 짧다. 생명윤리학이란 용어가 처음 등장한 것은 1970년이었다.[17] 생명윤리학은 '과학과 기술의 발전이 인간, 공동체 및 환경에 미치는 영향을 윤리학적 관점에서 다루는 학문 분야'로 정의할 수 있는데, 좁은 의미로는 '보건과 생명의료과학에서 발생하는 윤리적 문제들을 다루는 학문 분야'라고도 정의할 수 있다.[16] 생명윤리학이 1970년대에 탄생한 배경은 1950년대와 1960년대에 있었던 극적인 생명과학기술의 발전이었다. 투석기와 인공호흡기, 장기이식 등이 이 시기에 처음 가능해졌으며, 이는 이전에 상상할 수 없었던 생명연장을 가능하게 하였다. 동시에 수정란과 배아를 인위적으로 만들어내는 기술이 시험관 아기를 탄생시켰다. 이러한 생명과학기술이 나타나기 이전의 의료에서는 약물이나 수술에 의해 질병을 치료하고 관리해 왔는데, 그 약물이나 수술이라는 것이 그렇게 큰 비용이 들거나 많은 기술이나 장비를 필요로 하지 않는 것이었다. 또한 이전의 의료는 생명을 만들어 내거나 생명을 연장시키는데 지금과 같은 큰 영향을 미치지 못하였다. 그러나 고도의 생명과학기술은 고가의 기계와 장비들을 필요로 하고 이마저도 그 수가 제한되어 있어 누가 우선적으로 이러한 혜택을 받을 것이며, 그 비용은 누가 감당할 것인가 하는 문제들이 발생하였다. 또한 생명을 만들어내고, 조작할 수 있는 기술, 그리고 죽어가는 생명을 연장시킬 수 있는 기술을 어디까지 허용할 것인가 하는 문제들도 발생하였다. 이러한 고도의 생명과학기술 발전의 활용으로 인한 복잡한 윤리적 문제들은 기존의 의료윤리학이나 간호윤리학으로 해결할 수 없었다. 또한 의사와 간호사 뿐 아니라 공학자, 생물학자, 사회학자, 환경학자, 철학자, 법학자 등 다양한 분야의 전문가들이 함께 모여서 논의해야만 했다. 이러한 배경 속에서 생명윤리학이 탄생한 것이다.

간호윤리학, 의료윤리학, 생명윤리학의 기원을 다시 정리해보면, 생명과학기술의 극적인 발전으로 1970년대에 생명윤리학이 탄생하였고, 생명윤리학 탄생 이전에 간호윤리학과 의료윤리학은 오랜 기간 존재하고 있었다(Box 1-1). 생명윤리학 이전의 간호윤리학은 간호사와 환자의 관계, 간호사와 간호사의 관계, 간호사와 의사의 관계에서 간호사는 어떤 행동과 역할을 할 것인가에 주된 관심이 있었다. 나이팅게일은 '좋은 간호사'란 어떤 품성을 가져야 하는지에 대해 이야기하였다. 이것은 규범윤리의 관점으로 보자면, 아리스토텔레스의 덕 윤리적 접근(3장 참조)이라고 볼 수 있다. 나이팅게일을 이은 초기 간호윤리학도 간호사의 윤리적 소양, 윤리적 태도, 윤리적 행동 등에 대해 초점을 맞추었다. 의료윤리학도 마찬가지로 의사 개인이 환자와 또는 다른 동료들과의 관계에서 어떻게 행동하는 것이 윤리적인가에 초점을 맞춰왔다.[16] 이후 생명윤리학은 생명과학기술을 어떻게 사용하는 것이 윤리적인가에 대한 관심으로 시작된 학문분야이다.

한편 생명윤리학의 탄생은 간호윤리학과 의료윤리학에 지대한 영향을 미쳤다. 생명과학기술을 활용한 실무에서 도덕적 문제가 발생하였을 때, 간호사는 또는 의사는 어떤 도덕적 가치체계를 가지고 어떤 행동을 할 것인가? 생명과학기술을 활용한 연구에서 도덕적 문제가 발생하였을 때, 간호학자는 또는 의학자는 어떤 도덕적 가치체계를 가지고 어

Box 1-1 간호윤리학, 의료윤리학, 생명윤리학의 기원[16]

간호윤리학	• 나이팅게일로부터 시작(19세기) • 간호사가 환자 및 동료와의 관계 속에서 갖추어야 할 윤리적 소양, 태도, 행동에 대한 관심으로 시작
의료윤리학	• 히포크라테스로부터 시작(기원전 4세기) • 의사가 환자 및 동료와의 관계 속에서 갖추어야 할 윤리적 소양, 태도, 행동에 대한 관심으로 시작
생명윤리학	• 1970년 생물학자 포터의 책 '생명윤리-미래로의 다리'에서 처음으로 생명윤리학이라는 용어가 사용됨 • 생명과학기술의 윤리적인 활용에 대한 관심으로 시작

떤 행동을 할 것인가? 이러한 생명과학기술에 대한 윤리적 접근이 간호윤리학과 의료윤리학에서 하나의 큰 부분으로 자리 잡게 되었다.

2) 연구 주제의 차이

간호윤리학, 의료윤리학, 생명윤리학은 많은 공통된 주제를 다룬다. 예를 들어 충분한 정보에 근거한 환자의 동의 과정, 생애 말 연명의료 결정 과정, 유전정보에 대한 상담 등 생명과학 및 보건의료와 관련된 많은 주제들이 간호윤리학, 의료윤리학, 생명윤리학 모두의 공통된 관심 주제이다. 그러나 관심 주제라는 측면에서 공통된 부분들이 많이 있지만, 그렇다고 해서 간호윤리학이 생명윤리학이 다루는 모든 주제 그리고 의료윤리가 다루는 모든 주제를 다 다루는 것은 아니다. 마찬가지로 생명윤리학이나 의료윤리학이 간호윤리학이 다루는 모든 주제를 다루는 것은 아니다.

먼저 간호윤리학은 간호전문직의 직업윤리를 다룬다. 간호전문직의 직업윤리는 간호사로서의 윤리적 가치와 행동규범을 제시한다. 간호전문직의 직업윤리는 생명윤리학이나 의료윤리학의 중심 주제가 아니다. 마찬가지로 의사의 직업윤리나 생명과학자의 직업윤리는 간호윤리학의 중심 주제가 아니다. 물론 의사는 간호사와 마찬가지로 환자를 주 대상으로 하고, 생명윤리학자도 보건의료 환경에서의 인간을 다루기도 하므로, 서로 공유하는 부분이 있다. 그러나 간호전문직의 직업윤리는 간호학의 관점에서 환자와의 관계를 본다는 점에서 차이가 있다. 또한 보건의료 분야 종사자들 간의 윤리적 관계에 대해서도, 간호윤리학에서는 간호사의 관점으로 동료간의 윤리적 관계가 무엇인지를 탐색하고, 보건의료환경 및 지역사회에서 간호사의 윤리적 역할이 무엇인지를 제시한다.

두 번째로 간호윤리학은 간호사가 직면하는 윤리문제를 주로 다룬다. 거꾸로 말하면 간호사가 직면하지 않는 윤리문제는 간호윤리학이 다루는 주요 주제가 아니다. 예를 들어 생명윤리학이 다루는 주요 주제 가운데 동물복제, 동물실험 등과 관련된 윤리문제는 넓은 의미에서는 간호윤리학의 주제일 수 있지만, 간호윤리학의 중심 주제라고 보기 어렵다. 한편 의료윤리학이 다루는 주제 가운데 의사와 환자 관계, 의사 업무 분배, 의사 집단 내 폭력 등과 관련된 윤리의 문제 역시 이 문제가 환자와 간호사에게 미치는 영향이라는 측면에서 다룰 수는 있으나 간호윤리학이 다루는 중심 주제는 아니다.

한편 생명윤리학이나 의료윤리학의 관심 주제 가운데, 간호윤리학이 주로 다루는 주제가 아니라고 말할 수 있는 부분이 존재하는 반면, 실질적으로 간호사가 직면하는 많은 윤리적 문제들은 의료윤리학 및 생명윤리학의 문제들과 경계가 불분명하거나 또는 같은 문제를 공유한다(그림 1-3). 위에서 언급한 바와 같이 충분한 정보에 근거한 환자의 동의 과정, 생애 말 연명의료 결정 과정, 유전정보에 대한 상담과 같은 주제는 간호윤리학, 의료윤리학 및 생명윤리학의 공통된 관심 주제에 해당된다.

[그림 1-3] 간호윤리학, 의료윤리학, 생명윤리학의 관계 (관심 주제)

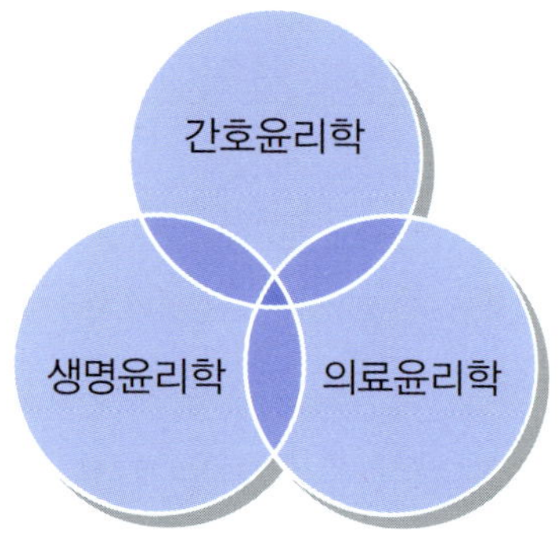

미국에서 간호사들이 매일의 실무에서 맞닥뜨리는 윤리의 문제들에 어떤 것들이 있는지를 조사한 연구가 있다.[18] 이 연구에서 제시한, 간호사들이 실무에서 가장 많이 접하는 윤리의 문제 10개를 순서대로 나열하면 다음과 같다: ① 환자 권리 보호, ② 의료적 처치에 대한 환자의 동의, ③ 간호실무에 부정적 영향을 미치는 간호인력 배치, ④ 생애 말 연명의료 계획, ⑤ 대리인의 의사결정, ⑥ 생애 말 의사결정, ⑦ 환자의 정보 보호, ⑧ 간호사의 권리와 의무, ⑨ 이해관계의 충돌(간호사 개인의 이익과 환자의 최대 이익의 충돌), ⑩ 환자 및 기관에 대한 직업적 책무의 갈등. 이상의 10개 문제만을 보더라도, 이 가운데 '간호실무에 부정적 영향을 미치는 간호인력 배치', '간호사의 권리와 의무', '간호사의 이해관계 충돌', '환자 및 기관에 대한 간호사의 직업적 책무의 갈등'은 생명윤리학이나 의료윤리학이 아닌 간호윤리학의 주요 관심 주제라고 볼 수 있다. 반면 다른 여섯 개의 문제는 간호윤리학 뿐 아니라 생명윤리학 및 의료윤리학도 다루는 주제라고 볼 수 있다. 이와 같이 간호사들이 매일 직면하는 실무에서의 윤리 문제들은 간호윤리학만이 주로 다루는 주제인 것도 있고, 간호윤리학 뿐 아니라 생명윤리학 및 의료윤리학도 함께 다루는 주제인 것도 있다. 한편, 생명윤리학 및 의료윤리학과 함께 동일한 주제를 다룬다고 할지라도 간호윤리학은 주로 그 주제와 관련된 간호사의 역할과 행동이라는 측면에서 접근한다.

3) 간호학적 관점에 의한 차이

간호윤리학, 의료윤리학, 생명윤리학 세 영역은 모두 인간의 존엄, 평등, 자율성 등의 가치를 추구한다는 점에서 차이가 없다. 또한 보건의료 영역에서 이러한 가치를 실현하기 위한 원칙들을(예: 자율성 존중의 원칙, 해악 금지의 원칙, 선행의 원칙, 정의의 원칙) 함께 공유하고 있다. 이러한 측면에서 간호윤리학, 의료윤리학, 생명윤리학은 서로 다르지 않으며 서로 다른 영역으로 분류할 필요가 없다고 주장하는 견해도 있다.[19]

그러나 서로 공통되게 추구하는 가치들은 있지만, 간호윤리학이 다른 두 영역보다 더욱 큰 중요성을 부여하는 가치들이 있다는 점에서 그 차이점을 찾을 수 있다. 이는 간호학이 추구하는 가치와도 그 맥을 같이 한다. 간호학은 본질적으로 전인주의적 관점을 견지한다.

간호학의 중심에 있는 가치로 돌봄(caring, 돌봄 또는 배려)이 있다. 대상자의 입장에 공감하고 안타까운 마음을 갖는 '동정심(compassion)', 그리고 대상자들이 가지고 있는 고통이나 변화를 알아차릴 수 있는 '민감성' 등은 돌봄과 배려를 위해 간호사들이 갖추어야 할 역량으로 보고 있다.[20]

또한 간호윤리학이 강조하는 대표적인 가치로 환자 옹호(patient advocacy)가 있다. 환자 옹호는 환자의 편에서, 환자의 입장을 대변하는 것을 말한다. 환자 옹호는 간호학 자체에 이미 내재되어 있는 가치로 여겨진다.[21] 간호는 환자의 반응, 요구, 바램에 중심을 두기 때문에,[19] 환자 옹호는 매일의 간호실무에 기반이 되는 가치이다.

또 다른 간호학의 개념 중 하나로 최근 더욱 중요성이 강조되고 있는 개념인 경계(vigilance, 비질런스)가 있다. 이는 위험을 감지하고 반응할 수 있도록 주의를 집중하고 각성되어 있는 상태를 말한다. 간호전문직에서의 경계란 임상적으로 중요한 신호나 관찰사항에 주의를 기울여 확인하고, 간호실무에서 발생할 수 있는 위험을 예측하고, 위험 발생 가능성을 최소화하는 동시에 위험이 실제로 발생할 경우에 대비하는 것을 말한다.[21] 환자와 "24/7/365"(하루 24시간, 일주일에 7일, 1년에 365일) 함께 하는 간호사는 환자의 반응에 민감성을 가지고 환자를 위험으로부터 보호한다. 간호윤리학적 관점에서 보면, 간호사의 경계는 '해를 입히지 않는다'는 규범을 넘어, 적극적으로 위험발생에 대한 경각심을 가지고, 예방하고, 대비하기 위한 행동을 말하며, 간호사의 윤리적 실무에 필수적인 개념이다.

의료윤리학이나 생명윤리학도 환자 옹호를 비롯한 위의 여러 가지 가치들을 추구한다. 그러나 의료윤리학이나 생명윤리학과 비교하여 간호윤리학은 간호윤리학의 모체인 간호학 그 자체가 질병이 아닌 질병에 대한 개인의 고유한 반응에 학문적 중심을 두어왔다. 간호학은 본질적으로 윤리학적 개념들이 그 중심에 있다. 따라서 간호교육을 받은 간호사는 보건의료계의 다른 어떤 분야의 실무자보다 환자 옹호, 환자의 요구와 환자의 바램에 대한 민감함, 환자에 대한 배려, 환자에게 발생할 위험에 대한 경계 등의 윤리적인 가치에 대해 높은 수준의 이해도를 가지고, 실천할 수 있는 역량을 가지고 있다. 간호학자 파울러는 일찍이 간호는 "태생적으로 도덕적인 실천이다"[22]라고 하였다.

간호사들이 대상자와 공감하고, 환자 옹호에 민감하다는 것은 여러 연구들에서 나타나고 있다. 한 예로, 노르웨이의 외과 간호사들을 대상으로 한 연구가 있다. 이 연구에서는 간호사들이 윤리적인 어려움을 느끼게 되는 주요 상황을 세 가지로 진술하였다.[23] 그 세 가지는 ① 환자와 솔직하게 정보를 공유해야 하는데 할 수 없을 때, ② 환자의 불편감 호소를 믿고 이를 해결하려는 노력을 해야 하는데 충분히 할 수 없을 때, ③ 환자의 이상행동 때문에 억제대 등으로 환자의 움직임을 제한해야 할 때이었다. 이 세 가지 모두 환자의 옹호자로서 간호사의 윤리적 고민을 반영한다고 볼 수 있다.

또한 같은 연구에서 간호사들은 의사들이 의학적 치료를 시도하거나 지속하고 싶어하는 경향성을 가지고 있다고 하였다.[23] 이로 인해 환자가 의학적 치료를 지나치게 오래 받게 되는 경우들이 있다고 하였다. 또한 간호사들은 자신들이 환자의 요구와 의사의 처방 사이에 끼어 있는 것처럼 느낀다고 하였다. 환자들은 개인적 요구들을 가지고 이를 호소하지만, 이에 대한 민감성을 가지고 이를 의사에게 전달하여 처방을 받아야 하는 간호사는 의사의 처방이 즉각적으로 이루어지지 못하고, 처방도 충분하지 않아, 그 사이에서 갈등을 경험한다는 것이다. 간호사들의 이러한 관점은 환자에 대한 옹호자로서의 관점이라고 볼 수 있다.

한편 의료윤리학자인 홈은 의료윤리학이나 생명윤리학이 간호윤리학으로부터 배워야 할 점이 있다고 하였다.[24] 그는 간호학이 학문적 발전과정에서 전인주의적인 관점을 유지하고 발전시켜왔다는 점이 대표적인 간호윤리학의 장점이라고 하였다(Box 1-2).

Box 1-2 간호윤리학으로부터 다른 보건의료 직종이 배워야 할 점

의료윤리학자 홈은 간호윤리학으로부터 배울 점으로 다음의 두 가지를 제시하였다.[24]

- 환원주의에 대한 강력한 저항
- 간호윤리학과 간호이론의 연계

먼저 환원주의란 근대 서양의학의 뿌리가 되는 철학적 관점으로 복잡한 것을 작은 단위의 요소들로 분해하여 설명하려고 한다. 최소단위로 잘라서 설명을 한 후 이를 다시 합치면 전체를 설명할 수 있다는 것이다. 즉 '부분의 합은 전체와 같다'라고 보는 관점이다. 의학은 환원주의에 토대를 두고, 인간을 신체 계통(예: 신경계, 순환기계, 호흡기계)이나 기관(예: 심장 전문, 신장 전문, 간 전문), 더 나아가 세포 단위로 쪼개어 이해하고 설명하려고 한다. 질병의 원인을 찾아내고, 이를 치료할 방법을 모색하는 데 효과적인 관점이다. 반면 간호학은 환원주의적 관점의 반대편에 있는 전체론, 다른 말로 전인적 관점에 토대를 둔다. 전체론 또는 전인주의는 '전체는 부분의 합보다 크다', 즉 부분을 합쳐도 전체를 설명할 수 없다는 관점이다. 인간으로 보면 최소단위로 잘라 무엇인지 규명한 후 합쳐도 전체 인간을 설명할 수 없으며, 부분의 합으로 설명할 수 없는 인간 그 자체가 의미있는 단위라는 것이다. 환원주의적 관점이 지배적이었던 시대에 나이팅게일은 이와 반대되는 전인적 관점에서 간호의 대상이 질병이 아니라 인간임을 강조하였다. 그렇다고 해서 의학의 바탕이 되는 환원주의가 나쁘다는 것이 아니다. 환원주의는 원인균을 찾아내고, 질병을 일으키는 세포변형이나 유전자, 물질 등을 찾아내는데 효과적이므로 질병의 원인을 밝히고 치료하려는 의학에 적합한 관점이다. 반면 간호학은 질병을 경험하는 인간의 반응에 관심을 가진다. 인간이 질병으로부터 효과적으로 회복되는 방법 그리고 인간이 질병을 앓으면서도 높은 삶의 질을 유지하도록 하는 방법에 관심을 가지는 간호학에는 전인주의적 관점이 적합하다.[10] 의료윤리학자 홈은 이러한 간호학의 전인적 관점을 다른 보건의료인들도 배워야 한다고 하였고, 더 나아가 환자의 삶을 이해하려고 하는 간호학의 연구 전통을 윤리학적 관점에서 높이 평가하였다.[24]

두 번째로 홈은 간호윤리학이 간호이론과 함께 발전되어 왔음을 장점으로 제시하였다.[24] 이상적인 간호실무란 무엇인가, 간호사의 행동규범은 어떠해야 하는가 등의 질문에 대답하는 간호이론들이 간호윤리학의 토대가 되었고, 간호윤리학이 강조해야 하는 가치가 무엇인지를 제시해 주었다는 것이다.

4. 간호윤리의 중요성

1) 간호전문직 측면에서의 간호윤리의 중요성

간호윤리는 간호사 직업윤리로서 간호사들이 실무에서 어떻게 행동해야 하는지에 대한 윤리적 근거를 제시한다. 즉 매일의 간호실무에서 간호사들의 윤리적 행동이란 어떠해야 하는지를 알려준다. 간호윤리는 간호 행위의 표준과 규칙들을 제시함으로써 간호사와 간호사가 돌보는 환자들에게 법적, 윤리적 문제들이 발생하지 않도록 예방한다. 만일 그러한 문제들이 발생했을 때는 해결책을 마련하는데 구체적인 지침이 되어준다.[25] 예를 들어 대한간호협회의 윤리강령은 '간호사는 취약한 환경에 처해 있는 간호대상자를 보호하고 돌본다'라고 명시함으로써 간호사가 소외계층의 대상자나 어린이나 지적장애를 가진 대상자를 간호할 때, 그들의 취약한 환경을 이해하고, 그들을 보호하는 행동을 해야 함을 알려준다. 대한간호협회의 윤리지침은 '간호사는 노인, 아동, 장애인, 시설수용자, 불법체류자, 정신질환자, 빈곤자, 다문화가족 등 자신의 권익을 위한 주장과 의사결정이 어려운 취약한 대상자의 인권을 옹호해야 한다', '간호사는 취약한 환경에 처해 있는 간호대상자들이 의료 자원의 분배나 진료 및 간호의 우선순위 결정 등에서 불공정한 대우를 받지 않도록 그들의 권익을 대변해야 한다'와 같이 더욱 구체적으로 윤리적 행동이 무엇인지를 제시한다.

동시에 간호윤리는 간호가 추구해야 하는 이상적 가치를 제시한다. 윤리는 '도덕적 이상'에 토대를 둔 행동규범이기 때문이다. 예를 들어 나이팅게일 선서나 대한간호협회의 한국간호사 윤리선언, 윤리강령 및 윤리지침을 보면 인간의 존엄성, 선, 인간의 안녕 등의 가치를 담고 있다.[26]

간호윤리는 간호전문직 발전에 기여한다. 예를 들어 간호사 윤리강령들은 간호사들의 전문적 지식 함양을 위한 활동, 간호전문직 단체 활동 등을 윤리적 행동으로 규정함으로써 전문직의 수준을 높이는데 기여하고 있다.

간호윤리는 윤리적 갈등 상황에서의 문제해결 절차를 제시한다. 윤리적 갈등 상황은 많은 경우 절대적인 정답이 없다. 이런 경우 이를 분석하여 최선의 선택을 해야 한다. 이때 간호윤리는 윤리강령과 같은 행동규범 지침 이외에도 윤리문제 해결 방법들도 제시함으로써 간호사가 윤리적으로 더 나은 결정 또는 더 정당한 결정이 무엇인지를 선택할 수 있도록 돕는다.[27]

2) 사회적 측면에서의 간호윤리의 중요성

궁극적으로는 간호사들이 간호윤리를 실천함에 따라 환자케어의 질이 향상되고, 환자의 안전이 증진되며, 환자와 가족의 삶의 질이 향상되게 된다.[20,28] "간호사는 매일 윤리적

Box 1-3 간호윤리의 중요성

간호전문직 측면

- 간호실무에서 간호 행위의 윤리적 근거 제시
- 간호실무가 추구하는 이상적 가치 제시
- 간호전문직 발전에 기여
- 간호실무에서의 윤리적 갈등 상황에 대한 문제 해결 방법 제시

사회적 측면

- 보건의료서비스의 질 향상
- 환자의 안전 증진
- 환자와 가족의 삶의 질 향상

결정을 하고, 매일 환자들이 윤리적 결정을 하도록 돕는다."[29] 이것은 간호사들이 윤리적인 간호를 실천함과 동시에 환자와 그 가족들이 자기 스스로 결정할 수 있는 권리를 보장받을 수 있도록 옹호하고 지지하는 역할을 함을 의미한다.[30] 보건의료서비스의 질을 향상시키기 위해서는 윤리가 그 틀이 되어야 한다. 그리고 보건의료서비스 질 향상을 위한 윤리적인 의사결정을 위해서는 환자, 가족, 의료진, 다른 보건의료서비스 관리자 및 종사자들 사이에 상호 의존적인 소통이 있어야 하는데, 그 상호 의존성의 중심에 간호사가 있다.[31]

토의 문제

1. 간호사가 사회로부터 윤리적인 직업으로 인식되기 위해 어떤 노력들을 할 수 있는지에 대하여 생각해 봅시다.
2. 간호윤리가 어떻게 환자와 가족의 삶의 질을 향상시킬 수 있는지에 대해 토의해 봅시다.
3. 간호윤리학, 의료윤리학, 생명윤리학 각각의 기원을 설명해 봅시다.

참고문헌

1. Gallop(2022). Military brass, judges among professions at new image lows. https://news.gallup.com/poll/388649/military-brass-judges-among-professions-new-image-lows.aspx
2. ANA(2015). Nurses rank as most honest, ethical profession for 14th straight year(12/21/15). http://nursingworld.org/
3. Financial Post (2021). Firefighters, nurses, farmers, respeted most by Canadians, social media owners the least: Poll.
4. Merrian Webster(2017). Ethic. http://www.merriam-webster.com/dictionary/ethic
5. McEwen, M, & Wills, E. M. (2014). Theoretical Basis for Nursing. 4th ed. Lippincott Williams & Wilkins.

6. 실무노동용어사전(2014). 직업윤리. http://terms.naver.com/entry.nhn?docId=2210862&cid=51088&categoryId=51088
7. 유재봉(2004). 교육평가용어사전. 학지사. http://terms.naver.com/entry.nhn?docId=1924339&cid=42125&categoryId=42125
8. ANA(2010). Guide to the code of ethics for nurses: interpretation and application. http://www.nursesbooks.org/ebooks/download/CodeofEthics.pdf
9. 제임스 레이첼즈 (2006). 도덕철학의 기초. 노혜련, 김기덕, 박소영 옮김. 나눔의 집.
10. Butts, J. B., & Rich, K. L. (2013). Nursing ethics: Across the curriculum and into practice. Jones & Bartlett Learning. Burlington, MA.
11. McCarthy, J. (2006). A pluralist view of nursing ethics. Nursing Philosophy, 7, 157–164.
12. Hooper, S. (2011). Understanding the ethics of whistleblowing by nurses. Journal of the Australasian Rehabilitation Nurses' Association (JARNA), 14(3), 18–21.
13. Wagner, J., & Dahnke, M. (2015). Nursing ethics and disaster triage: applying utilitarian ethical theory. Journal of Emerbency Nursing, 41(4), 300–306.
14. de Casterle, B., Grypdonck, M., Cannaerts, N., & Steeman, E. (2004). Empirical ethics in action: Lessons from two empirical studies in nursing ethics, Medicine, Health Care and Philosophy, 7(1), 31–39.
15. Woods, M. (2004). Nursing ethics education: are we really delivering the good(s)? Nursing Ethics, 12(1), 5–18.
16. 피터싱어, 헬가 커스(2001). 생명윤리학 I. 변순용 외 옮김. 인간사랑.
17. 존 브라이언트, 린다 바곳 라 벨, 존 설 (2005). 생명과학의 윤리. 이원봉 옮김. 아카넷.
18. Ulrich, C. M. et al. (2010). Everyday Ethics: Ethical Issues and Stress in Nursing Practice. Journal of Advanced Nursing, 66(11), 2510–2519.
19. Seedhouse, D. (1997). What's the difference between health care ethics, medical ethics and nursing ethics? Health Care Analysis, 5(4), 267–74.
20. Meyer, G., & Lavin, M. (2005). "Vigilance: The Essence of Nursing". OJIN: The Online Journal of Issues in Nursing, 10(1).
21. Breier–Mackie, S. (2006). Medical ethics and nursing ethics: Is there really

any difference? Gastroenterology Nursing, 29(2), 182–183.
22. Fowler, M. D. (1989). Ethical decision making in clinical practice. The Nursing Clinics of North America, 24(4), 955–965.
23. Torjuul, K., & Sorlie, V. (2006). Nursing is different than medicine: ethical difficulties in the process of care in surgical units. Journal of Advanced Nursing, 56(4), 404–413.
24. Holm, S. (2006). What should other healthcare professions learn from nursing ethics. Nursing Philosophy, 7, 165–174.
25. Clement, N. (2013). Nursing ethics. Pearson India.
26. 대한간호협회. 윤리강령. http://www.koreanurse.or.kr/about_KNA/ethics.php
27. Park, E. J. (2012). An integrated ethical decision–making model for nurses. Nursing Ethics, 19(1), 139–159.
28. Geilinas, L. (2015). Creating the environment for nursing excellence. American Nurse Today, May 2015. 4–5.
29. ANA (2015). Ethical practice and quality care form emphasis of National Nurses Week. http://www.nursingworld.org/
30. Fitzpatrick, M. A. (2015). The essence of nursing. American Nurse Today, May 2015. 2–3.
31. Robichaux, C. & Sauerland, J. (2012). Health care quality and ethics: implications for practice and leadership. Perioperative Nursing Clinics, 7(3), 333–342.

제2장

간호윤리학의 역사

| 학습목표 |

- 간호윤리학의 역사적 발전과정을 설명한다.
- 간호사 윤리강령의 변천과정을 설명한다.

1. 간호학에서의 윤리학 발전

간호윤리학의 시초는 근대 간호학의 시대를 연 플로랜스 나이팅게일(1820-1910)로부터라고 볼 수 있다.[1] 19세기 영국에서 나이팅게일이 간호실무에서 필요한 윤리적인 가르침을 제시했고, 이것이 간호윤리학의 시초이다. 나이팅게일은 좋은 간호사가 되려면 좋은 사람이어야 함을 주장하였다. 이는 나이팅게일이 어떤 윤리이론에 근거하여 이야기했다고 볼 수는 없으나 아리스토텔레스의 덕 윤리(3장 참조)에서처럼 간호사의 바람직한 성품, 즉 간호사의 덕성을 강조했다고 볼 수 있다. 또한 간호사 직업윤리를 제시한 것이라고도 볼 수 있다. 한편 나이팅게일은 1883년에 저술한 '간호 노트'에서, 간호의 대상은 질병이 아니라 인간임을 주장하고 있는데, 이는 나이팅게일이 간호학에서의 인간에 대한 윤리적 접근을 강조했다고 볼 수 있다.[2]

1900년에는 첫 번째 간호윤리 서적인 『병원과 개인을 위한 간호윤리(Nursing Ethics: For Hospital and Private Use)』가 발간되었다.[3] 미국의 간호학자 이사벨 햄프턴 롭이

쓴 책으로 총 12개의 장으로 이루어져 있으며, 각 장은 '간호직', '자격', '수습간호사', '신규간호사', '건강', '간호사 복장', '야간 근무', '경력간호사', '수간호사', '환자에 대한 케어' 등을 주제로 다루고 있다.[4] 한편 1906년 간호학 학술지 『The American Journal of Nursing』 제6권 7호에는 '간호윤리와 에티켓'이라는 제목의 논문이 실려 있다.[5] 이 논문의 저자는 에티켓을 간호사가 갖추어야 하는 소극적 도덕이라고 한다면 윤리는 그보다 더 넓고 심오한 도덕에 관한 것이라고 하였다. 또한 간호사는 윤리적 소양을 갖춰야 한다고 하였다.

이렇게 1900년대 초반에도 간호에 있어서 윤리라는 것이 무엇인지에 대한 논의가 있어왔다. 그런데 이 시기의 문헌들을 보면 충실(loyalty)과 순종(obedience)을 윤리적 덕목으로 강조하고 있다. 선임 간호사 및 조직에 대한 충실과 순종 뿐 아니라 의사에 대한 충실과 순종을 언급하고 있다. 현재의 시각에서 보면, 의사에 대한 순종이 간호사의 윤리규범에 포함되었다는 것이 매우 이상하게 생각될 것이다. 그러나 미국 여성들이 투표를 할 수 있는 참정권을 가지게 된 것이 1920년이었다는 것을 고려할 때, 1900년대 초 여성들의 직업이었던 간호사에게 기대되었던 규범에 순종하는 여성상이 반영되었던 것은 전혀 이상한 일이 아니었다. 한편, 1960년대까지도 간호사의 윤리적 행동은 의사의 진료행위에 그 초점을 맞추고 있었다. 간호학이 하나의 학문 분야로서의 모습을 본격적으로 갖추게 된 시기인 1970년대 이후에서야 현재와 같은 간호윤리학이 시작되었다고 볼 수 있다. 1970년대에 간호학의 중심이 의사의 진료행위에서 간호사 자신들의 대상자(환자)에 대한 간호로 옮겨 가면서, 간호윤리학도 새로운 국면을 맞이하게 되었다.[3]

1960년대 여성해방운동은 간호학에 영향을 미쳐, 간호사의 보다 자율적이고 책임감 있는 행동을 윤리적인 것이라고 규정하게 되었다. 이러한 분위기 속에서 여성해방운동 역사에 기록된 간호사 여성운동가가 탄생되었는데, 바로 마거릿 생어(1879~1966)이다. 그녀의 활동은 생명윤리학 역사에도 중요하게 기록되고 있다. 마거릿 생어는 최초의 경구피임약에 대한 연구를 후원하고, 이 약이 식품의약청의 허가를 받아 널리 사용되는데 주도적인 역할을 하였다. 피임이라는 것이 자연법 관점에서 비윤리적이라는 종교계의 주장에 맞서 여성의 자기 몸에 대한 권리를 강력하게 주장하여 사회적인 파장을 일으켰다.[6]

한편 1970년대부터 다수의 간호학 이론들이 나오기 시작하는데, 그 중 주의 깊게 볼 이론으로 간호이론가 바바라 카퍼가 제시한 '간호지식의 네 가지 유형' 이론이 있다. 바바라 카퍼는 1978년에 한 간호학 학술지에 '간호학의 기반이 되는 지식의 유형'이라는 논문을 발표하였다. 카퍼는 이 논문에서 지식을 실증주의적 지식(과학적 지식), 심미적 지식

[표 2-1] 간호학의 네 가지 지식 유형[7]

간호학 지식의 유형	특 성
실증주의적 지식	과학적 지식 ; 관찰, 실험, 가설 검증 등 과학적 방법으로 증명되는 지식
심미적 지식	예술적 지식 ; 간호사의 행동, 태도, 대상자와의 상호작용 등에서 나타나는 아름다움을 설명하고 의미를 부여하는 지식
개인적 지식	간호사가 대상자를 바라보는 개인적 시각 ; 간호사 개인의 성숙을 통해 표현되는 지식
윤리적 지식	간호에 있어서의 도덕적 규약에 대한 지식 ; 도덕적 딜레마가 생겼을 때 필요한 지식; 간호에 있어서, 무엇이 가치 있고 바람직한지에 대한 지식

(예술적 지식), 개인적 지식, 윤리적 지식의 네 가지로 분류하였다(표 2-1). 카퍼는 이렇게 간호학을 구성하는 지식의 유형 네 가지 가운데 하나로 윤리적 지식을 제시하였다. 이때 윤리적 지식은 간호실무에 있어서 간호사들이 경험하는 도덕적 딜레마, 그리고 인간 생명에 대한 봉사와 존중 의무 등과 관련된 지식이라고 하였다.[7] 이 이론은 현재까지도 간호학 지식체계를 설명하는 틀로 널리 사용되고 있다.[8] 이처럼 간호학 발전에서 간호윤리는 중요한 부분으로 다루어져 왔다.

간호학의 중요한 부분으로 인식되던 간호윤리는 1990년대에 간호윤리학 분야의 많은 연구들이 활발히 이루어지면서 '간호윤리학'이라는 학문분야로 공고히 자리 잡게 되었다. 1994년에는 『간호윤리학(Nursing Ethics)』이라는 학술지가 창간되었다. 『간호윤리학』은 현재 사회과학논문인용색인(SSCI)과 자연과학논문인용색인(SCI)에 등재되어 있다는 점에서 세계적으로 인정받는 학술지로 자리매김하였다고 볼 수 있다. 『간호윤리학』은 다양한 주제의 간호윤리학 문제들에 대해 심도 있게 논의하는 장이 되고 있다. 한편 20년도 훨씬 전에 탄생한 『간호윤리학』의 창간호 서두에 소개된 편집장의 글을 보면, '돌봄의 직업인 간호는 인간의 신체에 지나치게 집중하는 의학 모델에 대해 불편함을 느낄 수밖에 없다'고 기술하고 있다.[9] 간호학은 삶에 대한 환자 자신의 개인적인 의미에 기반을 둔 전인적 접근을 위해 노력하고 있다고 하였으며, 이를 위한 철학적, 윤리적, 법적 이슈들에 대한 탐구가 필요하다고 하였다.

2. 간호사 윤리강령의 역사

간호사 직업윤리에서 중요한 역할을 담당하는 윤리강령의 역사를 살펴보면, 먼저 나이팅게일 선서가 있다. 일반적으로 나이팅게일 선서를 최초의 간호사 윤리강령으로 본다.[10] 1893년에 미시간 주 퍼랜드 간호학교의 위원회가 히포크라테스 선서를 토대로 개발한 '플로랜스 나이팅게일 선서'를 발표하였다(Box 2-1). 간호 교육자인 리스트라 그레터가 이 위원회의 위원장으로서 선서문 작성에 앞장섰다.[11] 나이팅게일 선서라고 부른 이유는 나이팅게일이 근대 간호학의 창시자라는 상징성을 드러내기 위함이었다.[12] 나이팅게일 선서는 간호학에 있어서 최초의 윤리 관련 선언문이라고 볼 수 있다. 나이팅게일 선서는, 처음 개발 당시 한 특정 지역의 간호사들과 의사들, 그리고 일반 여성들의 의견을 모아 만들어졌다는 점에서 간호사 전체를 대표하는 데는 한계가 있었다.[13] 또한 1800년대 말에 만들어진 선서이므로, 여성의 순수한 이미지와 의사에 대한 충실한 조력자 역할을 강조했다는 점에서 여성이 남성에 비해 억압받던 당시의 시대상을 반영한다는 제한점이 있

Box 2-1 1893년 나이팅게일 선서[12]

I solemnly pledge myself before God and in the presence of this assembly: To pass my life in purity and to practice my profession faithfully.

(나는 하느님과 이 의식에 참석한 사람들 앞에서, 일생을 순수하게 살며 나의 직업에 충실하게 임할 것을 엄숙하게 선서합니다.)

I will abstain from whatever is deleterious and mischievous, and will not take or knowingly administer any harmful drug.

(나는 해를 입히는 행동은 무엇이든 하지 않을 것이며, 해롭다는 것을 아는 약물은 투약하지 않겠습니다.)

I will do all in my power to elevate the standard of my profession, and will hold in confidence all personal matters committed to my keeping, and all family affairs coming to my knowledge in the practice of my profession.

(나는 온 힘을 다해 내 직업의 수준을 지키고 높일 것이며, 내 직업으로 인해 알게 된 모든 개인의 일과 그 가족의 일에 대해 비밀을 유지할 것입니다.)

With loyalty will I endeavor to aid the physician in his work and devote myself to the welfare of those committed to my care.

(나는 충실하게 의사의 업무를 도울 것이며, 나의 돌봄을 받는 사람들의 안녕을 위해 헌신하겠습니다.)

다.[13] 따라서 많은 학교들이 나이팅게일 선서식에서 수정된 형태의 나이팅게일 선서를 사용하고 있다. 예를 들어 캘리포니아 주립대학은 간호사와 의사의 관계에 국한된 부분을 삭제하고, 대신 다양한 보건의료 관련 직종의 사람들과 상호 존중하는 환경에서 협동한다는 것으로 변경하여 사용하고 있으며, 종교의 다양성을 고려하여 '하느님(God)' 대신 '모든 종교적 신념에 따른 신(God of all faiths)으로 수정하였다.[11] 우리나라에서도 나이팅게일 선서를 현대에 맞게 수정번역하여 사용해 왔다. 1988년에 대한간호협회는 대표자회의에서 통일번역문을 만들어 제시하였고, 제55회 대한간호협회 정기 대의원총회에서 이를 확정하였다.[14] 통일번역문은 아래 [Box 2-2]와 같다.

Box 2-2 나이팅게일 선서 통일번역문[14]

나는 일생을 의롭게 살며, 전문간호직에 최선을 다할 것을 하느님과 여러분 앞에 선서합니다.

나는 인간의 생명에 해로운 일은 어떤 상황에서도 하지 않겠습니다.

나는 간호의 수준을 높이기 위하여 전력을 다하겠으며, 간호하면서 알게 된 개인이나 가족의 사정은 비밀로 하겠습니다.

나는 성심으로 보건의료인과 협조하겠으며, 나의 간호를 받는 사람들의 안녕을 위하여 헌신하겠습니다.

한편 국제간호협의회(International Council of Nursing: ICN)는 1930년대에 간호윤리 위원회를 구성하였으나, 2차 세계대전으로 그 활동이 중단되었다.[15] 국제간호협의회는 2차 세계대전 종전 후, 1953년에 처음으로 간호사 윤리강령을 제정하였다. 국제간호협의회 간호사 윤리강령은 간호사의 구체적인 행동규범을 제시했다는 점에서 큰 의의가 있다. 그러나 간호학이 이론적으로 확고히 정립되기 이전에 만들어진 초창기 윤리강령들은 의사와 의사의 치료업무를 돕는 간호사의 역할에 그 중심이 맞추어져 있었다. 1965년에 발표된 국제간호협의회의 '간호사 윤리강령'을 보면 "간호사는 의사의 명령을 지적 능력을 바탕으로 충실하게 실행해야 할 의무가 있다"라는 조항이 있다.[1]

하지만 1973년에 발표된 개정판부터는 그 조항이 완전히 삭제되었으며, 간호사의 주된 책임은 더 이상 의사에게 있는 것이 아니라 환자에게 있다고 보았다.[1] 과거 간호사가 갖추어야 할 덕목의 하나로 보았던 의사의 업무 관련 지시에 대한 충실한 태도는 현대에 와서 적극성, 환자에 대한 충실한 태도 및 환자 옹호, 위험에 대한 적절한 책임을 감수하고자 하는 태도로 대치되었다.[16]

세계 각국의 간호협회들은 대부분 국제간호협의회의 간호사 윤리강령을 기반으로 각 국가의 사회문화적, 법적, 역사적 상황을 반영한 간호사 윤리강령을 제정하여 실천하고 있다.[14] 우리나라에서는 1972년 대한간호협회가 '한국 간호사 윤리강령'을 제정하였다. 우리나라 최초의 간호사 윤리강령은 "간호사는 종교, 사상, 인종, 지위를 초월하여 정성을 다해 환자를 돌보아야 한다"는 등 15개 조항으로 구성되어 있었다.[17] 초기 제정 이후 2023년까지 다섯 차례 개정되었다(1983, 1995, 2006, 2013, 2023). 미국간호협회는 국제간호협의회보다 이른 1950년 간호사 윤리강령을 처음 제정하였다. 이후 시대에 따라 여섯 차례 개정이 있었다(1960, 1968, 1976, 1985, 2001, 2015).[18,19] 현재는 2015년에 개정된 윤리강령을 사용하고 있다.[20]

나이팅게일 선서와 같은 윤리 선언문, 그리고 간호사 단체들의 간호사 윤리강령들은 간호사의 윤리적 행동을 강화하는데 기여하였으며, 간호사들이 환자의 옹호자로 역할을 할 수 있도록 하는데 지침이 되어 왔다.[11] 또한 이와 같이 간호사 전문직 발전에 기여해 왔을 뿐만 아니라, 환자 및 대중들이 간호전문직의 역할을 이해하는데 도움을 주어 왔다.[21]

Box 2-3 간호윤리 발전 과정의 역사적 사건들

연도	역사적 사건
1883	플로랜스 나이팅게일 '간호 노트' 출간
1893	나이팅게일 선서 발표
1900	첫 번째 간호윤리 서적 『병원과 개인을 위한 간호윤리』 발간
1930년대	국제간호협의회, 간호윤리 위원회 설치
1950	미국간호협회, 간호사 윤리강령 제정
1953	국제간호협의회, 간호사 윤리강령 제정
1972	대한간호협회, 간호사 윤리강령 제정
1973	국제간호협의회, 간호사 윤리강령 개정판에서 간호사의 주된 책임은 의사가 아닌 환자에게 있음을 명시함
1978	바바라 카퍼의 '간호지식의 네 가지 유형' 이론에서 간호의 윤리적 지식 제시
1988	대한간호협회, 나이팅게일 선서 통일번역문 발표
1994	『간호윤리학(Nursing Ethics)』 창간호 출간
2006	대한간호협회, 한국간호사 윤리선언 제정
2007	대한간호협회, 한국간호사 윤리지침 제정

토의 문제

1. 『간호윤리학』 창간호에 편집장의 글 중, '돌봄의 직업인 간호는 인간의 신체에 지나치게 집중하는 의학 모델에 대해 불편함을 느낄 수밖에 없다'라는 문장에 대한 생각을 말해 봅시다.
2. 1893년 처음 발표된 나이팅게일 선서와 대한간호협회의 나이팅게일 선서 통일번역문을 비교하여 차이점을 설명해 봅시다.

참고문헌

1. 피터싱어, 헬가 커스(2001). 생명윤리학 I. 변순용 외 옮김. 인간사랑.
2. Breier-Mackie, S. (2006). Medical ethics and nursing ethics: Is there really any difference? Gastroenterology Nursing, 29(2), 182-183.
3. Butts, J. B., & Rich, K. L. (2013). Nursing ethics: Across the curriculum and into practice. Jones & Bartlett Learning. Burlington, MA.
4. Robb, I. H. (1912). Nursing ethics: for hospital and private use. Cleveland, OH: E. C. Koeckert. (Original work published 1900) https://ia601408.us.archive.org/14/items/nursingethicsfo00robbgoog/nursingethicsfo00robbgoog.pdf
5. Perry, C. M. (1906). Nursing ethics and etiquette. The American Journal of Nursing, 6(7), 448-452.
6. 앨버트 존슨(2013). 의료윤리의 역사. 이재담 옮김. 로도스.
7. 고진강 역(2016). 간호이론(Theoretical Basis for Nursing, 4th ed. by McEwen & Wills). 수문사.
8. Chinn, P. L., & Kramer, M. K. (2015). Knowledge Development in Nursing: Theory and Process. 9th ed. Mosby.
9. Tschudin, V., & Hunt, G. (1994). Editorial. Nursing Ethics, 1(1).
10. American Nurses Association(2010). Guide to the Code of Ethics for Nurses: Interpretation and Application. http://www.nursingworld.org/codeofethics

11. Miracle, V. A. (2009). National Nurses Week and the Nightingale Pledge. Dimensions of Critical Care Nursing, 28(3), 145–146.

12. American Nurses Association. Nightingale Pledge. http://www.nursingworld.org/FunctionalMenuCategories/AboutANA/WhereWeComeFrom/FlorenceNightingalePledge.aspx

13. McBurney, B. H., & Tina, F. (1994). The Nightingale Pledge: 100 years later. Nursing Management, 25(2), 72–74.

14. 대한간호협회. 나이팅게일 선서. http://www.koreanurse.or.kr/about_KNA/nightingale.php

15. Ghebrehiwet, T. (2005). Helping nurses make ethical decisions. Reflections on Nursing Leadership. http://www.reflectionsonnursingleadership.org/features/more-features/Vol31_3_helping-nurses-make-ethical-decisions

16. Lundy, K. S., & Janes, S. (2009). Community health nursing: caring for the public's health. Jones and Barrett Publishers. Sudbury: MA.

17. 동아일보(1972. 5. 12). 15개항 윤리강령 채택: 국제간호원의 날.

18. Lubkin, I. M., & Larsen, P. D. (2006). Chronic Illness: Impact and Interventions. 6th ed. Jones & Bartlett Learning.

19. Ellis, J. R., & Hartley, C. L. (2008). Nursing in Today's World: Trends, Issues, & Management. Wolters Kluwer Health.

20. American Nurses Association. (2015). Code of ethics for nurses with interpretive statements. American Nurses Association. Retrieved from https://www.nursingworld.org/practice-policy/nursing-excellence/ethics/code-of-ethics-for-nurses/

21. Fouka, G., & Mantzorou, M. (2011). What are the major ethical issues in conducting research? Is there a conflict between the research ethics and the nature of nursing? Health Science Journal, 5(1). 3–14.

제2편

규범윤리학의 이해

제3장

규범윤리 이론

| 학습목표 |

- 공리주의, 의무론, 자연법, 덕 윤리, 여성주의 윤리 및 돌봄윤리를 설명한다.
- 각 규범윤리 이론과 간호실무의 관계를 설명한다.
- 윤리적 개념으로서 돌봄을 정의한다.

1. 공리주의

1) 공리주의 이론

공리성의 원리는 최대행복의 원리라고도 불린다. 공리성의 원리는 인간의 본성을 쾌락을 추구하고 고통을 회피하는 것으로 본다. 공리란 유용성을 말한다. 인간은 자신의 행복을 극대화하기 위해 행동한다. 형편이 어려운 이웃을 돕는 것도 나 자신의 쾌락을 위해서라는 것이다.[1]

철학자 제레미 벤담(1748–1832)으로 대표되는 양적 공리주의에서는 쾌락을 측정할 수 있는 것으로 보고, 옳은 행위란 최대다수의 최대행복을 지향하는 행위라고 하였다.[1] 벤담 공리주의의 네 가지 기본원칙은 결과 원칙, 유용성 원칙, 쾌락 원칙, 공동체 원칙이다(Box 3–1).[2]

반면 질적 공리주의는 철학자 존 스튜어트 밀(1806–1873)로 대표된다. 질적 공리주의에서는 쾌락에 질적인 차이가 있으며, 감각적 쾌락보다 정신적, 지적 쾌락이 질적인 면에서 더 우월하다고 본다. 밀은 이타심도 정신적 쾌락의 일종으로 보았고, 남의 행복을 기뻐하고 즐겁게 여기는 쾌락이 질적으로 가장 높은 수준의 쾌락이라고 하였다. 또한 밀은 개인의 행복과 사회전체의 행복이 조화를 이루기 위해서는 법, 사회제도, 교육, 여론 등이 필요하다고 하였다.[1]

공리주의는 의무론과 반대로 행위의 결과가 중요하다. 따라서 공리주의를 결과주의 윤리라고도 한다. 최선의 결과를 낳는 행위가 옳은 행위이고 이를 실천해야 한다는 것이 공리주의적 관점이다.[3]

Box 3-1 벤담 공리주의의 네 가지 기본원칙[2,p.48]

- **결과 원칙** : 행위에 대한 옳고 그름의 기준은 그 행위를 하게 된 신념이 아니라 행위로 인해 나타나는 결과이다.
- **유용성 원칙** : 행위를 판단할 때 중요한 것은 결과 중에서도 유용하다고 판단되는 결과이다.
- **쾌락 원칙** : 유용한 결과란 행복, 즐거움, 기쁨으로 표현될 수 있는 결과이다.
- **공동체 원칙** : 개인의 행복이 아니라 행위와 관련된 모든 사람의 행복을 추구해야 한다.

공리주의의 문제점으로는 대표적으로 다음의 세 가지를 제시할 수 있다.[4] 첫 번째, 모든 사람에게 이익이 되는 결과가 무엇인지를 결정하는 것과 그 이익의 크기를 측정하는 것이 어렵다. 모두가 동의할 수 있는 기준이 무엇인지에 대한 논란이 있을 수 있다. 둘째, 보통 사람들은 자신의 개인적 이익을 다수의 이익을 위해 희생하는 것이 쉽지 않다. 셋째, 다수의 이익을 지나치게 강조하면 소수, 특히 사회적 소외계층의 이익이 보호되기 어렵다.

2) 공리주의와 간호

간호사들이 실무에서 하는 많은 행동들은 그 행동으로 인한 혜택과 해로움이 동시에 발생한다. 이 경우에 윤리적 의사결정에서 가장 많이 활용되는 이론이 공리주의이다.[5] 매일의 간호실무에서 공리주의가 적용될 수 있다.

예를 들어 근육주사로 놓아야 하는 항생제가 있다고 하자. 근육주사 바늘에 찔림에 의해서 발생하는 환자의 순간적인 통증(해로움)과 항생제를 투약함으로써 세균 감염을 치료하는 효과(혜택)를 비교했을 때 혜택이 더 크다고 판단하게 된다. 따라서 간호사는 환자에게 통증을 감수하도록 이해시키고 지지하며, 약물의 효과에 대해 설명하게 된다.

또 다른 예로는 간호사가 당뇨병을 관리하고 생활하는 법에 대한 교육을 실시한다고 하자. 간호사에게 주어진 시간은 1시간이다. 한 명의 환자에게 간호사가 1시간의 시간을 할애하는 경우, 그 한 명의 환자는 자신만을 위한 심도 있는 교육으로 큰 혜택을 받는다. 그러나 만일 간호사가 자신에게 주어진 1시간 동안 동일한 문제를 가진 세 명의 환자를 모아 그룹으로 교육한다고 한다면, 이 때는 세 명의 환자가 혜택을 얻게 된다. 해로움을 따져보면, 한 명의 환자를 교육했을 때의 해로움은 다른 두 명의 환자는 아예 교육을 받지 못한다는 것이고, 세 명을 그룹으로 교육했을 때의 해로움은 한 명의 환자에게 집중하여 교육할 때 보다 교육내용의 전달 정도가 낮아질 수 있다. 이렇게 간호사는 한정된 자원(예: 간호사의 시간)의 사용에 있어 혜택과 해로움을 고려하여 판단하게 되는 경우가 많다.

한편 간호실무에 있어서 공리주의 이론이 두드러지게 적용되는 사례로 재난 시 환자 분류를 들 수 있다.[6] 트리아제(triage)란 환자 분류를 의미하고 환자가 얼마나 심각한지, 처치가 얼마나 빨리 필요한지에 따라 환자를 분류하여 우선순위를 정하는 것을 말한다. 또한 이를 담당하는 간호사를 트리아제 간호사라고 부른다. 트리아제가 필요한 대표적인 실무 환경으로는 응급실, 중환자실, 그리고 재난 상황 등이 있다. 응급실이나 중환자실에서는 대체로 더 심각하고 생명이 위독한 환자일수록 우선적으로 치료해야 하는 환자로 분류된다. 응급실이나 중환자실은 생명을 살릴 수 있는 비교적 충분한 기술과 자원이 있는 곳이기 때문이다. 그러나 재난 상황은 성격이 다르다. 전쟁이나 대형 지진과 같은 재난 상황을 가정해 보면 병원이 아닌 외부 환경에서 사상자가 발생하는 경우가 많고, 병원이더라도 한꺼번에 발생하는 환자의 규모에 비해 인력, 장비, 약품 등의 자원이 부족할 수 있다. 제한된 자원에 비해 동시에 많은 환자가 발생할 때 트리아제의 목적은 자원을 가장 효율적으로 사용하여 최대 다수의 환자에게 최대의 이익이 갈 수 있도록 하는 것이다.[6] 예를 들어 스타트(Simple Triage And Rapid Treatment: START)라는 재난 환자 분류체계에서는 많은 자원이 투입되지 않으면 살 수 없는 심각한 사상자의 경우 이미 사망한 사상자와 마찬가지로 검은색으로 분류한다. 이들보다 덜 심각한 다른 사상자들이 치료에 우선순위를 갖는다.[6] 더 많은 수의 사람의 생명을 살린다는 원칙, 즉 최대 다수의 최대 이익을 추구하는 원칙이다. 그러나 재난이라는 극단적인 상황을 제외하고는 누구를 먼저 살릴 것이고, 누가 이를 결정할 것인가에 대한 문제는 공리주의 원칙으로만 판단할 수 없고, 다양한 윤리적 관점을 고려하게 된다.

2. 의무론

1) 칸트의 의무론

근대 철학에서 의무론은 철학자 칸트의 윤리설로 대표된다. 독일의 철학자 임마누엘 칸트(1724~1804)는 의무이기 때문에 하는 행위, 즉 어떤 행위 자체가 옳은 것이기 때문에 하는 행위를 도덕적 행위라고 하였다. 의무론에서 인간은 동물과 다르게 그 자체로 선한 의지, 즉 선의지를 가지고 있다. 선의지는 인간의 내면에 있는 도덕적 본성이다. 인간이 인간으로서의 의무를 인식하고 있다는 것이 곧 인간 내면에 선의지가 존재하고 있다는 것을 알려주는 징표이다. 의무론에서는 인간이 의무이기 때문에 하는 행위를 도덕적 행위라고 하였는데, 이를 기준으로 하면, 동일한 행위라고 할지라도 의무의식을 가지고 하지 않으면 도덕적 행위라고 볼 수 없다. 예를 들어 원산지를 속이지 않고 정직하게 음식을 파는 식당 주인이 있다고 하자. 식당 주인이 그러한 행위를 하는 동기가 원산지를 속이지 않는 그 행위 자체가 옳은 행위라는, 즉 그것이 인간의 의무라는 의식을 가지고 있다면, 이 식당 주인의 행위는 도덕적 행위이다. 그러나 이 식당 주인의 행동의 동기가 단골손님들을 많이 확보하기 위한 상술이라면 원산지를 속이지 않는 이 행위를 도덕적 행위라고 볼 수 없다는 것이다. 또 다른 예로 형편이 어려운 이웃을 돕는 사람이 있다고 하자. 그 행위의 동기가 '이웃을 돕는 것이 옳은 행위라고 생각하기 때문'이라면, 즉 인간으로서 마땅히 해야 할 의무라고 여기기 때문이라면 그 행위는 도덕적 행위이다. 그러나 이웃을 돕는 행위의 동기가 도우면서 느끼는 자신의 만족감이나 이웃에 대한 동정심이라면 그 행위는 도덕적 행위가 아니라는 것이다.[7]

의무론적 관점에서는 우리가 어떤 행동을 해야 하는가는 도덕적 규범들에 의해 통제되어야 한다고 보며, 그 행동의 결과는 고려하지 않는다. 칸트의 의무론을 의무주의 윤리라고 부른다. 그 자체가 도덕적 행위이기 때문에 그렇게 해야 하는 것이다. 예를 들어 '살인하지 말라'라는 규범은 도덕적 인간이기에 지켜야 하는 것이지 살인의 결과에 대해 좋고 나쁨을 판단하여 지키는 것이 아니다.[3] 의무론적 관점에서는 결과가 과정을 정당화할 수 없다.[8] 이성적인 인격체인 인간 자체가 목적이어야 하며, 어떤 중요하고 가치 있는 다른 목적이 있더라도 인간이 수단으로 사용되어서는 안 된다.[9]

칸트의 의무론에서는 도덕규범은 절대적이고 예외가 있을 수 없다. 결과에 대한 희망이나 두려움으로 규범에 어긋나는 행동을 해서는 안된다.[10] 그러나 우리가 도덕적 추론으로 행동에 대한 판단을 할 때 규범에서 예외가 있어야 한다는 생각은 누구나 할 수 있다. 왜냐하면 규범을 따랐을 때 엄청난 피해가 따르는 경우를 얼마든지 설명할 수 있기 때문이다. 예를 들어 나치에 쫓기는 유대인 가족이 숨어 있는 곳을 거짓말을 하지 않기 위해 나치 군인에게 숨어 있는 곳을 말한다면, 그것이 가져올 결과는 끔찍한 것일 것이다.

그러나 칸트는 거짓말은 옳지 못하다는 규범을 포함하여 절대적인 도덕규범들이 있다고 주장하였다. 그 이유로 인간의 이성을 이야기 하였다. 이성이 우리에게 절대적인 도덕규범들을 지키도록 요구한다고 주장하였다. 이러한 이성의 요구를 '정언명령'이라고 하였다.

칸트는 우리가 어떤 것을 해야만 한다고 생각하는 것은 우리 자신의 '가언명령'이나 '정언명령'이 작용하기 때문이라고 하였다. 가언명령은 우리의 욕구로부터 발생하는 것으로 특정한 욕구가 조건이 되는 조건부 명령이다. 예를 들어 '간호사가 되기 위해서는 간호학과에 진학해야 한다'라고 하면, 간호학과에 진학해야 한다는 당위성은 연관되어 있는 특정 욕구에 따라 달려있다. 간호사가 되고 싶은 욕구 때문에 간호학과에 진학해야 하지만, 간호학과에 가고 싶다는 욕구가 없으면 간호학과에 진학할 당위성이 없어진다. 이렇게 가언명령은 욕구에 따라 당위성이 결정된다.

한편, 정언명령은 조건부가 아닌 절대적인 것이다. 정언명령은 절대적으로 따라야 하는 기본원칙이다.[2] 특정 욕구나 바램과 상관없이 언제나 '해야 하는' 당위성을 가진다. 칸트는 가언명령은 우리가 욕구를 가지고 있기 때문에 알게 되는 반면 정언명령은 우리가 이성을 가지고 있기 때문에 알게 된다고 하였다. 불쌍한 처지에 놓인 사람을 도와야 한다는 것은 우리가 이성을 가지고 있기 때문에 알게 된다. 설령 한 사람이 도울 필요가 없다고 생각하더라도 많은 사람들의 정언명령이 불쌍한 사람을 도와야 한다고 한다면 이것은 이성이 집단적으로 발휘되어 도덕적 행위가 결정되는 것이라고 하였다. 즉 개인의 도덕적 행위들이 모여 보편적 법칙, 즉 정언명령이 된다는 것이다.

2) 로스의 의무론

철학자 윌리엄 데이비드 로스(1877~1971)는 '프리마 파시(prima facie)의 의무'라는 새로운 용어를 만들어 제시하였다. 프리마 파시는 라틴어로 '얼핏 보기에'라는 뜻으로 로스가 사용한 '프리마 파시의 의무'는 조건부 의무를 말한다. 따라서 로스의 의무론을 조건부 의무론이라고도 부르며, 프리마 파시의 의무에 대한 설명은 다음과 같다.[11]

> 프리마 파시의 의무란 절대절명의 무조건적인 의무가 아니라, 윤리적으로 더 큰 의무와 충돌을 일으키지 않는 한 절대적 윤리의무가 될 수 있지만 얼핏 보기에는 아직 조건부 상태의 상대적 의무를 뜻하는 용어로 안정화되었다. 이러한 종류의 조건부 의무는 더 중대한 의무가 있게 되면 일단 자리를 양보하지만 그 의무가 그 순간에 소멸되지 않고 남아있다가 추후에라도 그 의무가 완수되거나 보상 또는 변명되어야 하는 것이다.
>
> (유일상, 2013, 4.5 윤리적 다원주의 중)

프리마 파시의 예를 들면, 환자 개인의 자율성을 존중해야 한다는 자율성 존중의 원칙과 해를 입히면 안된다는 해악 금지의 원칙이 있을 때 자율성 존중의 원칙은 '프리마 파시의 의무'로 볼 수 있다.[12] 자살을 시도하는 환자가 있다고 하자. 환자는 자율적으로 자신의 생명을 끊겠다고 결심하였지만, 간호사는 환자의 자살을 막아야 한다. 왜냐하면 해악 금지의 원칙이 더 중대한 의무이므로, 자율성 존중의 원칙은 일단 자리를 양보하게 된다.

3) 의무론과 간호

간호윤리는 전통적으로 어떤 행동의 결과를 먼저 생각하기보다는 간호사로서 마땅히 해야 할 의무가 무엇인가에 그 초점이 맞춰져 있었다. 즉 공리주의보다는 의무론에 많은 영향을 받았다.[13]

행동의무론 원칙 가운데 대표적인 것으로 '인간을 목적으로 삼고 수단으로 대해서는 안 된다'가 있다. 미국 간호협회의 윤리강령을 포함한 대부분의 간호사 윤리강령들은 다양한 윤리이론을 동시에 반영하는데, 간호사 윤리강령들은 인간을 목적으로 대한다는 대전제를 바탕으로 하고 있다는 점에서 의무론적 관점을 반영한다고 볼 수 있다.[4] 이는 간호사들이 지켜야 하는 절대적인 도덕적 의무이다.

또한 의무론은 어떤 행동을 하도록 하는데 그 바탕이 되는 필수적 도덕적 가치, 즉 보편적 법칙이 있다고 본다. 미국 간호사협회가 제시한 의무론적인 해석의 예를 들면, 과거에는 노인들이 정신적으로 혼돈한 상태인 경우 안전을 위해 억제대로 묶는 것이 당연하게 여겨졌다. 그런데 최근 간호학 실무에서 억제대 대신 다른 방법들을 사용하는 것에 대한 많은 관심을 가지게 되었고 활발한 연구가 이루어졌다. 그 결과로 억제대 사용을 되도록 하지 않고 다른 방법을 사용하는 것을 근거기반 실무지침으로 사용하고 있다. 의무론적 관점에서는 간호사가 과거 환자 개인의 의지와 반대로 억제대를 사용했던 행위에 대해 그 행위가 보편적 법칙에 어긋난다고 생각해 왔기 때문에, 그 문제에 대한 관심을 가지게 되었고, 이를 대체하는 방법을 고안해 냈다고 설명한다.[14]

한편 보건의료 환경에서 의무론을 적용할 때 주의할 점은 엄격하게 의무론에 따른 행동만 하게 되면, 이익의 충돌이 발생할 수 있다는 것이다.[15] 또한 도덕적 규칙들이 서로 상충되어 결정이 어려운 상황이 발생할 수 있다. 간호사가 윤리적 행동이 무엇인가를 고민하고 선택해야 할 때 의무론만으로는 해결하기 어려운 경우가 많다는 것이다.

예를 들어 칸트의 정언명령 가운데 진실 말하기기 있는데, 보건의료 환경에서 때로는 질병의 진단이나 경과에 대한 진실 말하기가 환자에게 정신적 충격을 주어 심각한 결과를 야기할 수 있다.[4] 이런 경우 환자에게 진실을 말하는 것이 환자에게 해가 될 수 있으므로 의무론에 따라서만 행동할 수 없고, 여러 이론적 관점을 종합하여 판단해야 한다.

3. 자연법

1) 자연법 이론

자연법 이론은 중세 신학자 토마스 아퀴나스에 의하여 크게 발전되었고, 현재까지 로마 카톨릭의 윤리적 관점에 영향을 미치고 있다.[16,17] 자연법 이론의 기본 개념은 고대 로마 철학자 키케로의 다음 설명을 통해 쉽게 이해할 수 있다. "법은 자연에 내재해 있는 최고의 이성이다. 이것은 어떤 것은 행해져야 하고 그 반대의 것은 금해져야 한다고 명령한다. 이러한 이성이 인류의 마음에서 확고해지고 최대한 발전한 것이 법이다".[16,pp.51-52] 자연법 윤리에서는 우주 안에 있는 모든 개체가 목적을 가지고 있으며, 인간 본성 안에서 자연법을 발견할 수 있다고 본다. 예를 들면 인간은 종족을 번성하게 하려는 자연적 성향을 가지고 있고, 이는 이성에 의해 방해받아서는 안 된다고 한다.[16]

자연법 윤리에 따른 규범들도 칸트의 의무론에서처럼 의무적으로 행해야 하는 것이다. 예를 들어 '살인하지 말라'는 칸트의 의무론과 자연법에서 공통적으로 반드시 지켜야 하는 규범으로 제시하고 있다. 그러나 근대에 탄생한 칸트의 의무론은 신이나 자연이 아닌 인간 이성, 즉 정언명령에 의해 인간은 윤리적 의무가 무엇인지 알 수 있다고 본다는 데서 차이가 있다.

이러한 자연법 윤리의 관점은 과거 먹는 피임약 사용의 반대로 나타났고, 현재에는 낙

태 금지 등의 주장으로 나타나고 있다.[16]

2) 자연법과 간호

자연법은 다른 윤리이론과 비교하여 많이 활용되고 있지는 않지만, 과학기술에 의한 인간성 파괴에 대한 우려가 커지는 간호 현장에서 소외되고 약한 자를 보호해야 하는데 적극적으로 적용될 필요가 있다.[18] 예를 들면, 간호윤리학자인 오코넬은 장기이식과 관련된 윤리문제를 자연법 관점으로 해석하였다. 그녀는 무뇌아로 태어나는 신생아도 인간의 권리가 있으므로 장기기증자로 사용되어서는 안 된다고 주장하였다.[19]

한편, 경구피임약과 같은 인위적인 피임방법이 자연법에 위배된다는 주장이 지배적이던 1950년대에 간호사 마거릿 생어는 여성들이 피임할 수 있는 권리를 위해 적극적인 활동을 펼쳤다. 그녀는 결국 미국에서 피임약이 합법적으로 사용될 수 있도록 하는데 지대한 기여를 하였다.[20]

4. 덕 윤리

1) 덕 윤리 이론

의무론과 공리주의가 '어떻게 행동해야 하는가' '어떤 것이 옳은 행위인가'를 질문하는 이론이라면, 덕 윤리는 '내가 어떤 사람이 되어야 하는가' 또는 '어떤 성품을 가진 사람이 훌륭한 사람(good person)인가'를 질문한다. 덕 윤리에서는 훌륭한 품성, 즉 덕의 본성이 무엇인지, 그리고 덕을 실천하기 위한 특성들, 즉 덕목들에는 어떤 것들이 있는지에 관심을 가진다.[3] 즉 의무론 및 공리주의와 다른 덕 윤리의 가장 큰 특성은 개인의 도덕적 품성(moral character, 모럴 캐릭터)을 강조한다는 것이다.[15]

덕 윤리는 고대 그리스 철학에서 시작되어 아리스토텔레스의 덕 윤리라고도 부른다. 그러나 고대 그리스 철학 이후 근대철학에서는 의무론과 공리주의의 전통이 윤리를 설명하는 지배적 이론이었으므로 덕 윤리는 다루어지지 않았다. 이후 현대에 의무론과 공리주의를 비판하며 인간의 품성 형성에 대해 설명하고자 하는 덕 윤리가 윤리이론의 새로운 이론으로 대두되었다.[3] 덕 윤리는 윤리학을 지배하던 두 이론, 즉 공리주의와 칸트의 의무론과는 다른 새로운 윤리이론으로 등장하였다.

어떤 행위가 도덕적인가를 평가할 때, 의무론에서는 그 행위가 선한 의지를 드러내고 있는가 또는 의무, 당위, 규범과 일치하는가가 기준이 된다. 한편 공리주의에서는 그 행위의 결과가 쾌락, 행복, 또는 이익이 되는가가 기준이 된다. 그런데 덕 윤리에서는 도덕적 가치를 판단하는데 다양한 근거와 동기를 허용한다. 그 사람의 올바른 품성, 신념, 태도 등이 그 사람의 행동의 도덕적 가치를 판단하는 근거와 동기가 될 수 있는데, 이는 정의로움, 감사할 줄 앎, 용감함, 사려 깊음 등 수없이 많은 다양한 인간의 특성일 수 있다.[21]

또한 아리스토텔레스는 덕이 있는 사람이 되는 것은 개인의 노력과 학습에 의해 가능하다고 보았다. 즉 도덕적 품성은 타고나는 것이라기보다는 오랜 시간에 걸쳐 만들어지는 것이라고 보았다. 끊임없는 노력에 의해 가꾸어진 도덕적 품성은 개인의 습관이 되고, 어떤 결정을 해야 하는 갑작스러운 상황에서도 자연스럽게 도덕적 행동으로 이끌고 가장 옳은 좋은 결과를 가져온다고 하였다.[4] 덕 윤리의 통용되는 특성으로 다섯 가지를 들 수 있는데 이것은 [Box 3-2]에 제시하였다.

Box 3-2 덕 윤리의 다섯 가지 특성[21,p.319]

① 덕 윤리는 '행위 중심적'이기보다는 행위의 '주체 중심적'이다.
② 덕 윤리에선 행위보다는 존재가 더 중요하다.
③ 덕 윤리의 질문은 "내가 어떤 종류의 행동을 해야 하는가?"라기 보다는 "나는 어떤 종류의 인간이 되어야 하는가?"이다.
④ 덕 윤리적인 개념들(정의로움, 감사할 줄 앎, 용감함, 사려 깊음 등)이 의무론적인 개념들(의무, 당위 등)보다 더 근원적이다.
⑤ 덕 윤리는 윤리학이 특별한 행위 지침을 포함하는 규칙이나 원리로 문서화되는 사고를 거부한다.

3) 덕 윤리와 간호

1990년대 중반부터 간호사와 환자의 관계가 간호실무에서 중심 개념으로 더욱 강조되었고, 간호사와 환자 간의 상호작용, 의사소통, 상호협동을 통해 치유적인 관계를 형성하는 것을 중요하게 여기게 되었다. 이러한 치유적인 관계를 형성함에 있어서 간호사가 갖추어야 할 특성, 자질, 또는 덕목이 무엇인가에 대한 관심도 커지게 되었다. 많은 학자들이 환자들이 생각하는 또는 간호사가 생각하는 간호사의 덕목을 연구하게 되었고, 동시에 규범윤리 이론 가운데 하나인 덕 윤리적 관점이 간호학에 영향을 미치게 되었다.[13] 덕 윤리적 관점에서는 간호사의 덕성, 또는 훌륭한 간호사가 되는 것이 곧 옳은 행동으로 이어지므로, 간호사의 인격 형성이 곧 실무에서의 윤리적 행동을 결정한다고 본다.[22] 덕 윤리는 최근 간호윤리학에서 중요하게 다루어지고 있는 윤리이론이며, 간호사의 덕목에 대한 연구도 활발히 이루어지고 있다.

간호사와 환자 관계에서 "훌륭한" 간호사가 갖추어야 할 덕목으로 친절함, 인내, 측은하게 여기는 마음(동정심), 옹호, 책임감, 협동, 보살핌 등이 제시되어 왔다.[13,23] 한편 간호사의 도덕적 품성(모럴 캐릭터)으로 '인간의 웰빙을 증진시키고자 하는 적극적인 마음'이 제시되기도 하였다.[23] 또한 간호윤리학자 프라이는 21세기의 "훌륭한 간호사"는 과학적 근거에 바탕을 둔 최상의 간호실무를 하고, 공인된 간호사 조직이 제시하는 윤리 기준들을 준수하는 통합적으로 이상화된 모습이라고 설명하였다.[23,24]

덕 윤리에 따르면, 학생 간호사는 '도덕적으로 이상적인 간호사 역할 모델을 설정하고, 그러한 이상적인 간호사가 할 것이라고 기대하는' 도덕적 선택들을 배우고 연마함으로써 덕성을 갖춘 간호사가 될 수 있다. 이러한 연습과정을 통해 학생 간호사에게 도덕적 습관이 형성되고, 결과적으로 학생 간호사는 미래에 간호사로서 실무를 할 때 옳은 행동들을 할 수 있다는 것이다.[4]

5. 여성주의 윤리

1) 여성주의 윤리이론

여성학자인 캐롤 길리건(1936-)은 콜버그의 도덕발달론에 대한 반론으로 여성주의 윤리이론을 제시하였다. 먼저 미국의 심리학자 로렌스 콜버그(1927-1987)는 칸트의 윤리학에 심리학을 접목해 도덕발달론을 제시하였다. 콜버그는 인간의 도덕판단 능력이 세 개의 수준, 여섯 단계의 발달 단계를 거쳐 성장한다고 하였다. 세 개의 수준은 관습 이전 수준, 관습 수준, 관습 이후 수준이다. 또한 총 6단계는 다음과 같다: 1단계 '처벌과 복종의 단계', 2단계 '개인적, 도구적 목적과 교환의 단계', 3단계 '상호간 기대, 관계 및 공조의 단계', 4단계 '사회체제와 양심 유지의 단계', 5단계 '선차적 권리와 사회계약 또는 공리성의 단계', 6단계 '보편적 윤리 원리의 단계'. 1단계와 2단계는 관습 이전 수준에 해당되며, 3단계와 4단계는 관습 수준, 그리고 5단계와 6단계는 관습 이후 수준에 해당된다. 이 때 모든 성인이 6단계까지 다다르는 것이 아니라 5단계 이상 즉, 관습 이후 수준에 이르는 사람은 소수라고 하였다. 특히 콜버그는 여성들을 도덕발달이 미숙한 집단으로 보았으며, 여성들은 대개 총 6단계의 도덕발달 단계 중 3단계에 머물러 있다고 하였다.[25]

그러나 여성학자인 길리건은 여성들이 주로 3단계에 머무르는 이유를 여성들이 남을 돕고 배려하는 것을 최선의 덕목으로 여기기 때문이라고 주장하였다. 또한 길리건은 칸트 의무론을 포함하여 기존의 전통적 윤리이론들이 정의와 자율성과 같은 남성중심적인 가치에 기반을 두고 있음을 비판하였다. 길리건은 여성들이 주로 최고의 가치로 여기는 돌봄과 사랑이 결코 기존의 남성중심적인 도덕적 가치보다 열등하지 않음을 주장하였다.[25] 남성중심적인 도덕적 가치의 핵심을 '정의의 관점'이라고 보았고, 이에 대비되는 여성중심적인 도덕적 가치로 '돌봄의 관점'을 제시하였으며 정의가 돌봄보다 결코 우월하지 않다고 하였다. 길리건 이후에 많은 여성주의 윤리이론들이 나타났다. 주로 여성주의 윤리이론에서는 배려의 관점, 보살핌의 윤리를 중요시여기며, 동일한 문제에 다양한 도덕적 시각이 존재할 수 있음을 인정한다.[25]

길리건은 여성의 도덕성 발달 단계를 다음과 같이 설명하였다. 1단계는 자기 생존을 위한 단계로 자신만을 보살핀다. 1단계에서 2단계로 넘어가는 사이의 과도기에는 1단계의 자기 중심적 태도를 비판하고, 자아와 타인을 연결하여 사고한다. 2단계는 다른 사람을 보살피는 단계로 약자를 보살피는 모성적 도덕과 결합한다. 2단계에서 3단계로 넘어가는 과도기에는 2단계에서의 배려와 이로 인한 희생 사이에서 혼동이 일어난다. 3단계는 책임감과 이기심 간의 갈등이 해소되는 단계로, 자아와 타인 모두가 배려의 대상이며 서로 상호의존적임을 알게 된다.[26]

2) 여성주의 윤리와 간호

사람들 사이의 관계를 중요시하고, 돕고 배려하는 것을 도덕적 가치로 보는 여성주의 윤리는 간호윤리학에서 유용하게 활용될 수 있다.[23] 길리건의 여성주의 윤리이론은 간호실무에서의 돌봄에 대한 정의와 돌봄의 실천, 간호실무에서의 정치적 구조에 대한 이해, 간호사 실무에서의 인간관계 등을 설명하고 발전시키는데 유용하다.[27] 간호윤리학자 피터는 전문직 간호사로서 맺는 인간관계 즉 간호사-환자, 간호사-간호사, 간호사-다른 보건의료 직종 종사자 사이의 관계에서 윤리적 신뢰 형성에 여성주의 윤리 관점을 적용하기도 하였다.[28] 또한 그녀는 간호사와 대중 사이의 신뢰 형성에 중요한 개념으로 타인이 가치 있게 여기는 것에 대한 배려, 정직, 권력 불균형, 신뢰 네트워크 등을 제시하였다.

6. 돌봄 윤리

1) 돌봄 윤리 이론

돌봄 윤리(care ethics, 케어 에틱)는 우리말로 배려 윤리, 보살핌 윤리라고도 부른다. 돌봄 윤리는 현대의 대표적인 규범윤리 이론 중 하나이다. 따라서 여기에서의 돌봄(케어)은 간호사가 환자에게 제공하는 돌봄도 포함하겠지만 그보다 포괄적인 일반적인 돌봄을 말한다.

돌봄 윤리는 "인간 관계, 책임, 인간적 유대, 희생과 헌신 등에 기초한 여성 중심 윤리로서 합리성과 자율성, 공정성, 개인의 권리 등을 강조하는 기존의 남성 중심 윤리로 인해 파생된 도덕적 문제들을 개선할 수 있는 대안으로 제시되었다"[29,p.208] 돌봄 윤리 이론에서는 도덕적 중요성을 인간 삶에서의 관계와 상호 의존에 둔다. 도덕성을 평가하고 도덕적 의사결정을 함에 있어 인간관계와 맥락을 고려한 접근을 한다.[30] 일반적으로 돌봄 윤리 이론은 사회 관계망 내에서 돌봄 제공자와 돌봄 수여자의 관계를 통해 웰빙을 증진해 나가는 것을 추구한다.[31] 돌봄 윤리 이론은 메이어오프의 책 "온 케어링(On Caring)"에서 시작되었지만, 길리건의 여성주의 윤리이론을 통해 구체화되고 확장되었다. 또한 다른 여성주의 철학자인 넬 나딩스(1929-)가 "케어링"이라는 책에서 돌봄 윤리 이론을 집대성하였고, 돌봄이 도덕성의 기반이라고 주장하였다.[30]

이와 같이 돌봄 윤리는 관계와 돌봄을 최상의 도덕적 가치로 여긴 여성주의 이론 내에서 파생되었다고 볼 수 있어 여성주의 윤리이론과 동의어로 사용되기도 한다. 그러나 정확히 말하면 여성주의 윤리이론은 길리건의 이론 뿐 아니라 이후로 매우 다양한 양상을 보여 왔다. 따라서 돌봄 윤리가 여성주의 윤리이론 중 하나일 수는 있으나 여성주의 윤리가 돌봄 윤리만을 말하는 것은 아니다.

또한 돌봄 윤리에서 제시하는 감정이입, 동정심, 타인에 대한 고찰과 같은 특성이 여성에게만 있다고 간주하는 것에는 논란의 여지가 있다.[29] 따라서 최근에는 돌봄 윤리가 여성적 가치가 아니라 인간의 보편적 가치라는 주장의 이론들이 제시되면서 여성주의 이론과는 별개로 여겨지기도 한다.

돌봄 윤리에서 돌봄은 돌보는 행위 즉 실천을 의미하기도 하고, 돌봄의 가치, 성향, 덕성 등으로도 해석된다. 즉 어떤 사람의 행동이기도 하고, 동시에 품성이기도 하다. 돌봄 윤리학자 트론토와 피셔는 돌봄을 "우리가 최대한 행복하게 살 수 있는 세상을 유지하고, 보호하고, 고쳐나가기 위해 하는 모든 행동들"이라고 정의하였고 여기에서 세상이란 우리의 몸, 우리자신, 우리의 환경이라고 하였다.[31] 한편 트론토는 돌봄의 하위 구성요소로 다음의 4요소를 이야기 하였다: 주의력, 책임감, 능력, 반응성(Box 3-3). 4요소는 돌봄의 4덕목이라고도 볼 수 있다. 또한 트론토는 돌봄의 4단계를 제시하였는데, 이는 돌봄을 실천하는 단계이다.[32,33](표 3-1).

Box 3-3 트론토의 돌봄 4요소[33]

- **주의력** : 돌봄 제공자가 다른 사람의 요구를 인지하는 경향
- **책임감** : 돌봄 제공자가 돌봄 수여자의 요구에 반응하고 요구를 돌보고자 하는 의사
- **능력** : 돌봄 제공자가 훌륭하고 성공적인 돌봄을 제공하는 기술
- **반응성** : 돌봄 수여자가 돌봄에 대한 반응. 돌봄으로 인해 또는 돌봄을 받지 못해서 나타나는 결과

[표 3-1] 트론토의 돌봄 4단계[33]

단계	설명	필요한 덕목
1단계 관심갖기(caring about)	돌봄에 대한 요구가 있다는 것을 처음으로 인식하는 단계	주의력
2단계 책임맡기(taking care of)	요구에 대해 어느 정도 책임을 가지고 어떻게 반응할지를 결정하는 단계	책임감
3단계 돌봄주기(caregiving)	실제로 직접적인 돌봄을 제공하는 단계	능력
4단계 돌봄받기(care receiving)	돌봄 수여자가 돌봄에 대해 반응함으로써 돌봄 행위가 완성되는 단계	반응성

2) 돌봄 윤리와 간호

(1) 왓슨의 돌봄 모델

돌봄 윤리학의 대표적인 윤리학자 나딩스의 영향을 받아 간호 이론가 진 왓슨은 돌봄의 개념에 토대를 둔 간호윤리를 구성하고자 하였다.[34] 진 왓슨은 나딩스의 일반적인 돌봄 윤리 이론을 간호학에 도입하여 간호사의 돌봄 모델을 제시하였다. 왓슨은 간호사의 돌봄 행위는 열 가지 요소를 포함한다고 하였다(Box 3-4).

Box 3-4	왓슨의 돌봄 10요소[35,p.226]

① 인본주의적-이타적 가치체계
② 신념-희망
③ 자기와 타인에 대한 감수성
④ 지지, 신뢰, 돌봄의 관계 개발
⑤ 긍정적 감정, 부정적 감정과 정서의 표현
⑥ 창조적, 개별적, 문제 해결적 돌봄 과정
⑦ 개인의 능력을 넘어서는 교육과 학습
⑧ 인간을 지지하고, 보호하고, 변화시키는 정신, 신체, 사회, 영적 환경
⑨ 인간의 요구에 대한 지원
⑩ 실존적, 영적 영향력

(2) 트론토 이론의 간호실무 적용

트론토의 돌봄 윤리 이론을 간호학에 적용하면, 간호사를 돌봄 제공자로 보고, 환자를 돌봄 수여자로 볼 수 있으며, 돌봄은 이들의 상호작용으로 설명할 수 있다.[31] 트론토의 돌봄 4단계를 적용한 사례는 [Box 3-5]에 제시하였다.

트론토의 돌봄 4요소를 간호실무에 적용하면 다음과 같다. 먼저 트론토의 돌봄 4요소 중 주의력은 간호사가 환자의 요구를 인지하는 것으로, 만일 간호사가 환자의 요구를 알아채지 못하면 환자는 돌봄을 받을 수 없다. 주의 깊은 간호사가 될 수 있도록 학습하고 노력하는 것이 간호사-환자 돌봄 관계에서 주의력을 강화하는데 필수적이다. 또한 개인의 자질 뿐만 아니라 주의력을 강화할 수 있는 시스템들이 있다. 예를 들면 미국의 일부 병원에서 환자의 콜라이트(환자가 요청벨을 누르면 환자 방문 앞과 간호사실에 켜지는 라이트) 대신 "지나가지 못함"이라는 문구가 켜지도록 하여 의료진이 환자의 요구를 무시하고 지나갈 수 없도록 경각심을 일으키기도 한다. 또한 간호사들의 근무시간 내에 정기적으로 환자 라운딩(특정한 처치가 목적이 아닌 전체 환자의 상황을 점검하기 위한 환자 순회)을 계획하는 것도 환자의 요구에 대한 주의력을 강화하는 행위이다.[32]

두 번째 요소는 책임감인데, 간호윤리 강령들이나 간호윤리학에서 간호사가 담당 환자들에 대해 책임을 갖는 것은 너무도 당연하고 필수적인 것이다. 업무에 있어서의 책임이나 법적 책임뿐만 아니라 환자의 요구에 반응하고 요구를 해결할 책임을 갖는다.[32]

세 번째 요소는 능력으로, 환자의 요구에 대해 성공적인 돌봄을 제공할 수 있는 지식, 기술, 태도 등을 말한다. 예를 들어 환자가 신체적인 통증으로 고통받고 있는데, 간호사

가 그 통증을 관리할 수 있는 효과적인 방법을 모른다면 환자 입장에서 그 간호사가 자신을 잘 돌보고 있다고 생각할 수 없을 것이다.[32] 따라서 돌봄 윤리 관점에서 간호사는 간호사의 업무를 하는 한 평생 최신의 지식과 기술을 습득하고 연마하도록 노력하는 것이 도덕적인 것이다.

마지막 네 번째 요소는 반응성으로 간호사가 제공한 돌봄에 대한 환자의 반응이다. 환자는 간호사가 하는 행동에 지대한 영향을 받는다. 또는 간호사가 해야 하는 어떤 행동을 하지 않는 것도 환자에게 큰 영향을 준다. 따라서 간호사는 환자의 요구가 해결되었는지를 평가해야 한다. 환자의 반응을 살핌으로써 돌봄은 일방적인 것이 아니라 상호작용적인 것이 되며, 돌봄을 통해 간호사–환자 관계가 유지된다.[32] 간호과정에서도 간호중재 후에 반드시 결과를 평가하도록 되어 있다.

Box 3–5 **트론토의 돌봄 4단계 적용 사례**[32,p.113]

김OO님은 59세 남자 환자로 갑작스런 구토와 함께 심한 복통으로 병원에 입원하였다. 오랜 기간 동안 알콜 중독이었고 당뇨병은 잘 관리하지 않고 있다. 당뇨병으로 인해 왼쪽 무릎 아래를 절단한 상태이다. 김OO님에 따르면 4개월 전 40년 동안을 함께 했던 부인이 세상을 떠났고, 그 후로 자신을 돌보지 않고 다시 술을 많이 마시게 되었다고 하였다. 담당 간호사는 간호 인계를 받을 때 김OO님이 비슷한 상태의 다른 환자들보다 진통제를 더 많이 요구한다고 보고 받았다. 담당 간호사는 김OO님을 이전에도 담당한 적이 여러 차례 있었기 때문에 그가 종종 다른 사람들보다 많은 진통제를 필요로 한다는 것을 알고 있었다. 담당 간호사는 그의 고통에 반응하여, 진통제 처방 용량 변경을 위해 담당 의사에게 연락하였다. 담당 의사는 진통제 용량을 늘리는 것에 대해 주저하였고, 담당 간호사는 담당 의사와의 갈등 해결 과정을 거쳐 환자의 편에서 환자를 옹호하였다. 결과적으로 진통제 용량이 증가되었다.

단계	설명
1단계 : 관심갖기	담당 간호사는 환자의 통증 정도를 평가하면서 환자가 더 많은 용량의 진통제를 필요로 한다는 것을 인식함
2단계 : 책임맡기	담당 간호사는 환자가 경험하고 있는 통증에 대해 반응해야 할 책임을 갖게 됨
3단계 : 돌봄주기	담당 의사에게 연락하여 추가된 용량의 진통제 처방을 받아 투약함
4단계 : 돌봄받기	담당 간호사는 환자에게 투여된 진통제가 환자의 고통을 완화시켰는지를 평가함

(3) 모스의 돌봄 이론

미국의 간호학자 제니스 모스(J. M. Morse)는 그의 동료들과 함께 1990년에 돌봄 이론을 발표하였다.[36] 이 이론은 돌봄의 범주를 다섯 개로 분류하였다. 그 범주들은 인간

존재로서의 돌봄, 도덕적 명령으로서의 돌봄, 정서로서의 돌봄, 인간관계로서의 돌봄, 간호 중재로서의 돌봄이다.[36,p.1] 또한 환자에게 나타나는 두 가지 결과로 주관적인 경험으로서의 돌봄과 생리적 반응으로서의 돌봄을 제시하였다.

[표 3-2] 규범윤리이론 비교

규범윤리이론		대표적 철학가	윤리이론 설명	간호실무 적용 예
공리주의	양적 공리주의	제레미 벤담	최대행복의 원리; 옳은 행위란 최대다수의 최대행복을 지향하는 행위	간호행위로 인해 혜택과 해로움이 동시에 발생하는 경우에 혜택이 더 크다고 판단되는 방향으로 행동함; 재난 발생 시 환자분류 체계에 적용[6]
	질적 공리주의	존 스튜어트 밀	쾌락에 질적인 차이가 있음; 감각적 쾌락보다 정신적, 지적 쾌락이 질적인 면에서 더 우월함	
의무론	칸트의 의무론	임마누엘 칸트	인간은 선의지를 가지고 있음; 선의지는 도덕적 본성임; 인간이 선의지에 의해 의무라고 생각하는 행위를 하는 것이 도덕적 행위	간호사는 선의지를 가지고 있으므로 환자의 신체와 자유를 억압하는 억제대 사용이 옳지 않다고 여기게 됨. 억제대를 대신할 수 있는 방법을 찾으려고 노력함[14]
	로스의 의무론	윌리엄 데이비드 로스	조건부 의무론이라고도 부름; '프리마 파시의 의무'는 상대적 의무이므로 더 중대한 의무가 있으면 일시적으로 중지됨	
자연법		토마스 아퀴나스	우주 안에 있는 모든 개체가 목적을 가지고 있으며, 인간 본성 안에서 자연법을 발견할 수 있다고 봄	무뇌아로 태어나는 신생아도 인간으로 태어난 것이므로 장기기증자로 사용되어서는 안 된다고 주장[19]
덕 윤리		아리스토텔레스	훌륭한 품성이 무엇인지와 덕을 실천하기 위한 특성들에 관심을 가짐; 개인의 도덕적 성품을 강조	훌륭한 간호사가 갖추어야 할 덕목으로 친절함, 인내, 측은하게 여기는 마음(동정심), 옹호, 책임감, 협동, 보살핌 등을 제시[13,23]
여성주의 윤리		캐롤 길리건	여성들이 주로 최고의 가치로 여기는 돌봄과 사랑이 결코 기존의 남성중심적인 도덕적 가치보다 열등하지 않음을 주장; 여성중심적인 도덕적 가치로 '돌봄의 관점'을 제시	간호사와 대중 사이의 신뢰 형성에 중요한 개념으로 타인이 가치 있게 여기는 것에 대한 배려, 정직, 권력 불균형, 신뢰 네트워크 등을 제시[28]

돌봄 윤리 (배려윤리, 보살핌 윤리)		넬 나딩스	사회 관계망 내에서 돌봄 제공자와 돌봄 수여자의 관계를 통해 웰빙을 증진해 나가는 것을 추구; 돌봄 윤리에서 돌봄은 돌보는 행위 즉 실천을 의미하기도 하고, 돌봄의 덕성과 같은 품성이기도 함	간호사를 돌봄 제공자로 보고, 환자를 돌봄 수여자로 볼 수 있으며, 돌봄은 이들의 상호작용으로 설명함[32]

토의 문제

1. 다음의 사례를 읽고, 공리주의와 칸트의 의무론 각각의 관점으로 볼 때 어떻게 행동하는 것이 옳은 행동일 것인지 토의해 봅시다.

> 김OO님은 최근 지속되는 소화불량, 메스꺼움, 체중감소 등의 증상이 있어, 그 원인을 찾기 위해 검사를 받았다. 검사결과 위암이 상당히 진행되고, 주변 장기로 전이되어, 치료가 불가능한 상태이다. 진단 결과를 환자에게 알리려고 하는데, 가족들은 환자가 자신이 만일 말기암이라면 죽기를 기다리느니 스스로 목숨을 끊을거라는 말을 여러 번 했었다며, 환자에게 알리지 않기를 원한다고 한다.

2. 다음의 사례를 읽고, 환자에게 '트론토의 돌봄 4단계'를 적용해 봅시다.

> 이OO님은 5일 전 심근경색으로 의식을 잃고 쓰러졌고, 다행히 빠르게 병원으로 옮겨져 시술을 받아 생명을 구하였다. 또한 입원기간 동안 잘 회복되어 내일 퇴원을 앞두고 있다. 밤 1시가 넘은 시간에 같은 병실을 사용하는 다른 환자들은 모두 수면 중인데, 이OO님은 혼자 침대에 앉아 있다. 잠을 이루지 못하는 환자에게 담당 간호사가 이유를 묻자 '내일 퇴원을 하게 되면 어떻게 건강 관리를 해야 하는지에 대해 모르겠으며, 잘못하여 다시 심근경색으로 쓰러질까봐 걱정이 된다'고 말하였다.

참고문헌

1. 서양근대철학회(2010). 서양근대윤리학. 8장 공리주의. 창비.
2. 위르겐 슈바르츠(2008). 학교에서 끝내는 윤리철학. 문은숙 옮김. 여우오줌.

3. 피터싱어(2005). 규범윤리의 전통. 김성한 등 옮김. 철학과 현실사.
4. Lundy, K. S. & Janes, S. (2009). Community Health Nursing: Caring for the Public's Health. Jones and Barrett Publishers. Sudbury: MA.
5. Bonde, S. & Firenze, P. (2013). A Framework for Making Ethical Decisions. https://www.brown.edu/academics/science-and-technology-studies/framework-making-ethical-decisions
6. Wagner, J. W. & Dahnke, M. D. (2015). Nursing ethics and disaster triage: Applying utilitarian ethical theory. Journal of Emergency Nursing, 41(4), 300-306.
7. 서양근대철학회(2010). 서양근대윤리학. 7장 공리주의. 창비.
8. 존 브라이언트, 린다 바곳 라 벨, 존 설(2005). 생명과학의 윤리. 이원봉 옮김. 아카넷.
9. 레난 길론(2005). 의료윤리. 박상혁 옮김. 아카넷.
10. 제임스 레이첼즈(2006). 도덕철학의 기초. 노혜련, 김기덕, 박소영 옮김. 나눔의 집.
11. 유일상(2013). 언론정보윤리론. 시간의 물레.
12. Beauchamp, T. L. & Childress, J. F. (2013). Principles of Biomedical Ethics. 7th ed. Oxford University Press.
13. Armstrong, A E. (2006). Towards a strong virtue ethics for nursing practice. Nursing Philosophy, 7(3), 110-124.
14. ANA(2011). Short definitions of ethical principles and theories familiar words, what do they mean? http://www.nursingworld.org/MainMenuCategories/EthicsStandards/Resources/Ethics-Definitions.pdf
15. NHS Scotland(2012). Ethical Thoeries. Retrieved November 2, 2016 from http://www.advancedpractice.scot.nhs.uk/legal-and-ethics-guidance/what-is-ethics/ethical-theories.aspx
16. 로날드 문손(2001). 의료문제의 윤리적 성찰. 박석건 외 옮김. 단국대학교출판부.
17. Butts, J. B., & Rich, K. L. (2013). Nursing ethics: Across the curriculum and into practice. Jones & Bartlett Learning. Burlington, MA.
18. Nolan, M. T. (1992). Natural las as a unifying ethic. Journal of Professional Nursing, 8(6), 358-361.

19. O'Connell, D. A. (1991). Ethical implications of organ transplantation. Critical Care Nursing Quarterly, 13(4), 1–7.
20. Katz, E. (2016). The Selected Papers of Margaret Sanger, Volume 4.
21. 프리도 릭켄(2006). 일반 윤리학. 김용해 옮김. 서광사.
22. Smith, K., & Godfrey, N. (2002). Being a good nurse and doing the right thing: A qualitative study. Nursing Ethics, 9(3), 301–312.
23. McCarthy, J. (2006). A pluralist view of nursing ethics. Nursing Philosophy, 7, 157–164.
24. Fry, S. T. (2002). Defining nurses' ethical practices in the 21st century. International Nursing Review, 49(1), 1–3.
25. 김진(2007). 페미니즘 윤리학. 울산대학교출판부.
26. 김태련 등. (2008). 여성심리. 이화여자대학교 출판부.
27. Green, B. (2012). Applying feminist ethics of care to nursing practice. Journal of Nursing Care, 1(3), 1–4.
28. Peter, E. H. (1998). TRUST : A Feminist Ethic for Nursing Practice. Doctoral dissertation. University of Toronto.
29. 곽삼근(2008). 여성주의 교육학: 학습 리더십의 출현과 의미. 이화여자대학교 출판부.
30. Encyclopedia Britanica. Ethics of Care. Retrieved November 2, 2016 from https://global.britannica.com/topic/ethics-of-care
31. Sander-Staudt, M. Care Ethics. Retrieved November 2, 2016 from http://www.iep.utm.edu/care-eth/
32. Lachman, V. D. (2012). Applying the ethics of care to your nursing practice. MedSurg Nursing. Med-Surge Nursing, 21(2), 112–116.
33. Keller, J., Nelson, S., & Wick, R. (2003). Care ethics, service-learning, and social change. Michigan Journal of Community Service Learning. Fall 2003, 39–50.
34. 피터싱어, 헬가 커스(2001). 생명윤리학 I. 변순용 외 옮김. 인간사랑.
35. 고진강 역(2016). 간호이론(Theoretical basis for nursing by McEwen, M., & Wills, E. M.). 수문사.

36. Morse, J. M., Solberg, S. M., Neander, W. L., Bottorff, J. L., & Johnson, J. L. (1990). Concepts of caring and caring as a concept. Advances in Nursing Science, 13(1), 1–14.

제4장

윤리학의 주요 개념

| 학습목표 |

- 윤리학의 주요 개념을 정의한다.
- 자율성 존중의 원칙, 악행금지의 원칙, 선행의 원칙, 정의의 원칙을 설명한다.
- 사전동의를 설명한다.
- 선의의 간섭주의를 설명한다.
- 성실, 진실말하기, 비밀유지 개념을 정의한다.

1. 윤리와 도덕

우리말 사전을 찾아보면, 윤리는 '인간이 지켜야 할 도리, 실제의 도덕규범이 되는 원리'로 정의되어 있고, 도덕은 '인간으로서 마땅히 지켜야 할 도리 및 그에 준한 행위'로 정의되어 있다.[1] 다시 말해 윤리와 도덕은 서로 유사한 개념으로 사용된다. 철학사전에서도 윤리(ethics, 에틱)는 '사회적 존재로서의 인간이 반드시 지켜야 할 질서이며, 동시에 이것을 인간 스스로가 실천하고자 하는 규범들'이라고 정의되고 있고,[2,p.350] 도덕(moral, 모럴)은 '인간이 마땅히 따라야 하는 규범의 총체'라고 정의되어 있다.[3] 원래 윤리와 도덕은 어원적으로 볼 때 같은 의미를 갖는 말이었다. 윤리(ethics)는 그리스어 '에토스'에서 유래되었고, 도덕(moral)은 그리스어 '모레스'에서 유래되었는데, 에토스와 모레스 모두 풍습, 관례, 습관을 말한다. 즉 사람들이 마땅히 지켜야 할 관례나 관습을 의미하였다.[2]

이렇게 윤리와 도덕은 사전적 의미가 같고, 의미에 차이가 없이 사용된다. 그러나 둘의 차이를 구분하는 학자들도 있다. 관용적으로 사용하는 맥락의 차이가 있다는 것이다. 윤리는 인간의 도리를 보다 보편적이고 이론적인 관점에서 설명할 때 주로 사용되는 반면, 도덕은 인간의 도리를 보다 사회적 관습의 관점에서 설명할 때 주로 사용된다는 것이다.

예를 들어 인간존중은 보편적이고 이론적인 개념이므로 이 경우에는 보통 윤리적 규범이라고 표현한다는 것이다. 반면 지역과 시대에 따라 사회적 관습대로 실천하는 인간의 도리는 도덕이라고 표현한다는 것이다. 서로 인사로 존중함을 나타내는 표현이 민족마다 악수, 포옹, 머리 숙여 인사 등 다양한데 모두 방법은 다르지만 도덕적 행동이라고 할 수 있다.[4]

또 다른 예로는 사회윤리와 공중도덕이 있다.[5] 사회윤리는 "전체 사회의 구조나 제도 또는 규범의 윤리적 근거에 관한 것"[5,p.22]을 말하며, 이 때 사회도덕이라는 용어는 어색하게 느껴진다. 반면 공중도덕은 "사회 안에서의 개인의 행위"[5,p.22]를 말하며, 이 때 공중윤리라는 용어는 어색하게 느껴진다. 사회윤리는 보편적이고 이론적인 접근인 반면, 공중도덕은 보편적인 부분도 있겠으나 주로 그 사회의 관습에 따라 실천의 방법이 다양하다. 이런 관점에서 볼 때 윤리적 행동은 교육에 의해 학습되고, 도덕적 행동은 관습과 전통에 따라 사회 속에서 자연스럽게 학습된다고 볼 수 있다.

2. 도덕과 관련된 개념들

1) 도덕적

도덕적(moral)이라는 형용사의 뜻은 '올바른, 도덕적 기준이나 규범에 맞는' 이라는 의미이다.[1] 도덕적이라는 형용사와 반대되는 세 개의 형용사가 있는데, '부도덕한', '도덕과 무관한', '도덕관념이 없는'이다.

2) 부도덕한

'부도덕한'(immoral)은 우리말로 '비도덕적'이라고도 하는데, 이는 '올바르지 않은, 도덕적 기준이나 규범에 맞지 않는' 이라는 의미이다. 예를 들어 'A는 비도덕적인 사람이다' 또는 'A는 부도덕한 사람이다'라고 하면, 그 사람이 도덕적 기준이나 규범에 맞지 않는 사람임을 의미한다.

3) 도덕과 무관한

도덕적이라는 형용사와 관련된 두 번째 단어는 '도덕과 무관한(unmoral 또는 nonmoral)'이다. '도덕과 무관한'이란 '옳고 그름을 알 수 없는, 즉 도덕적인 가치판단과 무관한'이라는 의미이다. 우리가 일상에서 도덕적인 기준을 생각하지 않고 하는 일들은 대부분 도덕과 무관한 일이라고 볼 수 있다. 예를 들어 외출할 때 회색 코트를 입을 것인지 검정색 외투를 입을 것인지를 결정하는 것은 도덕과 무관한 행동이라고 볼 수 있다. 그러나 똑같은 행동에 도덕적 가치판단이 들어가면 도덕적 행동으로 변화할 수도 있다. 예를 들어 아침에 어떤 코트를 입을까를 생각할 때 색깔이나 디자인과 같은 개인적 취향만을 고려하여 선택한다면, 이는 도덕적 가치판단이 들어가지 않은 도덕과 무관한 행동이다. 그러나 어떤 사람이 동물보호라는 도덕적 기준을 고려하여 동물의 가죽을 사용한 코트는 입지 않겠다고 결정한다면, 이 경우에는 도덕적 행동이라고 볼 수 있을 것이다.

한편 도덕과 무관한 행동이 도덕적 결과를 초래할 수도 있다.[6] 예를 들어 양말가게에 A회사의 양말과 B회사의 양말이 있다. 이중 하나를 선택하여 구입하려고 할 때, 같은 가격에 A회사의 양말 디자인이 더 마음에 들기 때문에 A회사의 양말을 산다면, 이것은 도덕과 무관한 행동이다. 그런데 만일 A회사가 아동 노동력을 착취하는 악덕 기업이라고 가정해보자. 그렇다면 나는 그 사실을 모르고 양말을 구입했지만 나의 행동이 A회사에 이익이 되므로, 결과적으로 나의 도덕과 무관한 행동이 비도덕적 결과를 초래했다고 볼 수 있다.

4) 도덕관념이 없는

'도덕관념이 없는(amoral)'이라는 것은 '옳고 그름을 인식하지 못하는'이라는 의미이다. 예를 들어 아기들은 무엇이 옳은 것인지에 대한 개념이 없으므로, 아기들은 도덕관념이 없는 상태라고 할 수 있다. 또한 반사회성 인격장애(사이코패스) 환자의 경우도 도덕관념이 없는 상태라고 볼 수 있다. 옳고 그름에 대한 인식 자체가 없는 상태이므로 심각한 범죄를 쉽게 저지를 수 있다.

3. 옳음

옳음(right)은 '행위, 과정, 태도 등이 객관적으로 완성된 일정한 원리, 규칙, 규범 등과 일치하는 경우에 부여되는 가치'이다.[3,p.923] 그름(wrong)은 옳음의 반대말이다. 원리, 규칙, 규범을 따라야 하므로, 옳은 행동은 해야 할 의무가 있다. 반대로 그른 행동은 하지 말아야 할 의무가 있다.

4. 선과 악

선(또는 좋음, good)은 "윤리적 탐구의 궁극적 개념으로, 유용한 것, 유익한 것, 쾌락을 높이는 것, 이성적 활동을 돕는 것 또는 이성적 활동에 의해서 실현되는 것 등으로 설명되어진다".[2,p.243] 철학사전에서는 이와 같이 정의하고 있지만, 선은 우리가 추구해야 하는 선 그 자체이기 때문에 다른 가치 개념들을 이용해 한마디로 정의하기 어렵다.[7]

무엇이 선한 것인가에 대한 입장은 철학적 관점에 따라 다르다. 예를 들어 공리주의에서는 선을 유용하거나 쾌락을 높이는 것이라고 정의한다. 반면, 덕 윤리에서는 선이 다양한 의미일 수 있으며, 우정, 사려깊음, 용감함 등과 같이 개인에 따라 다른 상대적인 의미일 수도 있다고 한다.[8] 한편 악(또는 나쁨, bad)은 선의 반대 개념이다.

옳음과 선의 차이를 보면, 옳음은 어떤 규범과 일치함을 의미한다. 규범을 따라야 하는 것처럼, 옳은 행위는 해야 할 의무가 있다. 반면, 선은 윤리적 행동 또는 윤리적 삶의 보다 궁극적인 목표이자 가치이다.

5. 사실판단과 가치판단

판단은 사실판단과 가치판단으로 구분할 수 있다. 사실판단은 사물을 그대로 표현하는 것이다. 어떤 사람이 '책상 위에 장미꽃이 있다'라고 말하면, 이것은 어떤 사물을 있는 그대로 표현하는 것이므로 사실판단이다. 또한 우리는 책상을 보고 그 위에 장미꽃이 있는

지를 확인함으로써 사실여부를 판단할 수 있다.[2]

가치판단은 어떤 대상에 대해 평가를 하는 것이다.[2] 가치판단은 일반적으로 'x는 좋다'라는 식으로 표현하는데, 이 때 x는 물건, 사건, 인격, 행동 양식 등이 될 수 있다. 어떤 사람이 '이 장미꽃은 향기가 좋다'라고 말하면, 이것은 어떤 것에 대한 가치를 표현하는 것이므로 가치판단이다. 한편 가치판단 중에서도 도덕적 가치판단은 위의 표현에서 'x'가 인간의 행동양식이며 '좋다'는 것이 도덕적인 의미로 사용될 때를 말한다.[3,p.13] 예를 들어 '서로를 존중하는 것이 좋다'라고 말하면, 서로를 존중하는 행동양식이 도덕적인 의미에서 좋다라고 표현하는 것이므로 이는 도덕적 가치판단이 된다. 도덕적 가치판단은 마땅히 그렇게 되어야 할 것을 지시하거나, 어떤 기준이나 규범과 일치하는 것임을 나타낸다.[1]

6. 가치와 규범

가치란 진실, 선, 사랑, 정의, 용기와 같이 인간이 추구하는 바람직한 목표를 통틀어 이르는 말이다.[9,10] 어떤 가치를 실현하는 데는 이를 위한 여러 가지 가능한 행동들이 있다. 따라서 일반적으로 가치는 규범보다 추상적이고 포괄적이다.[9] 예를 들어 평등이라는 가치가 있을 때 이를 실현하는 규범은 수 없이 많다. 가정에서 어머니와 아버지는 자녀에 대해 공동 양육권을 가져야 한다는 규범, 사회에서 여성과 남성이 동등한 투표권을 가져야 한다는 규범, 여성과 남성이 동등한 교육을 받아야 한다는 규범, 인종에 따른 고용 차별을 금지해야 한다는 규범 등이 모두 평등이라는 가치를 실현하는 규범들이라고 볼 수 있다.[9]

규범은 우리가 행동하거나 판단할 때 마땅히 따르고 지켜야 할 규정, 준칙, 금기, 의무이다.[8,9] 일반적으로 가치들이 규범의 토대가 된다. 이 토대가 되는 가치들이 설득력이 있을 때 사람들은 그 규범을 지켜야 한다고 여기게 된다.[9] 가치로부터 윤리규범이 만들어진다고 할 수 있다.[11] 한편 하나의 가치를 실현하는 다양한 규범이 있는 것처럼, 거꾸로 하나의 규범에 토대가 되는 다양한 가치가 있을 수 있다. 예를 들어 '간호사는 환자가 자유롭게 의사결정을 할 수 있는 환경을 조성해야 한다'라는 규범이 있으면, 이 규범에는 존중, 자율, 평등 등의 다양한 가치가 토대가 된다.[9]

[그림 4-1] 가치와 규범의 관계[9]

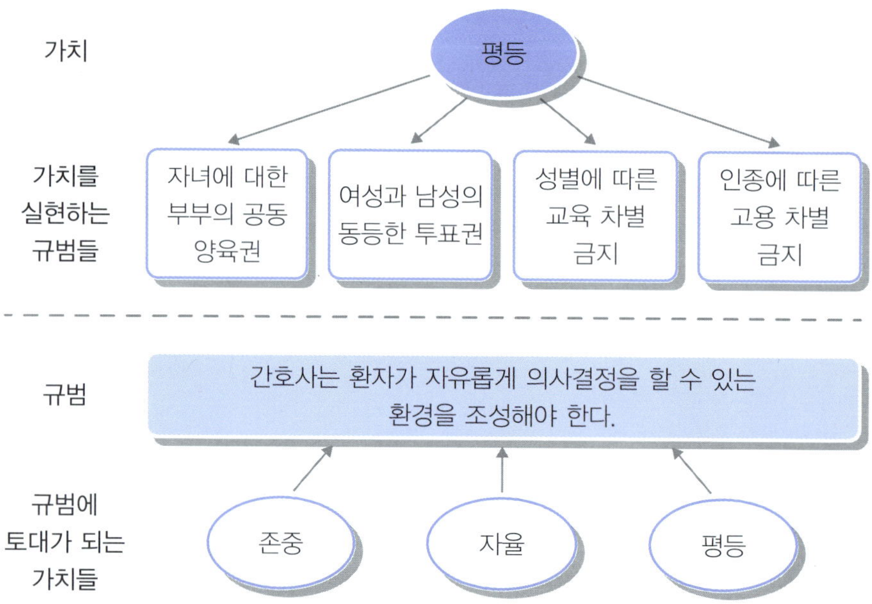

7. 자율성

자율성과 자기 결정은 같은 의미라고 볼 수 있다.[13,p.69] 자기 결정은 다른 사람에게 간섭받지 않고 의사결정에 참여하여 자발적으로 결정하는 것을 말한다.[10] 자율성을 존중하는 것은 인간 고유의 가치를 존중하는 것이다.[13] 자율성 존중의 원칙은 대표적인 윤리원칙 중 하나이다. 예를 들어 자율성 원칙을 지키는 의료진은 환자의 자율성을 존중하여, 생애 말에 인공호흡기 치료와 같은 연명치료를 할 것인가를 환자가 스스로 자유롭게 선택할 수 있도록 돕는다.[14]

한편 보건의료 환경에서 자율성은 간호사의 자율성이라는 측면에서도 생각해 볼 수 있다. 간호사의 자율성은 역사적으로 점차 확대되어 왔다. 자율성은 독립적으로 의사결정을 하고, 케어를 제공할 수 있는 권한이기도 하지만, 동시에 의사결정에 대한 책임을 수용하는 것이기도 하다. 간호의 자율성은 확대되어 왔으나, 현재에도 충분하지 않으며, 지금보다 더 많은 자율성을 가져야 할 필요가 있다. 간호사의 자율성이 확대되어야 하는 이유는 [Box 4-1]에 정리하였다.[15] 또한 현재의 보건의료 환경은 보건의료서비스의 질을 향상시키고, 환자의 안전을 보장하기 위하여, 각 직군 간의 상호 존중과 의존을 강조한다.

Box 4-1 간호사의 자율성이 확대되어야 하는 이유[15,pp.492-495]

1. 간호사가 주도하는 돌봄

과학기술의 급속한 발전으로 이전에 치료가 불가능했던 많은 질병들을 치료할 수 있게 되었다. 동시에 과학기술은 질병이 완치되지 않은 채로도 인간이 오랜 기간 생명을 유지하고 살아가는데 크게 기여하였다. 따라서 많은 사람들이 질병을 가지고, 그 질병을 관리하며 살아가게 되었다. 따라서 미래의 보건의료는 점점 더 치료(curing)보다 돌봄(caring)이 주도적인 역할을 할 것이다. 간호는 돌봄의 전문가로서 돌봄의 기술과 지식적인 측면과 함께, 돌봄에 적합한 인간적인 가치를 추구해 왔다. 따라서 간호사가 자율성을 가지고 주도하는 돌봄 분야의 확대 발전은 인류의 건강한 삶에 기여할 것이다.

2. 간호사 실무의 역할 확장

최근 외국에서는 노인 분야, 호스피스 분야, 정신건강 및 재활 등의 분야에서 간호사가 주도적으로 간호 서비스를 제공하고, 필요한 경우에만 의사가 방문하는 형태의 보건의료서비스들이 급속히 확대되고 있다. 능률성과 효율성을 고려할 때 효과적인 보건의료서비스 모델로 활용되고 있다.

3. 자율성에 대한 시장의 압력

간호의 자율성은 간호가 고립되어 독립적으로 활동한다는 것이 아니라, 전문가들 간의 상호 협동 속에서 변화하는 환경에 맞는 '돌봄'의 모델을 만들어 내는 일에 책임감을 갖는 것을 의미한다. 보건의료 분야의 시장은 점점 전문직들 간의 상호 협동과 의존성을 요구한다. 간호사는 정의롭고 공정한, 그리고 공감하는 방식의 돌봄 모델을 만들고, 이를 책임감 있게 수행할 수 있다.

8. 선의의 간섭주의, 진실말하기, 비밀유지

1) 선의의 간섭주의

선의의 간섭주의는 온정주의라고도 하며, 개인에게 이익이 되도록 하기 위해 개인의 자율성을 제한하는 것을 말한다. 자발적인 의사결정을 보장하지 않고 간섭하는 것을 정당화하는 경우를 말한다.[13] 그러나 선의의 간섭주의는 개인의 자율성을 제한하는 것에 대한 정당성을 설명해야만 한다.

소극적 의미에서의 선의의 간섭주의는 개인에게 해악의 위험이 있을 때 자율성을 제한하는 것이다. 예를 들어 환자가 자해를 하려고 할 때, 환자가 원하지 않는데도, 격리하는 경우가 이에 해당된다. 적극적 의미에서의 선의의 간섭주의는 이익을 주기 위해 자율성을 제한하는 것이다. 예를 들어 의사가 A와 B 두 치료법 중 A가 더 좋다고 생각하여, A에 대한 정보만을 환자에게 제공하고 B에 대한 정보는 환자에게 알려주지 않아 환자가 A를 선택하도록 하는 경우가 이에 해당된다. 이 경우에 환자는 스스로 정보를 알고 결정해야 하는 자율성이 제한된다.[13]

한편 위에서 제시한 예들은 개인에게 해당되는 경우로 이를 개인적 온정주의라고 부른다. 반면 국가적 온정주의는 개인에게 가해지는 위해를 예방하거나 이익을 증대시키기 위해 국가가 법과 정책을 통해 개인의 자율성을 제한하는 것이다. 예를 들어 향정신성 의약품의 처방과 투약을 법으로 관리함으로써 개개인이 자율적 의사로 남용할 수 없도록 하고 있다.[13] 또한 운전자의 안전벨트 착용을 법적으로 의무화하는 것, 오토바이 운전자에게 헬맷 착용을 법적으로 의무화하는 것 등도 국가적 온정주의에 해당된다.

2) 진실말하기

진실말하기 원칙은 정직(veracity)의 원칙이라고도 한다. 정직의 원칙은 인간을 존중하고 인간의 자율성을 보호한다는 개념에 토대를 두고 있다.[16,p.109] 환자는 의료진으로부터 진실을 들을 권리가 있다. 환자는 충분한 정보를 제공받고 자율적으로 의사결정을 할 권리가 있다. 그러나 의료진은 항상 진실만을 말해야 하는가에 대해서는 윤리적 논쟁이 있다. 의료진이 선의의 간섭주의에 따라 행동하는 경우, 환자의 이익을 위해 진실을 감추어도 된다고 판단할 수 있다.[13]

3) 비밀유지

의료인은 환자의 비밀을 보호해야 한다. 환자의 개인적인 정보를 환자 자신 이외의 누구에게도 누설해서는 안 된다. 비밀유지의 규칙은 신의의 규칙이라고도 한다. 그러나 환자의 비밀을 항상 지켜주어야 하는가에 대해서는 윤리적 논쟁이 있다.[13] 예를 들어 어떤 치명적인 전염성 질환이 유행할 때, 의사는 이 질환에 감염된 환자의 건강상태와 전염기에 접촉한 사람들에 대한 정보를 정부에 보고해야 할 법적 의무가 있다. 그러나 이는 비밀유지 원칙을 위배하는 것이지만 공공의 이익을 위해 허용되게 된다.

4) 윤리이론과 선의의 간섭주의, 진실말하기, 비밀유지

공리주의 관점에서는 대중의 행복을 증가시킨다면 개인의 권리를 침해하는 것이 정당화될 수 있다. 즉 공리주의 관점은 선의의 간섭주의 즉 온정주의적 관점이라고 볼 수 있다. 따라서 공리주의에서는 경우에 따라서 진실말하기나 비밀유지를 지키지 않을 수 있다.[13] 반면 칸트의 의무론적 관점에서는 모든 사람은 자율적 이성을 가진 존재로 간섭받아서는 안되며, 자율성은 반드시 지켜져야 하며, 진실말하기와 비밀유지도 절대적으로 지켜져야 한다.[13]

9. 성 실

성실(fidelity)은 약속을 지키고, 상호간의 계약을 존중하며 실행하는 것을 말한다. 간호사의 환자에 대한 배려심은 환자에 대한 성실성에 바탕이 된다. 성실의 규칙은 헌신, 공정함, 공감하는 간호, 환자 옹호, 간호실무 표준의 준수 등의 행동을 통해 실천할 수 있다.[16,p.109]

10. 선 행

다른 사람을 돕는 긍정적인 행위를 말한다. 연민, 선한 행동을 하고자 하는 욕구 등을 포함한다.[14] 예를 들어 응급실에 근무하는 간호사가 통증을 호소하는 환자에게, 되도록 빨리 진통제를 투약하여 통증을 줄여주고자 하는 것은 선행이라고 할 수 있다.[14]

11. 해악 금지

해악 금지는 해를 가하는 것을 피하라는 것이다. 해악 금지의 원칙에 따른 규범으로는 '살인을 하지 않는다', '고통을 유발하지 않는다', '손상을 입히지 않는다', '공격하지 않는다' 등이 있다.[17]

12. 정 의

정의는 사람들을 공정하고, 공평하며 알맞게 대우하는 것을 말한다.[17] 분배의 정의는 혜택과 부담을 공정하고, 공평하며, 알맞게 나누는 것이라고 할 수 있다. 보건의료서비스를 분배함에 있어 정의의 원칙을 적용하기 위해서는 분배의 기준이 일관성 있고, 균형 잡힌 것이며, 사회적 합의에 의해 정당화된 것이어야 한다.[17] 분배적 정의에는 형식적 정의와 실질적 정의가 있는데, 형식적 정의는 동등하며 일관성 있는 분배를 통한 정의를 말하고, 실질적 정의는 대상자의 필요나 형편에 따른 분배를 통한 정의를 말한다. 형식적 정의와 실질적 정의에 조화가 필요하다.

13. 윤리적 딜레마

윤리적 딜레마(ethical dilemma)는 "도덕적 상황에 직면했을 때 두 개의 가치가 대립되어 행위를 결정할 수 없게 되었을 경우"를 말한다.[2,p.106] 윤리적 딜레마는 특정한 행동에 대해 찬성해야 하는 이유와 반대해야 하는 이유가 윤리적으로 동등한 설득력을 가지는데, 반드시 한쪽의 입장만을 취해야 하는 상황을 말한다.[18,p.3]

14. 윤리적 디스트레스

윤리적 디스트레스(ethical distress)는 윤리적 문제로 인해 발생하는 나쁜 스트레스를 말한다. 개인이 옳다고 생각하는 방식으로 행동하는 것에 제약이 가해져, 자기 자신의 윤리적 결정을 따를 수 없을 때 발생한다.[18,p.2]

15. 윤리와 법

윤리와 법 모두 우리가 어떻게 행동해야 하는가를 제시해 준다는 점에서 유사성을 갖는다.[12] 또한 법은 그 사회의 윤리 규범을 반영한다. 윤리와 법의 관계에 대해 윤리와 법이 하나라는 일원론적 입장이 있다. 예를 들어 고의적인 살인은 법적으로도 금지되어 있지만(형법 제250조), 윤리적으로도 금지되어야 하는 행위라는데 이견은 없다. 살인하지 말라는 것은 윤리이자 법인 것이다.

그러나 윤리와 법이 항상 일치하는 것은 아니다.[19] 윤리와 법이 서로 일치하지 않는다고 보는 입장을 윤리와 법의 이원론이라고 한다. 이원론은 다시 두 가지로 나뉜다. 독일의 법학자 게오르그 옐리네크는 '법은 최소한의 윤리이다'라고 표현하며, 윤리적으로 행해야 하는 많은 것들 가운데 최소한만 법에 포함되어 있다고 하였다. 예를 들어 길에 쓰러져 있는 사람을 돕지 않고 그냥 지나친다면 그 행동은 윤리적이지 못한 행동이지만, 우리나라에서 법적으로 처벌 받지 않는다. 즉 쓰러진 사람을 돕는 것은 윤리적 의무이지만, 법적 의무는 아니다. 다시 말해 많은 윤리적 행동들이 법적 강제성을 갖지는 않는다. 우리가 윤리적 행동이라고 부르는 많은 행동 가운데 최소만이 법적 의무라는 것이다.

이와 반대로 독일의 경제학자 구스타프 슈몰러는 '법은 최대 한도의 윤리이다' 라고 하였다.[19] 옐리네크는 법과 윤리를 양적으로 접근하여 법이 최소한의 윤리라고 했다면, 슈몰러는 법과 윤리를 질적으로 접근하였다. 즉 윤리는 의무를 끝까지 책임지지 못하지만 법은 그 의무를 강제로 관철시킨다는 점에서 법이 윤리의 최대라고 보았다.

한편 법은 윤리와 다르게 지리적 범위 내에서 효력을 갖는다. 예를 들어 의사조력자살이 우리나라에서는 법적으로 허용되지 않지만, 네덜란드, 벨기에, 룩셈부르크, 스위스, 콜롬비아, 캐나다에서는 합법적이다.[20] 미국의 경우 한 국가 안에서도 오레건 주를 비롯한 5개 주는 의사조력자살을 허용하는 반면 다른 주들은 허용하지 않고 있다. 반면 윤리적인 기준은 이러한 지리적 경계에 따라 명확히 구분되는 것은 아니다.

16. 소극적 권리와 적극적 권리

권리란 어떤 일을 하거나 이익을 누릴 수 있는 힘이나 자격을 말한다. 예를 들어 대부분의 환자는 자신이 간호사로부터 조건 없는 간호를 받을 권리가 있다고 믿을 것이다.[21] 권리에는 소극적 권리와 적극적 권리가 있다. 먼저 소극적 권리는 불간섭의 권리로, 다른 사람이 누리고 있는 권리에 간섭하지 않는 것을 말한다. 반면 적극적 권리는 개인이 그 권리를 누리도록 다른 사람이나 사회가 적극적으로 도울 의무가 있는 권리이다.[22] 적극적 권리는 보장해야 할 책임이 있다. 예를 들어 보건의료서비스를 소극적 권리라고 본다면 보건의료서비스를 받는 것을 강요받거나 제한받지 않는 한 개인이 자유롭게 서비스를 받도록 해야 할 것이다. 그러나 보건의료서비스를 적극적 권리라고 본다면, 국가 의료보험을 비롯하여 국가의 의료보장 체계는 필수적이며 국가의 의무이다.[21] 또한 적극적 권리의 예로 미국의 간호사 윤리강령은 비밀유지, 자기결정권 등을 환자의 적극적 권리로 보고 간호사들에게 이를 수호할 의무를 부여하고 있다.[21]

17. 미끄러운 경사길

미끄러운 경사길 논증은 우리가 어떤 한 가지를 허용하면, 그 다음을 허용하게 되고, 결국은 도덕적으로 허용해서는 안 되는 것까지 허용하게 될 것이라는 주장이다. 예를 들어 안락사를 반대하는 주장 중 하나로 처음엔 엄격한 법적 규정을 통해 환자 본인이 참을 수 없는 고통을 지속적으로 호소할 때만 가능하도록 허용하지만, 이후에는 점차로 안락사를 요구해서는 안 되는 사람들에게까지 미끄러져서 본인은 원하지 않지만 가족에게 부담을 주는 경우에도 안락사가 가능해질 것이라는 것이다. 결국에는 환자는 안락사를 원하지 않지만 의료자원 낭비를 막기 위해 안락사를 허용하는 사태까지 올 것이며, 이는 살 가치가 없다고 판단되는 사람을 살해하는 지경에 이르게 될 것이라는 논증이다.[23] 미끄러운 경사길 논증에 대한 반론으로는 한 가지를 허용했다고 해서 반드시 다음 단계로 넘어가는 것은 아니며, 이것이 경험적으로 맞다고 하더라도, 다음 단계로의 이동을 막을 방법들을 고안할 수 있다고 주장한다.

18. 최선의 이익

최선의 이익을 추구한다는 것은 최대의 이익이 되도록 결정하는 것, 또는 가장 도움이 되는 방법을 찾는 것을 말한다. 다른 사람에게 최선의 이익이 되도록 하는 것은 윤리적인 결정을 하는데 있어 기준이 되기도 한다.[12]

19. 도덕적 성품

근대 윤리학의 주요 관심은 인간의 성품이나 인격보다는 어떤 행동을 하는가에 있었다. 그러나 근대 이후, 최근의 윤리학에서 인간의 도덕적 성품(moral character, 모럴 캐릭터)이 큰 관심을 받게 되었다.[24] 어떤 사람이 훌륭한 도덕적 성품을 가지고 있는지 아니면 나쁜 도덕적 성품을 가지고 있는지에 대한 의문, 그리고 어떤 사람이 보다 옳은 행동을 할 가능성이 큰 성품을 가지고 있는지에 대한 의문들이 윤리학 논쟁에 중요한 주제가 되었다.[12]

20. 충분한 정보 제공에 근거한 동의

개인은 자신이 받을 보건의료서비스에 대해 선택할 기회를 가져야 한다. 개인은 선택에 앞서 충분한 정보를 제공 받고 그 정보를 충분히 이해해야 한다. 이를 충분한 정보 제공에 근거한 동의라고 한다. 충분한 정보 제공에 근거한 동의 절차에는 정보, 숙지, 자발성의 3요소가 필수적이다. 정보는 개인이 결정하기에 충분한 내용이어야 한다. 숙지가 이루어지기 위해 정보는 대상자의 이해 능력에 맞춰야 한다. 자발성은 개인이 자발적으로 결정할 때만 동의가 유효하다는 것이다.[25,26]

Box 4-2 간호실무에서 자주 사용되는 윤리원칙들

- **자율성 존중의 원칙** – 환자의 고유한 가치를 존중하고, 환자가 다른 사람에게 간섭받지 않고 의사결정에 참여할 수 있도록 해야 한다는 원칙
- **선행의 원칙** – 환자를 돕고, 환자에게 이익이 되도록 행동해야 한다는 원칙
- **해악 금지의 원칙** – 환자에게 손상을 입히거나 해를 가해서는 안 된다는 원칙
- **정의의 원칙** – 환자들을 공정하고, 공평하며, 알맞게 대우해야 한다는 원칙. 보건의료서비스는 공정하고, 공평하며, 알맞게 분배되어야 한다는 원칙
- **진실말하기 규칙(정직의 규칙)** – 환자에게 진실을 말해야 한다는 원칙
- **비밀유지의 규칙(신의의 규칙)** – 환자의 비밀을 보호해야 하며, 환자의 개인적인 정보를 환자 자신 이외의 누구에게도 누설해서는 안 된다는 원칙
- **성실의 규칙** – 환자와의 약속을 지키고, 상호간의 계약을 존중하며 실행해야 한다는 원칙

토의 문제

1. 다음 도덕과 관련된 세 단어의 차이를 설명해 봅시다.
   – '부도덕한', '도덕과 무관한', '도덕관념이 없는'
2. 국가차원의 선의의 간섭주의(국가적 온정주의)는 어디까지 허용될 수 있다고 생각하는가? 국가가 오토바이 운전자에게 헬맷 착용을 의무적으로 강요하는 것에 대해 찬성하는가? 그렇다면 국가가 대학생들의 비만을 예방하기 위해 대학 캠퍼스에서 탄산음료의 판매를 금지한다면 찬성할 것인가?

참고문헌

1. 김양현, 장복동, 박유정, 김효섭(2011). 윤리학의 이해. 철학과 현실사.
2. 박선목 편(2002). 윤리·사회사상 사전. 형설출판사.
3. 한국철학사상연구회(1989). 철학대사전. 동녘.
4. 강영계(2013). 청소년을 위한 철학 에세이. 해냄.
5. 소흥렬(1985). 윤리와 사고. 이화여자대학교 출판부.
6. Lander University(2009). Morals and Ethics. http://philosophy.lander.edu/ethics/types.html
7. 이정일(2009). 실천철학, 오늘의 삶을 말하다. 이담.
8. 피터 싱어, 헬가 커스(2001). 생명윤리학 I. 변순용 외 옮김. 인간사랑.
9. 위르겐 슈바르츠(2008). 학교에서 끝내는 윤리철학. 문은숙 옮김. 여우오줌.
10. 네이버 국어사전. 가치. http://krdic.naver.com/detail.nhn?docid=450400
11. 네이버 국어사전. 규범. http://krdic.naver.com/detail.nhn?docid=4961500
12. Chaloner, C. (2007). An introduction to ethics in nursing. Nursing Standard. 21(32), 42-46.
13. 로날드 문손(2001). 의료문제의 윤리적 성찰. 박석건 외 옮김. 단국대학교출판부.
14. American Nurses Association(2011). Short definitions of ethical principles and theories familiar words, what do they mean?

http://www.nursingworld.org/MainMenuCategories/EthicsStandards/Resources/Ethics-Definitions.pdf

15. 피터 싱어, 헬가 커스(2001). 생명윤리학 II. 변순용 외 옮김. 인간사랑.
16. Aitken, L., Marshall, A., & Chaboyer, W. (2015). ACCCN's Critical Care Nursing. 3e. Elsevier.
17. Beauchamp, T. L. & Childress, J. F. (2013). Principles of Biomedical Ethics. 7th ed. Oxford University Press.
18. Canadian Nurses Association(2003). Ethical distress in health care environments. https://www.cna-aiic.ca/~/media/cna/page-content/pdf-en/ethics_pract_ethical_distress_oct_2003_e.pdf?la=en
19. 유일상(2013). 언론정보윤리론. 시간의 물레.
20. 세계일보 2016. 10. 9. [뉴스인사이드] 존엄사와 생명 경시 사이… 인간의 선택은? http://www.segye.com/content/html/2016/10/09/20161009001434.html?OutUrl=daum
21. Lachman, V. D. (2006). Applied Ethics in Nursing. Springer Publishing Company. New York.
22. Ivanov, L. L., & Blue, C. L. (2008). Public Health Nursing: Leadership, Policy, and Practice. Delmar Cengage Learning.
23. 피터싱어 (2003). 삶과 죽음. 장동익 옮김. 철학과 현실사.
24. Stanford Encyclopedia of Philosophy(2015). Moral Character. Retrieved December 20, 2016 from https://plato.stanford.edu/entries/moral-character/
25. Human Subjects Office, The University of Iowa(No date). A Summary of the Belmont Report. https://hso.research.uiowa.edu/summary-belmont-report
26. Office of Human Research Protection. The Belmont Report. http://www.hhs.gov/ohrp/regulations-and-policy/belmont-report/#

제5장

윤리적 의사결정 과정

| 학습목표 |

- 윤리적 의사결정 과정을 설명한다.
- 간호학의 윤리적 의사결정 모델들을 설명한다.
- 간호실무에서 발생하는 윤리적 문제에 윤리적 의사결정 과정을 적용한다.

윤리적 의사결정 과정이란 윤리적으로 문제가 되는 상황이 발생하였을 때 이를 분석하여 결론적으로 특정한 행동을 선택하여 실행하는 과정을 말한다. 윤리적 의사결정 과정이 명확한 해결책을 제시하는 것은 아니다. 그러나 어떤 결정을 정당화 해주는 윤리적 근거가 무엇인지를 확인하고 더 나은 결정, 더 정당한 결정이 무엇인지를 고민하는 것은 중요하다. 내가 하는 선택이 윤리적으로 어떤 의미인지, 어떤 정당성을 갖는지를 알고 행동하는데 도움이 된다. 보건의료 환경에서 윤리적 의사결정 과정을 제시하는 다양한 모델들이 있다. 이들은 바탕이 되는 규범윤리 이론이나, 관점, 적용 대상, 구체적 절차 등의 측면에서 다양성을 보인다.[1]

1. 윤리적 의사결정 과정 사례

간호실무에서 윤리적 문제가 발생하였을 때 이를 해결하기 위한 다양한 의사결정 절차가 있다. 다양한 방법 중 공통된 부분들을 중심으로 간략하게 과정을 요약하면 다음과

같다.[2,p.43;3,p.30]

1) 1단계: 윤리적 상황을 명확히 한다.

(1) 이 상황이 실질적으로 도덕적 문제를 포함하고 있는가?(윤리원칙들의 충돌, 또는 전문직 책무의 갈등)
(2) 절차적 갈등이 있는가?(예를 들면 누가 의사결정을 할 것인가? 환자, 의료진, 환자 가족들 사이에 어떤 갈등이 있는가?)
(3) 의사결정에 관련된 주요 인물들과 의사결정에 의해 영향을 받는 주요 인물들이 누구인지를 확인한다.

2) 2단계: 정보를 수집한다.

(1) 의학적 사실, 선택 가능한 치료 방안들, 간호 진단, 법적 자료, 가치/신념/종교 관련 정보 등을 수집한다.
(2) 사실적 정보와 가치/신념적 정보를 구분한다.
(3) 환자가 스스로 결정할 수 있는지 또는 결정할 수 없는지를 검증한다.
(4) 다른 관련 정보를 수집한다.
(5) 윤리적/도덕적 이슈가 무엇인지 확인하고 모순된 주장은 없는지 확인한다.

3) 3단계: 관련된 윤리적 개념을 나열한다.

(1) 적용 가능한 윤리원칙이나 직업 윤리 강령의 윤리적 개념들을 나열한다.
(2) 공리주의와 칸트의 의무론, 또는 다른 규범윤리적 관점을 고려해 보고 그 결과를 비교한다.

4) 4단계: 윤리적 질문을 작성한다.

5) 5단계: 가능한 대안들을 명확히 한다.

6) 6단계: 행동을 결정하고 평가한다.

(1) 무엇이 최선의 또는 도덕적 행동인가?
(2) 결정을 지지하는 윤리적 근거들을 제시한다.
(3) 결정에 반대되는 윤리적 근거들은 무엇인가?
(4) 결정에 반대되는 윤리적 근거들에 대한 대답을 제시한다.

위의 6단계를 실제 적용한 예는 [Box 5-1]에 제시하였다.

Box 5-1 윤리적 의사결정 과정의 적용 예[2,p.43]

이OO님은 75세 남자 환자로 최근 위암으로 수술을 받았다. 그러나 수술 결과, 종양부위를 완전히 제거할 수가 없었고, 암세포가 간으로도 전이되었음이 밝혀졌다. 주치의는 이러한 상황을 환자의 가족에게 설명했다. 가족은 정말 알려야만 하는 상황이 될 때까지 환자에게 알리지 말아달라고 요청하였다. 이 상황에 대해 이OO님을 담당하는 케어 팀이 모여 회의를 하기로 하였다. 나는 이OO님과 그의 가족을 가장 많이 만나고 이야기를 나눠온 담당 간호사로서 어떻게 해야 할 것인가?

1단계: 윤리적 상황 확인

- 이 상황에 어떤 윤리적인 문제가 있는가? – 의료진은 환자에게 환자의 현재 건강상태를 알릴 것인가 알리지 않을 것인가라는 윤리적 문제가 있음
- 윤리적인 문제가 있다면, 그것이 왜 윤리적인 문제인지 명확히 이야기할 수 있는가? – 진실을 말해야 하는 전문직의 의무와 상충되는 상황이며, 어떤 행동이 옳은 행동인지를 결정해야 하는 상황이므로 윤리적인 문제라고 할 수 있음
- 윤리적인 문제에 관련된 사람들은 누구인가? – 환자, 환자 가족, 의료진

2단계: 정보 수집

- 환자의 현재 건강상태 정보, 치료 과정 정보, 간호 과정 정보
- 환자와 가족의 가치, 신념 정보
- 환자와 가족의 관계에 대한 정보
- 환자의 자기 결정 능력에 대한 정보

3단계: 관련된 윤리적 개념 나열

- 진실 말하기
- 환자의 권리/가족의 권리
- 비밀유지
- 자율성

4단계: 윤리적 질문 작성

- 이OO님은 진실을 알 권리가 있는가?
- 주치의는 비밀유지 원칙을 위반한 것은 아닌가? 비밀유지 원칙을 위반했다면 이는 어떻게 윤리적으로 정당화될 수 있는가?
- 이OO님의 자율성을 존중하는 가장 효과적인 방법은 무엇인가?
- 이OO님의 가족들이 이 상황에 대한 권리를 가지는가?

5단계: 가능한 대안 제시

- 환자에게 그의 현재 상태에 대해 알린다.
- 환자에게 알리지 말라는 가족들 의견에 동의한다.
- 아무 것도 하지 않는다.
- 환자의 권리와 가족의 권리, 그리고 의료인의 의무 사이에 타협점을 찾는다.

6단계: 행동 결정과 평가

1) 결정을 지지하는 윤리적 근거

- 환자에게 알림: 의무론적 관점(진실 말하기, 환자 권리 존중, 환자 자율성 존중), 공리주의적 관점(알렸을 때의 결과와 알리지 않았을 때의 결과를 비교하여 알렸을 때의 결과가 환자와 가족에게 더 이롭다고 판단)
- 환자에게 알리지 않음: 공리주의적 관점(알렸을 때의 결과와 알리지 않았을 때의 결과를 비교하여 알리지 않았을 때의 결과가 환자와 가족에게 더 이롭다고 판단)
- 아무 것도 하지 않음: 윤리적 근거 부족
- 환자의 권리와 자율성 존중, 가족의 권리 존중, 그리고 의료인의 의무 사이에 타협점을 찾음: 의무론적 관점(환자의 권리 존중, 환자의 자율성 존중, 가족의 권리 존중, 의료인의 진실 말하기 의무 사이에 무엇이 우선할 것인가에 대해 이성에 의한 결론 도출), 공리주의적 관점(최대 행복, 최선의 결과를 만들 타협점을 모색)

2) 결정에 반대되는 윤리적 근거

- 환자에게 알림: 의무론적 관점(가족의 권리 존중에 반대), 공리주의적 관점(알렸을 때의 결과와 알리지 않았을 때의 결과를 비교하여 알리지 않았을 때의 결과가 환자와 가족에게 더 이롭다고 판단)
- 환자에게 알리지 않음: 공리주의적 관점(알렸을 때의 결과와 알리지 않았을 때의 결과를 비교하여 알렸을 때의 결과가 환자와 가족에게 더 이롭다고 판단)
- 아무 것도 하지 않음: 의무론적 관점(환자의 권리 존중, 환자의 자율성 존중, 가족의 권리 존중, 의료인의 진실 말하기 의무에 반대)
- 환자의 권리와 자율성 존중, 가족의 권리 존중, 그리고 의료인의 의무 사이에 타협점을 찾음: 반대되는 윤리적 근거 찾기 어려움

2. 간호학의 윤리적 의사결정 이론의 예

간호학에는 간호사들의 윤리적 의사결정을 돕기 위한 여러 가지 의사결정 이론들이 있다. 이 장에서는 여러 가지 이론 가운데 톰슨과 톰슨의 '윤리적 의사결정 10단계'와 카메론의 '가치, 존재, 행동 윤리적 의사결정 모델'을 소개하고자 한다.

1) 톰슨과 톰슨의 윤리적 의사결정 10단계

조이스 톰슨과 헨리 톰슨이 제시한 간호사를 위한 윤리적 의사결정 10단계는 다음과 같다.[1,4]

(1) 1단계: 상황을 파악하고 건강문제, 필요한 결정, 관련된 주요 인물을 명확히 한다.
(2) 2단계: 상황을 명확히 할 수 있는 정보를 수집한다.
(3) 3단계: 상황에 관련된 윤리적 문제를 확인한다.
(4) 4단계: 각 이슈와 관련된 개인적, 직업적 가치를 조사한다.
(5) 5단계: 주요 인물들의 도덕적 입장을 명확히 한다.
(6) 6단계: 만일 도덕적 입장에 충돌이 있다면 확인한다.
(7) 7단계: 누가 최종 결정을 할지 결정한다.
(8) 8단계: 가능한 행동의 범위를 확인하고 각 행동으로 예상되는 결과를 기술한다.
(9) 9단계: 행동을 결정하고 실행한다.
(10) 10단계: 실행한 행동의 결과를 평가한다.

톰슨과 톰슨의 10단계를 적용한 사례는 [Box 5-2]에 제시하였다.

Box 5-2 톰슨과 톰슨의 윤리적 의사결정 10단계 적용 예[4]

정지영 간호사는 76세 김영순님을 담당하고 있는 방문간호사이다. 김영순님은 당뇨환자로 46세인 딸 박시현님과 함께 살고 있다. 박시현님은 2년 전 이혼한 후 아이 셋을 키우고 있다. 어느 날 김영순님은 정지영 간호사에게 자신이 딸로부터 폭언을 듣고 있으며, 최근에는 서로 다투던 중 딸이 자신의 팔과 등을 때렸다고 말했다. 김영순님은 딸이 혼자 아이들을 키우며, 힘들어지면서, 자신에게 폭언과 폭력을 행사한다고 하였다. 김영순님은 딸이 경제적으로 가정에 더 많이 기여할 것을 요구하던 중, 자신의 통장과 비밀번호를 알려달라고 하여 알려주었다고 하며, 딸이 얼마나 돈을 가져갔는지 알아봐 달라고 부탁하였다. 김영순님과 함께 은행에서 확인한 결과 박시현님이 허락 없이 돈을 수차례 인출했음을 알 수 있었다. 또한 김영순님은 당뇨병 환자로 인슐린을 하루 두 번 맞아야 하는데, 딸이 식사와 인슐린 주사를 제 시간에 주지않고 밤 늦게야 주거나 주지 않는 날이 있다는 것을 알게 되었다. 김영순님은 더 이상 딸과 함께 살고 싶지 않고 자신의 여동생 집으로 옮기고 싶다고 하였다.

박시현님은 김영순님 때문에 자신의 생활이 망가졌다고 비난하였다. 김영순님은 박시현님에게 자신의 동생집으로 이사갈 수 있도록 해달라고 하였으나, 박시현님은 김영순님의 동생이 이를 원하지 않는다고 이야기하였다. 박시현님은 자신의 어머니가 이사갈 경우 자신이 사람들에게 어떻게 비춰질 것인지를 걱정하는 것처럼 보였다. 김영순님은 간호사에게 도와달라고 하였다. 그러나 딸을 포함하여 다른 사람들에게 말하지 말아달라고 하였다.

(1) **1단계**: 정지영 간호사는 학대의 원인이 무엇이지 파악하였고, 돌봄 관련 스트레스, 권력관계의 변화(부모가 자녀보다 약자가 됨), 오랜 가족 갈등이 주요 원인이라고 추정하였다. 정지영 간호사는 원인을 분석해 볼 때, 학대는 점점 더 심해질 것이라는 결론을 얻었다.

(2) **2단계**: 가족 관계를 관찰하고, 대화를 나누면서 추가 정보를 수집하였다. 김영순님의 인지기능은 정상이고, 의사결정을 할 수 있는 충분한 능력이 있음을 알 수 있었다. 신체적, 정신적 학대와 방임이 일어나고 있으며, 박시현님은 자신의 생활을 잘 감당하지 못하고 있음을 알 수 있었다. 정지영 간호사는 어떤 중재가 없다면 상황이 악화될 거라고 확신하였다. 또한 추가적인 질문으로 김영순님의 동생이 김영순님을 돌볼 의향과 돌볼 능력이 있는지, 이런 상황에서 학대를 신고할 법적 의무는 없는지를 알아보았다.

(3) **3단계**: 관련된 윤리적 문제

① 윤리원칙: 자율성, 선행의 원칙, 해악 금지의 원칙, 정의

② 환자와 가족의 권리: 비밀보장에 대한 권리, 자기결정권, 안전한 돌봄을 받을 권리, 환자 가족으로서의 권리

③ 간호사의 윤리적 의무와 책임: 인간 존중, 환자 보호, 전문인–환자 관계, 전문인–환자–가족 관계

(4) **4단계**: 간호사가 자신이 가진 윤리적 가치를 점검해보면, 정지영 간호사는 학대는 옳지 못한 일이라고 믿는다. 또한 지지나 지원이 없는 돌봄은 가족에게 큰 스트레스를 준다고 생각한다. 김영순님에게는 행복하고 안전한 삶을 살아갈 권리와 스스로 결정할 권리가 있다고 믿는 한편, 박시현님에게는 사생활을 보장받을 권리가 있고, 어머니를 돌보는 일을 해왔다는 것에 대해 존중해야 한다고 생각한다.

(5) **5단계**: 간호사는 김영순님과 박시현님과의 대화를 통해 그들의 믿음과 가치를 이해하고자 노력하였다.

(6) **6단계**: 간호사는 자신, 환자, 가족이 가진 가치와 신념들 사이에 갈등이 있는지 생각해보았다.

(7) **7단계**: 김영순님은 딸과 함께 머물 것인지, 동생 집으로 갈 것인지 결정해야 한다. 김영순님의 동생은 김영순님을 자신의 집으로 오도록 할 것인지 결정해야 한다. 박시현님은 상담을 받을 것인지 결정해야 한다. 간호사는 어떤 행동을 취할 것인지 결정해야 한다.

(8) **8단계**: 취할 수 있는 행동과 행동에 따른 예상 결과는 다음과 같다.

① 아무 행동도 취하지 않는다

예상 결과: 김영순님은 계속 학대를 받는다. 박시현님의 상황은 김영순님을 더 이상 돌볼 수 없을 때까지 계속 악화된다. 박시현님은 상담을 받을 기회가 없다.

② 기관에 학대 상황을 신고한다.

예상 결과: 김영순님과 박시현님은 더욱 스트레스를 받는다. 정지영 간호사는 더 이상 이 상황에 개입하기 어렵다. 학대는 멈추지만, 박시현님은 자신이 필요한 지원을 받을 수 없고, 가족 관계는 깨진다.

③ 박시현님에게 맞선다

예상 결과: 가족 관계에 개입해 도움이 될 수도 있다. 박시현님의 분노를 유발하고, 간호사와 김영순님에 대한 적대감을 일으킬 수 있다.

④ 임시거처를 마련한다.

예상 결과: 환자와 가족의 삶의 질이 향상될 수 있다.

(9) **9단계**: 간호사는 예상되는 결과를 분석하여, 임시거처를 마련하기로 결정하였다. 김영순님을 동생의 집으로 옮기도록 하고 가정간호 서비스를 지속적으로 받을 수 있도록 하여 인슐린 투약과 질병관리가 지속적으로 이루어질 수 있도록 하였다. 박시현님에게는 전문적인 상담을 받을 수 있도록 권유하고 지역사회 상담서비스 프로그램에 의뢰하였다. 이 경우 환자를 위해로부터 보호해야 하는 간호사의 의무가 환자와 가족의 사생활 보호와 비밀보장 권리, 그리고 환자의 자율성보다 더 강제적이라고 볼 수 있다.

(10) **10단계**: 간호사는 자신의 행동이 최선이었는지 결과를 모니터링해야 한다. 이 경우 가정간호 서비스를 지속적으로 받게 되므로, 김영순님의 삶의 질을 파악하고, 다른 행동이 필요한 것이 아닌지를 확인한다. 또한 박시현님의 상황 변화에 따라 임시거처인 동생 집을 떠나 다시 박시현님과 함께 살 수 있는 시점이 언제인지를 지속적으로 평가한다.

* Guilliland(2010)의 논문을 요약하여 정리한 내용임

2) 카메론의 "가치, 존재, 행동 윤리적 의사결정 모델"

간호윤리학자 카메론은 "가치, 존재, 행동 윤리적 의사결정 모델(Value, Be, Do Ethical Decision-Making Model)"을 제시하였는데, 이 모델은 덕 윤리, 윤리원칙에 근거한 사고, 윤리적 돌봄을 토대로 개발되었다. 옹호, 선행, 돌봄, 정의와 같은 윤리적 원칙들이 윤리적 문제 해결에 사용된다.[5]

윤리적 문제와 관련하여 가치, 존재, 행동에 대한 질문을 던진다.[6,p.446]

(1) **가치**: 나는 무엇에 가치를 두어야 하는가? 그 상황에서 윤리적으로 정당화될 수 있는 가치들이 무엇인지 생각해 본다.

(3) **존재**: 나는 어떤 사람이어야 하는가? 윤리적으로 정당화될 수 있는 가치들을 실천하기 위해 필요한 훌륭한 성품을 발전시킨다.

(3) **행동**: 가치와 존재에 대한 질문에 답하는 과정에서 발생하는 윤리적 갈등이 무엇인지 생각해보고, 이에 대한 해결책을 제시한다. 해야 하는 옳은(right) 행동과 좋은(good) 결과를 동시에 고려하여 행동한다.

토의 문제

1. 다음의 윤리적 문제에 적용되는 윤리원칙에는 어떤 것들이 있는지 생각해 봅시다.

> 김OO님은 70세 남자로 폐암 환자이다. 항암치료는 더 이상 효과가 없어 중단한 상태이다. 김OO님은 죽음의 순간에 심폐소생술을 받지 않고 편안하게 죽기를 원하며, 이에 '심폐소생술 금지' 문서에 서명하였다. 그런데 환자에게 죽음의 순간이 다가왔고, 환자는 의식이 없는 상태가 되었다. 가족들에게 환자가 '심폐소생술 금지' 문서에 서명한 상태임을 설명하였더니, 가족들은 환자 의견에 반대한다며, 강력하게 심폐소생술을 해달라고 요구하고 있다.

참고문헌

1. Park, E. J. (2012). An integrated ethical decision-making model for nurses. Nursing Ethics, 19(1), 139-159.
2. Chaloner, C. (2007). An introduction to ethics in nursing, Nursing Standard, 21(32), 42-46.
3. Smeltzer, S., et al. (2010). Brunner and Suddarth's Textbook of Medical Surgical Nursing, Vol. 1, Lippincott & Williams & Wilkins.
4. Guilliland, M. (2010). A Systematic approach to ethical decision-making for nurses confronted with ethical problems involving elder abuse. Health Careers Today, August, 2010. 16-23.
5. Solum, L. L. & Schaffer, M. A. (2003). Ethical problems experienced by school nurses. The Journal of School Nursing, 19(6), 330-336.
6. Cameron, M. E., Schaffer, M., & Park, H. A. (2001). Nursing students' experience of ethical problems and use of ethical decision-making models. Nursing Ethics, 8(5), 432-447.

제3편

간호사 윤리강령

제6장

간호사 윤리강령

| 학습목표 |

- 간호사 윤리강령의 정의와 목적을 설명한다.
- 국제간호협의회 간호사 윤리강령의 제정배경을 설명한다.
- 국제간호협의회 간호사 윤리강령의 서문 내용과 각론 내용을 설명한다.
- 한국 간호사 윤리강령의 제정배경을 설명한다.
- 한국 간호사 윤리강령의 서문 내용과 각론 내용을 설명한다.

1. 간호사 윤리강령의 정의와 목적

1) 직업 윤리강령

윤리강령이란 "한 단체가 직업상으로 지켜야 할 기본적인 윤리적 덕목이나 권고를 압축해서 제시해 놓은 것"이다.[1] 어떤 직업, 조직, 또는 단체도 윤리강령을 제정할 수 있으나, 특히 공무원, 교직 종사자, 전문직 종사자 등과 같이 높은 수준의 도덕적 가치를 추구해야 하는 직업의 경우 윤리강령을 제정하고 준수하는 것은 필수적이다. 윤리강령을 지켜야 하는 법적 의무는 없지만, 그 단체의 구성원이라면 반드시 준수해야 하는 도덕적 의무를 가진다.

윤리강령은 다음과 같은 기능을 한다.[2,p.179]

(1) 전문직 그룹의 구성원들에게 윤리적 행동을 하도록 호소한다.

(2) 전문직 그룹의 구성원들이 그들 직업의 도덕적 측면을 보다 잘 인식할 수 있도록 한다.

(3) 전문직 그룹의 그룹 내 통합이라는 목적과, 그룹 구성원들이 윤리적 표준을 지키도록 하기 위한 목적으로 만들어진 규범들에 대한 구성원들의 지식을 강화한다.

(4) 구성원 개개인이 도덕적 갈등을 해결하는데 도움을 준다.

(5) 일반 대중에게 해당 전문직 그룹 구성원들에게 기대할 수 있는 바가 무엇인지를 알린다.

2) 간호사 윤리강령

간호사 윤리강령은 "간호직의 가치, 의무, 소명에 대한 공적인 표명"이다.[3] 간호사 윤리강령은 간호사들이 양질의 간호를 제공하고 간호사로서의 윤리적 의무를 수행하는데 지침이 된다.[4] 간호사 윤리강령은 간호사들이 윤리적인 관계를 형성하고, 윤리적 책임, 행동, 의사결정을 하는데 지침이 되며, 윤리강령은 구체적으로 간호사 개개인이 윤리적 간호실무를 하고 있는지 스스로 평가하는데 기준이 될 수 있고, 동료들 간에 피드백을 주고 평가하는데 기준이 될 수 있다.[5]

한편, 윤리강령은 시대에 맞추어 변화한다. 그러므로 국제간호협의회의 윤리강령이나 한국 간호사 윤리강령 등 세계적 또는 국가적 간호사 윤리강령들은 계속적으로, 정기적으로 개정작업을 한다. 그러나 이러한 윤리강령의 개정에도 불구하고, 어떤 윤리강령도 급속한 생명과학 기술 발전과 사회변화 속도를 완벽하게 따를 수는 없으므로, 간호사들이 경험하는 모든 윤리적 갈등에 대한 해답을 주지는 못한다.[6]

간호사 윤리강령의 목적은 윤리강령을 제정한 국가나 단체에 따라 다를 수 있으나 일반적으로 제시되는 목적을 정리해 보면 다음과 같다.[3,5]

(1) 간호사 윤리강령의 목적은 간호직의 근본이 되는 윤리적 가치와 기준을 제시하는 것이다.

(2) 간호사 윤리강령의 목적은 구체적인 간호실무 가이드라인과 간호실무 표준에 사용될 수 있는 윤리적 기준을 제공하는 것이다.

(3) 간호사 윤리강령의 목적은 간호사의 윤리적 의사결정 과정을 돕는 것이다.

(4) 간호사 윤리강령의 목적은 간호사들이 자신의 행동이나 동료의 행동을 윤리적으로 평가할 때 참조할 수 있는 기준점을 제공하는 것이다.

(5) 간호사 윤리강령의 목적은 간호사에게 기대되는 윤리적 가치들이 무엇인지를 사회에 공표하는 것이다.

이러한 목적으로 세계 각국의 간호사 협회들은 간호사 윤리강령을 제정하고, 간호사들에게 이를 준수하도록 하고 있다. [Box 6-1]은 세계 각국의 간호사협회 윤리강령이 제시된 사이트의 예이다.

Box 6-1 세계 각국의 간호사 윤리강령

미국	미국간호협회 http://www.nursingworld.org/codeofethics
영국	영국 간호사 및 조산사 협의회 https://www.nmc.org.uk/standards/code/
호주	호주 간호사 및 조산사 위원회 http://www.nursingmidwiferyboard.gov.au/Codes-Guidelines-Statements/Professional-standards.aspx
뉴질랜드	뉴질랜드 간호사 및 조산사 협의회 http://nas.moh.gov.ae/CODE%20OF%20CONDUCT.pdf
일본	일본간호협회 https://www.nurse.or.jp/jna/english/activities/pdf/ethics2003.pdf
싱가포르	싱가포르 간호사 위원회 http://www.healthprofessionals.gov.sg/content/hprof/snb/en/leftnav/nursing_guidelines_and_standards.html
타이완	타이완 간호협회 http://www.ngo.e-twna.org.tw/nursing_policy_1.php
홍콩	홍콩간호사 협의회 http://www.nchk.org.hk/filemanager/en/pdf/conduct.pdf
인도	인도간호사 협의회 http://hmis.ap.nic.in/APNMC/pdfs/ethics.pdf
아랍에미리트	아랍에미리트 간호사 및 조산사 협의회 http://nas.moh.gov.ae/CODE%20OF%20CONDUCT.pdf

2. 국제간호협의회 간호사 윤리강령

1) 국제간호협의회 간호사 윤리강령의 역사

국제간호협의회(International Council of Nursing: ICN)는 1899년 창립되어 간호직이 전문직으로서 토대를 갖추고 발전하는데 크게 기여하였다. 국제간호협의회는 1953년 간호사 윤리강령을 제정하였다. 그러나 간호학이 이론적으로 확고히 정립되기 이전에 만들어진 초창기 윤리강령들은 의사와 의사의 치료업무를 돕는 간호사의 역할에 그 중심이 맞춰져 있었다. 그러나 1973년 개정판부터 비로소 국제간호협의회의 간호사 윤리강령은 의사가 아닌 환자에 대한 간호사의 책임에 초점을 맞추게 되었다.[7]

국제간호협의회의 간호사 윤리강령은 간호사의 윤리적 행동을 4요소로 분류하여 제시하고 있다. 4요소는 '간호사와 환자 또는 치료나 서비스가 필요한 기타 사람들', '간호사와 실무', '간호사와 전문직', '간호사와 국제 보건'이다. 또한 국제간호협의회는 간호사 윤리강령의 서두에서 간호사의 기본 책임을 네 가지로 명시하고 있다. 간호사는 대상자의 건강을 증진하고, 질병을 예방하며, 건강을 회복하고, 고통을 경감시킬 책임을 가진다.[8]

가장 최신의 개정판은 2021년에 만들어졌다. 2021년 개정판의 특징은 COVID-19 팬데믹을 통해 얻은 교훈을 반영하여 윤리적 간호실무의 가이드라인을 업데이트했다. 이전 강령에 없었던 국제 보건에 대한 내용이 새롭게 추가되었다. 이 개정판은 전 세계적으로 간호사가 직면하는 문제들에 대한 대응력을 높이며 간호사의 국제 보건에서의 역할과 윤리적 딜레마를 강조한다. 보편적 건강 관리 접근성, 인권 보호, 환경 보호 등 글로벌 차원의 윤리적 의무를 명시하고 있다. 또한 COVID-19 대응으로 전염병과 같은 긴급 상황에 대한 대비와 대응도 강조하고 있다. 개정판은 각 요소에 대한 보다 명확한 행동 지침과 표를 통해 간호사들이 윤리적 기준을 실천할 수 있도록 돕고 있다.

이번 개정판은 간호사의 윤리적 실무와 국제 보건을 더 강화하고, 간호사들이 다양한 윤리적 딜레마를 효과적으로 해결할 수 있도록 돕는 방향으로 업데이트되었다. 이는 간호사들이 더욱 통합적이고 전인적인 접근 방식을 취할 수 있도록 지원한다.

2) 국제간호협의회 간호사 윤리강령 전문

다음은 국제간호협의회의 간호사 윤리강령 전문과 국제간호협의회가 제시하는 윤리강령의 적용방안을 그대로 옮긴 것이다.

(1) 국제간호협의회의 간호사 윤리강령[1)]

① 서문

1800년대 중반 조직화된 간호의 기원부터 간호를 인식하는 것은 형평성과 포용의 전통과 관행, 다양성에 대한 인식에 깊이 뿌리를 두고 있으며, 간호사는 건강을 증진하고, 질병을 예방하고, 건강을 회복하고, 고통을 완화하며, 존엄한 죽음을 촉진하는 역할을 수행한다. 간호에 대한 필요성은 보편적이다.

간호에는 문화적 권리, 생명권과 선택권, 존엄성과 존중받을 권리를 포함한 인권에 대한 존중이 내재되어 있다. 간호는 나이, 피부색, 문화, 인종, 장애 또는 질병, 성별, 성적 취향, 국적, 정치적 견해, 언어, 인종, 종교적 또는 영적 신념, 법적, 경제적 또는 사회적 지위를 존중하며 이에 제한되지 않는다.

간호사는 지역적, 국가적, 전 세계적으로 개인, 가족, 지역 사회 및 인구의 건강 개선에 기여하는 중요한 역할을 한다. 그들은 다른 의료 전문가 및 관련 그룹과 협력하여 서비스를 조정한다. 간호사는 존중, 정의, 공감, 반응성, 배려, 동정심, 신뢰성 및 성실성과 같은 직업의 가치를 보여준다.

② 국제간호협의회의 간호사 윤리강령

국제간호협의회의 간호사 윤리강령은 윤리적 행동의 틀을 제공하는 네 가지 주요 요소로 구성되어 있다. 이는 간호사와 환자 또는 치료나 서비스가 필요한 기타 사람들, 간호사와 실무, 간호사와 전문직, 간호사와 국제 보건으로 구성되어 있다.

---

1) ICN (2021). The ICN Code of Ethics for Nurses 를 저자가 번역한 내용임 (https://icn.ch/resources/publications-and-reports/icn-code-ethics-nurses)

[윤리강령의 영역]

㉠ 간호사, 환자 또는 기타 치료나 서비스가 필요한 사람들

1.1 간호사의 주요 전문적 책임은 현재 또는 미래에 간호 서비스가 필요한 개인, 가족, 지역 사회 또는 인구(이하 '환자' 또는 '간호가 필요한 사람들')에게 있다.

1.2 간호사는 개인, 가족, 공동체의 인권, 가치, 관습, 종교적, 영적 신념이 모든 사람에 의해 인정되고 존중되는 환경을 조성한다. 간호사의 권리는 인권에 포함되므로 옹호되고 보호되어야 한다.

1.3 간호사는 환자의 문화적, 언어적, 인지적, 신체적 요구 및 심리적 상태에 적합한 방식으로 개인과 가족이 이해할 수 있고, 정확하며, 충분하고 시기적절한 정보를 제공받도록 하여 치료 및 관련 처치에 대한 동의를 받을 수 있도록 한다.

1.4 간호사는 개인 정보를 기밀로 유지하고, 개인정보의 합법적 수집, 사용, 접근, 전송, 보관 및 공개 시 환자의 사생활, 기밀성 및 이익을 존중한다.

1.5 간호사는 동료 및 간호가 필요한 사람들의 사생활과 기밀성을 존중하고, 대면 및 소셜 미디어를 포함하는 모든 미디어에서 간호 직업의 진실성을 유지한다.

1.6 간호사는 모든 사람들의 건강 및 사회적 요구를 충족시키기 위한 행동을 시작하고 지지하는 책임을 사회와 공유한다.

1.7 간호사는 자원 배분, 의료 서비스 접근 및 기타 사회적 및 경제적 서비스에서 형평성과 사회 정의를 옹호한다.

1.8 간호사는 존중, 정의, 반응성, 배려, 연민, 공감, 신뢰성 및 진실성과 같은 전문적 가치를 보여준다. 그들은 환자, 동료 및 가족을 포함한 모든 사람의 존엄성과 보편적 권리를 지지하고 존중한다.

1.9 간호사는 의료 환경의 안전 문화를 촉진하여 의료관행, 서비스 및 환경에서 사람과 안전한 진료에 대한 위협을 인식하고 해결한다.

1.10 간호사는 전 생애에 걸쳐 일차 의료와 건강증진의 가치와 원칙을 인식하고 활용하면서 근거에 입각한 인간 중심 간호를 제공한다.

1.11 간호사는 기술 및 과학적 진보가 사람의 안전, 존엄성 및 권리와 양립할 수 있도록 보장한다. 간호사는 인공지능이나 로봇 또는 드론과 같은 장치의 경우, 간호가 인간 중심으로 유지되고 그러한 기기가 인간 관계를 지원하고 대체하지 않도록 보장한다.

㉡ 간호사와 실무

2.1 간호사는 윤리적 간호실무에 대한 개인적 책임과 책임감을 지니며, 지속적인 전문성 개발과 평생 학습에 참여하여 역량을 유지한다.

2.2 간호사는 실무 적합성을 유지하여 질 높고 안전한 간호 제공 능력을 저해하지 않는다.

2.3 간호사는 자신의 개별 역량과 규제된 또는 권한이 부여된 실무 범위 내에서 실무하며, 책임을 수락하고 위임할 때 전문적 판단을 사용한다.

2.4 간호사는 자신의 존엄성, 웰빙 및 건강을 존중한다. 이를 위해서는 전문적 인식, 교육, 반성, 지원 구조, 적절한 자원, 건전한 관리 관행 및 직업 건강과 안전이 보장되는 긍정적인 실무 환경이 필요하다.

2.5 간호사는 항상 개인 행동 기준을 유지한다. 그들은 직업을 잘 반영하고 직업의 이미지와 대중의 신뢰를 향상시킨다. 자신의 전문적 역할에서 간호사는 개인적 관계의 경계를 인식하고 유지한다.

2.6 간호사는 자신의 지식과 전문성을 공유하고 피드백을 제공하며 학생 간호사, 신입 간호사, 동료 및 기타 의료 제공자의 전문적 발전을 지원한다.

2.7 간호사는 환자 옹호자이며 윤리적 행동과 열린 대화를 장려하는 실무 문화를 유지한다.

2.8 간호사는 특정 절차나 간호 또는 건강 관련 연구에 참여하는 것에 양심적으로 거부할 수 있지만, 사람들에게 개별 요구에 적합한 치료를 받을 수 있도록 존중하고 시기적절한 조치를 취해야 한다.

2.9 간호사는 개인, 건강 및 유전 정보에 접근에 대한 동의를 제공하고 철회할 수 있는 개인의 권리를 유지한다. 그들은 유전 정보와 인간 유전체 기술의 사용, 사생활 보호 및 기밀성을 보호한다.

2.10 간호사는 동료, 다른 사람, 정책, 실무 또는 기술 남용으로 인해 개인, 가족, 지역 사회 및 인구의 건강이 위협받을 때 적절한 조치를 취한다.

2.11 간호사는 환자 안전 증진에 적극적으로 참여한다. 그들은 오류나 근접 오류가 발생했을 때 윤리적 행동을 촉진하고, 환자 안전이 위협받을 때 목소리를 내며, 투명성을 옹호하고, 다른 사람들과 협력하여 오류 발생 가능성을 줄이기 위해 노력한다.

2.12 간호사는 간호의 윤리적 표준을 지원하고 촉진하기 위해 데이터 무결성에 대

한 책임이 있다.

㉢ 간호사와 전문직

3.1 간호사는 근거에 기반한, 수용 가능한 임상 간호 실무, 관리, 연구 및 교육의 기준을 결정하고 구현하는 데 주요한 리더십 역할을 맡는다.

3.2 간호사와 간호 학자는 근거에 기반한 최신 전문 지식을 확장하여 근거에 기반한 실무를 지원하는 데 적극적으로 참여한다.

3.3 간호사는 전문적 가치를 개발하고 지속하는 데 적극적으로 참여한다.

3.4 간호사는 전문 조직을 통해 임상 간호, 교육, 연구, 관리 및 리더십을 포괄하는 긍정적이고 건설적인 실무 환경을 조성하는 데 참여한다. 여기에는 간호사가 최적의 실무 범위 내에서 안전하고 효과적이며 적시의 의료 서비스를 제공할 수 있는 실무 환경과 간호사가 사회적 및 경제적으로 공평한 근무 조건을 유지할 수 있는 환경이 포함된다.

3.5 간호사는 긍정적이고 윤리적인 조직 환경에 기여하고 비윤리적인 실무 및 환경에 도전한다. 간호사는 간호 동료, 다른 건강 직종 및 관련 커뮤니티와 협력하여 환자 치료, 간호 및 건강과 관련된 동료 검토 및 윤리적으로 책임 있는 연구 및 실무 개발의 윤리적 생성, 수행 및 보급에 참여한다.

3.6 간호사는 개인, 가족 및 지역 사회의 결과를 개선하는 연구의 창출, 전파 및 적용에 참여한다.

3.7 간호사는 응급 상황, 재난, 갈등, 전염병, 사회적 위기 및 자원 부족 상황에 대비하고 대응한다. 간호와 서비스를 받는 사람들의 안전은 개별 간호사와 보건 시스템 및 조직의 리더들이 공유하는 책임이다. 여기에는 위험 평가, 계획 개발, 실행 및 자원 확보가 포함된다.

㉣ 간호사와 국제 보건

4.1 간호사는 건강 관리를 인간의 권리로 간주하며, 모든 사람에게 보편적 건강 관리 접근권을 옹호한다.

4.2 간호사는 모든 인간의 존엄성, 자유 및 가치를 옹호하며, 인신매매 및 아동 노동과 같은 모든 형태의 착취에 반대한다.

4.3 간호사는 건전한 건강 정책 개발을 주도하거나 이에 기여한다.

4.4 간호사는 인구 건강에 기여하고 유엔 지속 가능한 개발 목표(SDGs) 달성을 위해 노력한다.

4.5 간호사는 건강의 사회적 결정 요인의 중요성을 인식하고 이를 해결하기 위한 정책과 프로그램을 옹호하고 기여한다.

4.6 간호사는 자연 환경을 보존, 유지 및 보호하기 위해 다른 건강 및 사회 돌봄 직업과 협력하며, 환경 악화의 건강 결과를 인식하고 이를 줄이는 이니셔티브를 옹호한다.

4.7 간호사는 인권, 형평성 및 공정성을 촉진하고 공공의 이익과 건강한 지구를 위해 책임감을 촉구하며, 다른 건강 및 사회 돌봄 직업과 협력한다.

4.8 간호사는 국제 보건을 발전시키고 이를 위한 정책과 원칙을 개발하고 유지하기 위해 국가 간 협력한다.

③ 4요소의 적용[2)]

국제간호협의회의 간호사 윤리강령의 4요소는 간호사 행동의 기준 틀이 된다. 아래 제시한 표는 간호사들이 행동 기준에 따라 실천하는데 도움이 될 것이다.

㉠ 윤리강령 요소 #1: 간호나 서비스가 필요한 간호사, 환자 또는 기타 사람들

간호사, 간호 리더 및 간호 관리자	교육자 및 연구자	국가 간호사 협회
인간중심의 문화적으로 적절한 간호를 제공하며, 인권을 존중하고 사람들의 가치, 관습 및 신념을 편견이나 부당한 차별 없이 민감하게 다룬다.	커리큘럼에 문화적 규범, 안전 및 역량, 윤리, 인권, 형평성, 인간 존엄성, 정의, 격차 및 연대에 대한 내용을 포함시키고, 인권 문제를 탐구하기 위한 연구를 설계한다.	인간의 권리와 윤리적 기준에 대한 지지를 표명하는 협회의 성명문과 실무표준 및 가이드라인을 개발한다.
윤리적 문제, 윤리적 추론 및 윤리적 행동에 대한 지속적인 교육에 참여하고, 모든 이해 관계자 간의 열린 대화를 장려한다.	최근에 동료 검토 및 출판된 간호 윤리 접근 방식을 포함하도록 커리큘럼을 설계한다. 윤리적 문제, 윤리적 원칙 및 추론, 윤리적 의사결정에 대한 교육 및 학습 기회를 제공한다. 여기에는 자율성 존중, 무해성, 유익성 및 정의가 포함된다.	윤리 교육에 대한 기준을 마련하고 간호사를 위한 지속적인 윤리 교육을 제공한다.

2) ICN (2021). The ICN Code of Ethics for Nurses 를 저자가 번역한 내용임 (https://icn.ch/resources/publications-and-reports/icn-code-ethics-nurses)

간호 및/또는 의료 서비스에 대한 동의를 보장하며, 이는 치료를 선택하거나 거부할 권리를 포함한다.	자율성 존중, 동의, 사생활 및 기밀성에 대해 교육하고, 연구 참가자가 편견 없이 연구에 참여를 거부하거나 철회할 권리를 존중한다.	간호사들이 활용할 수 있도록, 충분한 정보제공에 근거한 동의와 관련된 가이드라인, 성명문, 관련 문서 형식들을 만들어 제공한다. 충분한 정보제공에 근거한 동의를 주제로 보수교육을 제공한다.
전자 또는 종이 기반 정보, 건강 기록 및 보고 시스템 사용 시 인권, 기밀성 및 사생활 보호를 보장하기 위해 전문적 윤리 판단을 실행하며, 이는 환자의 선호도와 지역 사회 안전을 고려하고 관련 법률을 준수한다.	미디어, 보고, 기록 시스템(이미지, 녹화, 댓글 등)의 사용에 있어 정확성, 기밀성, 사생활 보호를 교육과정에 포함시켜야 한다. 극도의 응급 상황에서 필요한 보고 절차를 숙지하도록 교육한다.	인권 보호, 기밀성, 사생활 보호, 공중 보건 발병 또는 극단적 비상 사태에 대한 의무 보고 메카니즘을 보장하는 정보 사용 및 보고 시스템에 대한 지침 및 실무 표준을 준비한다.
사람들의 안전을 위협하는 위험, 부적절한 행동 또는 기술 남용을 적절한 감독자 및/또는 당국에 알리고 이를 뒷받침하는 사실을 제공한다. 기술이 개발될 때 간호사가 참여해야 하며, 기술 및 과학적 진보와 관련된 위험을 관찰하고 보고한다.	존엄성과 권리를 존중하고 신기술을 고려하여 안전한 치료가 무엇인지에 대한 것을 교육과정에 포함시키고 연구한다.	환자가 사용하는 기술 연구 및 개발 동안 간호사를 포함하도록 정부, 의료 조직, 의료 기기 및 제약회사를 로비한다.
간호사의 윤리적 의무와 책임을 충족하고 직업의 가치와 이상을 적극적으로 확인한다.	커리큘럼에 전문적 가치와 이상, 윤리적 책임 및 의무, 세계관과 함께 윤리적 틀을 포함한다. 윤리적 연구 지침에 대한 강조에 기여하고 전파한다, 인권 문제를 탐구하기 위한 연구를 설계한다.	기본 문서에 간호의 가치와 이상을 표현하고 국가 간호 윤리 강령에 통합한다.
근무환경 내 안전을 개발하고 모니터링한다.	모든 의료 환경에서 건강하고 안전하며 지속 가능한 실무 환경을 보장하는 속성, 위험 요인 및 기술에 대해 교육하고 학습을 촉진한다.	간호사와 기타 의료 종사자를 위한 건강하고 안전한 작업장을 촉진하도록 고용주에게 영향을 미친다. 안전한 환경과 건강한 지역 사회를 보장하는 지침을 제공한다. 건강과 안전을 보호하기 위해 명확하고 접근 가능하며 투명하고 효과적인 보고 절차를 옹호한다.

㉡ 윤리강령 요소 #2: 간호사와 실무

간호사, 간호 리더 및 간호 관리자	교육자 및 연구자	국가 간호사 협회
독서와 학습를 통해 전문적 발전을 추구하고, 지식과 기술을 향상시키기 위해 지속적인 교육에 참여한다.	평생 학습과 실무 역량의 가치를 가르치고 학습을 촉진한다. 이론과 실무를 위한 혁신적인 교육 방법과 최신의 개념을 탐구한다.	저널, 미디어, 컨퍼런스 및 원격 교육을 통해 간호 이론과 실무의 발전을 반영하는 다양한 지속 교육 기회를 개발한다.
지속적인 교육을 시작하고 직장 관리, 전문 성과 시스템, 면허 갱신 시스템에 참여한다. 간호 직원의 실무 적합성을 모니터링하고 촉진하며 평가한다.	지속적인 학습과 실무 역량 간의 연관성을 탐구하는 연구를 수행하고 전파한다.	고품질 간호 교육과 지속적인 실무 인증을 위한 국가 정책을 촉진한다.
균형 잡힌 업무와 지속적인 개인적 성장을 추구하고 건강한 생활 방식을 유지한다.	환자에 대한 의무뿐만 아니라 자신에 대한 의무, 실무 역량 및 증거에 근거한 간호의 중요성을 가르친다. 커리큘럼에 직장 내 회복 탄력성을 포함시킨다.	간호사를 위한 건강한 생활 방식 기준을 촉진하는 근무 환경을 로비한다. 간호사를 위한 안전하고 적절한 근무 조건에 대한 지침을 제공한다.
갈등 관리와 긴장 관리에 대한 상호 전문적 협력을 육성한다. 공유 윤리 가치를 촉진한다. 질적 간호와 안전 향상을 위하여 보복에 대한 두려움을 없애야 한다. 모두의 건강을 증진하기 위한 중요한 대화를 포용하는 보다 개방적이고 투명한 문화를 조성한다.	상황 평가 및 갈등 관리 방법과 다른 의료 전문 직종의 역할과 가치를 가르친다.	다른 전문 직종과 대중에게 간호사의 역할과 가치를 알린다. 학대, 괴롭힘 및 폭력이 없는 근무 환경과 조건을 촉진한다.
환자와 동료와의 적절한 전문 관계를 개발하고 유지하며, 선물이나 뇌물을 거절하고 이해 충돌을 피한다.	전문가 경계를 유지하는 기술을 가르치고, 이해 충돌을 식별하고 피하는 방법을 가르친다.	전문가 경계에 대한 기준을 마련하고 감사와 인정을 표현하는 절차를 마련한다.
양심적 거부를 행사할 때 환자를 위한 치료의 연속성을 보장한다.	자기 반성을 장려하고 양심적 거부의 틀과 절차를 가르친다.	특정 의료 절차 참여 거부에 대한 기준과 지침을 개발한다. 국가 윤리 강령에 양심적 거부 지침을 포함시킨다

㉢ 윤리강령 요소 #3: 간호사와 전문직

간호사, 간호 리더 및 간호 관리자	교육자 및 연구자	국가 간호사 협회
동료와 협력하여 환자 치료, 간호 및 건강 관련 연구 수행, 전파 및 활용을 지원한다.	연구 방법론, 윤리 및 평가를 가르친다. 간호 지식을 연구하고 발전시키기 위해 연구를 수행하고, 전파하고, 활용하며 평가한다.	간호 연구 및 학문적 탐구에 의해 기반한 입장 성명서, 지침, 정책 및 가이드라인을 개발한다.
국가 간호사 협회에 참여하여 간호사에게 유리한 사회 경제적 조건 및 근로환경을 촉진하기 위해 연대와 협력을 구축한다.	학습자에게 전문 간호 협회의 본질, 기능 및 중요성을 강조한다. 국제 간호 협력의 중요성을 강조한다.	전문 간호 조직의 회원이 되는 중요성을 전달하고, 국가 간호사 협회에의 참여를 촉진한다.
팬데믹이나 갈등과 같은 긴급 상황에서 도덕적 고통을 다루기 위한 윤리적 행동을 실천하고 전략을 개발한다.	학생들이 연대와 공통의 비전을 가지고 글로벌 이슈에 대한 지역적 대응을 준비할 수 있도록 한다. 건강 불평등, 특히 유아, 노약자, 수감자, 경제적으로 불리한 사람들, 인신매매 피해자, 이재민 및 난민의 건강격차 대해 교육한다.	현재와 미래의 사회 정의 문제를 다루기 위해 글로벌 조직과 협력한다.
직장 내 괴롭힘, 폭력, 성희롱, 피로, 안전 및 지역 사고 관리와 같은 문제에 대한 지침을 개발한다. 모든 환경에서 윤리 및 윤리적 직장 문제에 대한 연구에 참여한다.	건강하지 않은 근무 환경을 식별하고, 회복력 있고 건강한 직장 커뮤니티를 개발하는 기술을 가르친다. 직업 전반의 윤리적 직장 문제에 대한 연구를 수행한다.	공정하고 적절한 근무 조건을 위해 영향력을 행사하고 협상한다. 직장 문제를 다루기 위한 입장 성명서와 지침을 개발한다.
응급 상황, 재난, 갈등, 전염병 및 자원 부족 상황에 대비하고 대응한다.	고위험, 도전적인 환경에서 사람들과 인구를 돌보는 데 필요한 필수 요소를 커리큘럼에 포함시킨다.	건강 비상사태에 대응하는 동안 의료 종사자의 건강, 안전 및 복지를 우선시하고 보호하도록 정부 및 보건 조직을 옹호하고 로비한다.
다른 문화와 국가의 동료를 국적, 인종, 민족 또는 언어와 상관없이 차별하지 않는다.	간호사 윤리적 국제 채용에 대한 WHO 실천 강령을 가르친다.	간호사 윤리적 채용을 촉진하고, 이주 간호사의 고용 장벽을 줄이기 위해 정부 및 면허 위원회와 협력한다.

㉣ 윤리강령 요소 #4: 간호사와 국제 보건

간호사, 간호 리더 및 간호 관리자	교육자 및 연구자	국가 간호사 협회
인신매매 예방 및 적발, 취약 인구 지원, 보편적 교육 제공, 기아 및 빈곤 완화와 같은 인권 노력에 참여한다.	커리큘럼에 인권, SDGs, 보편적 건강 관리 접근권, 문화적으로 적절한 돌봄, 시민 책임, 형평성 및 사회적, 환경적 정의를 포함시킨다.	간호 규제 기관, 자발적 조직 및 글로벌 기관과 협력하여 인권, 환경 정의 및 국제 평화를 지원하는 입장 성명서 및 지침을 개발한다.
자신과 동료들에게 국제 보건(최신 및 새로운 기술을 포함)에 대해 교육한다. 기술 및 과학적 진보의 윤리적 사용을 옹호하며, 안전, 존엄성, 사생활 보호, 기밀성 및 인권과 양립할 수 있도록 한다.	다양한 기술과 새로운 관행의 단기 및 장기 윤리적 결과를 평가할 기회를 모색한다. 여기에는 혁신적인 장비, 로봇공학, 유전학 및 게놈학, 줄기 세포 기술 및 장기 기증이 포함된다.	국가의 건강 및 사회적 규범과 맥락에 맞는 기술 및 과학적 진보의 윤리적 사용에 대한 법률 및 정책 개발에 기여한다.
기후 변화가 사람들의 건강과 지구에 미치는 부정적인 영향을 알리고, 이를 줄이기 위한 지식을 습득하고 전파한다.	기후 변화가 건강에 미치는 영향과 정책 및 기관 수준에서 기후 건강을 지원할 수 있는 많은 기회에 대해 교육한다.	병원과 의료 산업이 환경에 미치는 영향을 줄이고 건강에 부정적인 영향을 미치는 기후 변화를 다루기 위한 법률 개발에 참여한다.
간호 직업의 가치를 일관성 있게 반영하는 사회적 미디어 및 기술 사용을 지원한다.	예방 이니셔티브, 공중 보건 교육 및 인구의 건강과 복지를 위해 새로운 기술과 소셜 미디어를 개발, 실행 및 평가하는 데 참여한다. UN SDGs를 지원하기 위한 커리큘럼을 준비하고 연구에 참여한다.	UN SDGs 달성을 위한 간호사의 참여를 적극적으로 전략화하고 인구 건강을 위한 최신 정보를 업데이트하고 인식을 높인다.
빈곤, 식량 안보, 주거, 이민, 성별, 계급, 민족, 인종, 환경 건강, 존엄한 일(Dignified work) 및 교육과 같은 건강에 영향을 미치는 지역 및 글로벌 문제에 대응한다.	건강에 영향을 미치는 사회적, 정치적 및 경제적 문제, 성별, 민족, 인종, 문화, 불평등 및 차별에 대해 교육한다. 개인 및 인구 건강과 질병에 기여하는 사회적, 정치적 요인을 연구한다.	건강의 사회 경제적 결정 요인을 다루는 정책과 법률을 형성하기 위해 다른 국가 및 국제 간호 조직과 협력한다.
일상적인 실무에 평화, 평화 외교 및 평화 구축의 개념을 포함시킨다.	지역 사회와 전 세계적으로 평화 외교 및 평화 구축을 위한 교육 및 연구를 수행한다.	글로벌, 국가 및 지역 정부 및 간호 기관과 협력하여 전 세계의 평화와 정의를 증진하고 질병의 원인을 완화한다.

3. 한국 간호사 윤리강령

1) 한국 간호사 윤리강령의 역사

한국 간호사 윤리강령은 1972년 제39회 간호협회 정기총회에서 제정되었고, 그 해 5월 12일 국제간호사의 날에 공표되었다. 처음 제정된 윤리강령은 간호사는 '종교, 사상, 인종, 지위를 초월, 정성을 다해 환자를 돌보아야 한다' 등의 15개 조항으로 구성되었다.[10,11] 이후 현재까지 다섯 차례의 개정이 있었다. 1983년 1차 개정, 1995년 2차 개정, 2006년 3차 개정, 2013년 4차 개정, 2023년 5차 개정이 이루어졌다.[12]

국제간호협의회나 다른 국가의 간호사 윤리강령들처럼 한국 간호사 윤리강령도 개정과정을 통해 시대적 상황을 반영해 왔다. 예를 들어 1972년 제정 당시에는 남북간의 대치상황과 동서진영간의 냉전이라는 시대적 배경이 반영되어 있었다. 1972년 제정 당시 윤리강령 제1조는 '간호사는 국가사회의 일원으로 국가 비상시에 대비한다'이었다.

1995년 2차 개정에서 냉전시대의 종말과 세계화라는 시대적 배경에 맞춰 윤리강령 제1조는 현재와 유사하게 평등의 개념을 담은 '간호사는 국적, 인종, 종교, 사상, 사회경제적 배경, 질병의 종류를 불문하고 동등한 간호를 제공한다'로 대치되었다.[13] 또한 2차 개정에서는 환자의 권리 보호를 위해 제4조에 '간호의 대상자가 정확한 정보에 의해 의사결정을 하거나 간호를 선택, 또는 거부할 권리를 인정한다'는 조항과 '간호대상자와 가족에게 개방적이고 협동적이며 참여를 존중한다'는 조항을 각각 신설했다.

2006년 한국 간호사 윤리강령 3차 개정이 있었다. 3차 개정에서는 윤리강령에 '취약계층 보호, 건강환경 구현, 생명과학기술과 존엄성 보호 등에 대한 간호사의 책무, 전문가로서의 간호사 의무를 강화'하였다.[14] 또한 3차 개정판부터 윤리강령은 '간호사와 대상자', '전문가로서의 간호사 의무', '간호사와 협력자'라는 세 범주로 구성되게 되었다.[15]

2013년 4차 개정에서는 급변하는 의료환경을 반영하고, 간호사에게 요구되는 덕목을 명확화하고 구체화하는 데 중점을 두었다.[16] 또한 제10조로 '간호사는 의료자원의 분배와 간호활동에 형평성과 공정성을 유지하여 사회의 공동선과 신뢰를 증진하는 데에 참여한다'가 추가되었다.[15] 이는 간호실무에서 윤리적인 자원분배를 통해 사회적 정의를 실현해 나갈 수 있음을 명시함으로써 윤리강령에 간호전문직의 사회적 책무라는 측면을 더욱 강화했다고 볼 수 있다.

2023년 개정된 5차 한국 간호사 윤리강령은 첨단기술의 진보와 함께 이러한 기술을 적용받는 환자를 돌볼 때 발생 가능한 간호윤리 문제의 중요성을 강조하고 있다. 제7조 '인간의 존엄성 보호-첨단 의과학 기술을 포함한 생명 과학 기술의 적용을 받은 간호 대상자를 돌볼 때 인간 생명의 존엄과 가치를 인식하고 간호 대상자를 보호한다'가 추가되었다. 또한 간호 전문직의 발전과 국민 건강 증진을 위한 간호 정책 활동에 대한 적극적인 참여를 강조하고 있다. 이외에 간호윤리에 적용해야 할 대상자를 '간호 대상자'로 명확하게 제시하고 있다.

한국 간호사 윤리강령은 서문에서 간호사의 책무로, 건강의 증진, 질병 예방, 건강 회복, 고통 경감을 명시하고 있다. 이는 국제간호협의회 윤리강령의 서문과 일치한다. 한국 간호사 윤리강령은 세 개의 범주-'간호사와 간호 대상자', '전문인으로서의 간호사 의무', '간호사와 협력자'-아래 총 16개 조항으로 구성되어 있다.[15]

한편 윤리강령과 별도로 2006년 한국 간호사 윤리선언이 제정되었고, 2014년, 2023년에 개정이 이루어졌다(Box 6-2). 대한간호협회에 따르면 간호사 윤리선언은 "간호전문직의 높은 윤리성을 대사회적으로 선언하는 것"이다.[14]

또한 2007년에는 윤리강령보다 더 구체적인 실천내용을 담은 한국 간호사 윤리지침이 제정되었다. 이는 2014년 1차 개정, 2023년 2차 개정이 이루어 졌다. 간호사 윤리지침은 "간호사 윤리선언과 간호사 윤리강령을 바탕으로 간호사들이 일상에서 갖춰야 하는 바람직한 윤리적 자세와 실천 가능한 윤리적 행동을 구체적으로 제시한 것"을 말한다.[14] 한국 간호사 윤리지침은 대한간호협회 홈페이지(http://www.koreanurse.or.kr/)에서 확인할 수 있다.

Box 6-2 한국 간호사 윤리선언(http://www.koreanurse.or.kr/)[12]

우리 간호사는 인간 생명을 존중하고 인권을 지킴으로써 국가와 인류 사회에 공헌하는 숭고한 사명을 부여받았다.

이에 우리는 국민의 건강 증진과 안녕 추구를 간호 전문직의 본분으로 삼고 이를 실천할 것을 다음과 같이 다짐한다.

우리는 어떤 상황에서도 간호 전문직으로서의 명예를 지키고 품위를 유지하며, 국민건강 지킴이의 역할에 최선을 다한다.

우리는 인간 생명에 영향을 줄 수 있는 첨단 의과학 기술을 포함한 생명 과학 기술을 적용하는 것에 대해 윤리적 판단을 견지하며, 부당하고 비윤리적인 의료 행위에는 참여하지 않는다.

우리는 간호의 질 향상을 위해 노력하고, 모든 보건 의료 종사자의 고유한 역할을 존중하며 국민 건강을 위해 상호 협력한다.

우리는 이 다짐을 성실히 지킴으로써 간호 전문직으로서의 사회적 소명을 완수하기 위해 최선을 다할 것을 엄숙히 선언한다.

2) 한국 간호사 윤리강령[12]
(http://www.koreanurse.or.kr/)

간호의 근본이념은 인간 생명을 존중하고 인권을 지키는 것이다.

간호사의 책무는 인간 생명의 시작부터 삶과 죽음의 전 과정에서 간호 대상자의 건강을 증진하고, 질병을 예방하며, 건강을 회복하고, 고통이 경감되도록 돌보는 것이다.

간호사는 간호 대상자의 자기결정권을 존중하고, 간호 대상자 스스로 건강을 증진하는데 필요한 지식과 정보를 획득하여 최선의 결정을 할 수 있도록 돕는다.

이에 대한간호협회는 국민의 건강과 안녕에 이바지하는 전문직종사자로서 간호사의 위상과 긍지를 높이고, 윤리 의식의 제고와 사회적 책무를 다하기 위하여 이 윤리강령을 제정한다.

Ⅰ. 간호사와 간호 대상자

1. 평등한 간호 제공
   간호사는 간호 대상자의 국적, 인종, 종교, 사상, 연령, 성별, 정치적·사회적·경제적 지위, 성적 지향, 질병, 장애, 문화 등의 차이에 관계없이 평등하게 간호한다.
2. 개별적 요구 존중
   간호사는 간호 대상자의 관습, 신념 및 가치관에 근거한 개인적 요구를 존중하여 간호하는 데 최선을 다한다.
3. 사생활 보호 및 비밀유지
   간호사는 간호 대상자의 개인 건강 정보를 포함한 사생활을 보호하고, 비밀을 유지하며, 간호에 필요한 최소한의 정보 공유를 원칙으로 한다.
4. 알 권리 및 자기결정권 존중
   간호사는 간호의 전 과정에 간호 대상자를 참여시키며, 충분한 정보 제공과 설명으로 간호 대상자가 스스로 의사결정을 하도록 돕는다.
5. 취약한 간호 대상자 보호
   간호사는 취약한 환경에 처해 있는 간호 대상자를 보호하고 돌본다.
6. 건강 환경 구현
   간호사는 건강을 위협하는 사회적 유해환경, 재해, 생태계의 오염으로부터 간호 대상자를 보호하고, 건강한 환경을 보전·유지하는 데 적극적으로 참여한다.

7. 인간의 존엄성 보호

간호사는 첨단 의과학 기술을 포함한 생명 과학 기술의 적용을 받는 간호 대상자를 돌볼 때 인간 생명의 존엄과 가치를 인식하고 간호 대상자를 보호한다.

II. 전문인으로서의 간호사의 의무

8. 간호 표준 준수

간호사는 모든 업무를 대한간호협회 간호 표준에 따라 수행하고 간호에 대한 자신의 판단과 행위에 책임을 진다.

9. 교육과 연구

간호사는 간호 수준의 향상과 근거기반 실무를 위한 교육과 훈련에 참여하고, 간호 표준 개발 및 연구에 기여한다.

10. 정책 참여

간호사는 간호 전문직의 발전과 국민 건강 증진을 위해 간호 정책 및 관련 제도의 개선 활동에 적극적으로 참여한다.

11. 정의와 신뢰의 증진

간호사는 의료자원의 분배와 간호 활동에 형평성과 공정성을 유지함으로써 사회의 공동선과 신뢰를 증진하는 데에 기여한다.

12. 안전을 위한 간호

간호사는 간호의 전 과정에서 간호 대상자의 안전을 우선시 하며, 위험을 최소화하기 위한 조치를 취해야 한다.

13. 건강 및 품위 유지

간호사는 자신의 건강을 보호하고 전문인으로서의 긍지와 품위를 유지한다.

III. 간호사와 협력자

14. 관계 윤리 준수

간호사는 동료 의료인이나 간호 관련 종사자와 협력하는 경우 상대를 존중과 신의로서 대하며, 간호 대상자 및 사회에 대한 윤리적 책임을 다한다.

15. 간호 대상자 보호

간호사는 동료 의료인이나 간호 관련 종사자에 의해 간호 대상자의 건강과 안전이 위협받는 경우, 간호 대상자를 보호하기 위한 적절한 조치를 취한다.

16. 첨단 생명 과학 기술 협력과 경계

간호사는 첨단 생명 과학 기술을 적용한 보건 의료 연구에 협력함과 동시에, 관련 윤리적 문제에 대해 경계하고 대처한다.

토의 문제

1. 전문직에 윤리강령이 필요한 이유에 대해 토의해 봅시다. 윤리강령을 가진 다른 직종에는 어떤 것들이 있을까요?
2. 국제간호협의회의 간호사 윤리강령과 한국 간호사 윤리강령을 비교하고, 공통점과 차이점에 대해 토의해 봅시다.

참고문헌

1. 유재봉(2004). 교육평가용어사전. 학지사. http://terms.naver.com/entry.nhn?docId=1924339&cid=42125&categoryId=42125
2. Dobrowolska, B., Wronska, I., Fidecki, W., & Wysonkinski, M. (2007). Moral obligations of nurses based on the ICN, UK, Irish, and Polish codes of ethics for nurses. Nursing Ethics, 14(2), 171–180.
3. American Nurses Association(2010). Guide to the code of ethics for nurses: interpretation and application. http://www.nursesbooks.org/ebooks/download/CodeofEthics.pdf
4. American Nurses Association(2015). Code of ethics for nurses. http://www.nursingworld.org/codeofethics.
5. Canadian Nurses Association(2008). Code of Ethics for Registered Nurses. https://www.cna-aiic.ca/~/media/cna/files/en/codeofethics.pdf

6. Timby, B. K. (2009). Fundamental Nursing Skills and Concepts, 9th ed. Lippincott Williams & Wilkins.
7. Butts, J. B., & Rich, K. L. (2013). Nursing Ethics: Across the Curriculum and Into Practice. Jones & Bartlett Learning. Burlington, MA.
8. ICN(2021). The ICN Code of Ethics for Nurses. https://icn.ch/resources/publications-and-reports/icn-code-ethics-nurses
9. Nursing Media Network. (2021, November 11). ICN Revised Code of Ethics for Nurses. Retrieved from https://nursingtv.wordpress.com/2021/11/11/icn-revised-code-of-ethics-for-nurses
10. 동아일보(1972.5.12). 15개항 윤리강령 채택. 국제간호원의 날.
11. 동아일보(1973.4.16). 50주 맞은 간호사업 오늘의 현황. 불안한 취업 양산의 백의.
12. 대한간호협회. 한국간호사윤리강령. http://www.koreanurse.or.kr/about_KNA/ethics.php
13. 연합뉴스(1995.5.23). 간호사 윤리강령 23년만에 전면 개정.
14. 간호신문(2006.3.9). '한국 간호사 윤리선언' 제정. http://nursenews.co.kr/main/ArticleDetailview.asp?sSection=57&idx=915
15. 대한간호협회(2014). 한국간호사 윤리: 윤리선언, 윤리강령, 윤리지침. 대한간호협회.
16. 간호신문(2013.11.5). 한국간호사 윤리강령 개정. http://www.nursenews.co.kr/main/ArticleDetailView.asp?sSection=61&idx=6759

제4편

생명윤리학의 이해

제7장

생명윤리학이란

| 학습목표 |

- 생명윤리학이 등장하게 된 배경을 설명한다.
- 뉘른베르크 강령의 탄생 배경과 주요 내용을 설명한다.

1960년대에 이르러 보건의료와 관련된 윤리의 문제를 더욱 포괄적이고 광범위하게 다루는 생명윤리학이 등장하였다. '생명윤리'라는 용어가 처음 사용된 것은 1970년 생물학자인 포터의 저서 '생명윤리–미래로의 다리'에서였던 것으로 알려져 있다.[1] 생명윤리학은 2차 세계대전 이후의 급격한 생명과학 기술의 발전과 함께 시작되었다. 이 시기와 비교하면 이전의 질병치료는 약물 또는 단순한 수술에 의한 치료가 전부였다고 할 수 있다. 그러나 2차 세계대전 이후부터, 즉 1950년대 이후부터 새롭게 등장한 신장투석기, 인공호흡기, 인공장기, 시험관 아기, 유전자 분석 기술 등의 생명과학 기술은 이전과는 완전히 다른 보건의료 환경을 만들게 되었다. 이러한 새로운 시대의 요구에 따라 만들어진 학문분야가 생명윤리학이다. 따라서 생명과학 기술의 사용에 대한 윤리적 문제를 해결하기 위해 생명윤리학이 탄생하였으므로, 생명과학 기술을 떼어놓고 생명윤리학을 생각할 수 없다.

넓은 의미에서 생명윤리학은 '과학과 기술의 발전이 인간, 공동체 및 환경에 미치는 영향을 윤리학적 관점에서 다루는 학문 분야'라고 정의할 수 있다.[2] 생명윤리라는 용어를 처음 사용한 포터는 생명윤리학을 '생존의 과학'이라고도 불렀다.

한편, 생명윤리학(바이오에틱스, bioethics)이 의료윤리학(메디컬에틱스, medical

ethics)의 새로운 이름으로 여겨지기도 한다. 즉 생명윤리학과 의료윤리학을 동일하게 취급하는 경우들이 있다. 또는 생명윤리학을 의료윤리학 보다 광범위한 영역으로 보아, 의료윤리학을 생명윤리학의 한 분야로 여기기도 한다. 즉 생명윤리학에 의료윤리학, 간호윤리학, 공중보건 윤리학 등이 포함된다고 보는 것이다.[2]

그러나 전통적으로 의료윤리학은 의사와 환자 관계, 의사 간의 관계, 의사와 다른 직종의 동료들과의 관계에서 발생하는 윤리적 문제를 주로 다루는 학문분야이었다.[2] 히포크라테스로부터 20세기까지 2천년이 넘는 기간 동안 전통적인 의료윤리학은 의사의 윤리적 행동이란 무엇인가가 주요 관심 주제였다. 그런데 20세기 중반에 나타난 놀라운 생명과학 기술은 인류 역사상 결코 생각해 보지 않은 다양한 윤리적 문제들을 만들어 내었고, 그 기술 발전의 결과를 예측하기조차 어려운 상황이었다. 생명과학 기술과 관련된 이러한 복잡한 문제들은 의사의 윤리적 행동에 초점을 맞추던 기존의 의료윤리학에서 해결하기에는 어려움이 따랐다. 또한 의학 분야만이 아닌 다양한 분야의 전문가들이 협력하여야만 했다. 생명윤리학은 생명과학 기술을 어떻게 윤리적으로 활용할 것인가를 다룬다.[3]

지금까지 의료윤리학과 생명윤리학의 차이를 설명하였지만, 최근에는 생명의료윤리학이라고 명명하여, 의료윤리학과 생명윤리학을 복합적으로 다루기도 한다. 또한 의학적 치료에 생명과학 기술의 사용이 주를 이루면서, 의료윤리학이 생명과학 기술의 활용을 포함하는 의미로 사용된다.

생명윤리학은 다음의 특징을 가진다.[2] 첫째, 생명윤리학은 생명의 가치와 인간의 의미 등과 같이 심오한 철학적 질문을 던진다. 둘째, 생명윤리학은 의료인과 환자와의 관계 또는 의료인들 간의 관계에서 의료인 개개인이 지켜야 할 행동강령을 제시하기 보다는 보건의료 실무에서 발생하는 윤리적 문제에 대해 비판적이며 반성적이고 심도 있는 이해를 목적으로 한다. 셋째, 생명윤리학은 과학의 발전 방향과 통제, 공공정책과 같은 사회적, 정책적 문제들을 포함한다.

1960년대에 생명윤리학이 탄생하게 된 배경에는 수많은 요인이 있으나, 대표적으로 다음의 5가지 요소를 꼽을 수 있다.[1,p.48]

1) 생명의료과학의 급속한 발전
2) 전통 윤리의 무력함에 대한 자각
3) 뉘른베르크 전범 재판
4) 간섭주의와 복종의 쇠퇴
5) 환경에 대한 관심

1) 생명의료과학의 급속한 발전

2차 세계대전이 끝난 1945년부터 이후 20여 년간 생명의료과학 기술에 혁명적 변화들이 나타났다. 2차 세계대전 중 미국의 루즈벨트 대통령은 군인들의 부상 및 질병 치료와 건강을 위한 의학연구를 대대적으로 지원하였다. 전쟁 중이었기에 과학적 지식을 환자에게 바로 활용할 수 있도록 하는데 집중하였다. 그렇게 축적된 의학적 지식은 종전 후 일반 환자에게 폭넓게 활용되었다.[4]

이 시기에 항생제, 고혈압 치료제, 정신질환 치료제, 간질 치료제 등이 일상적인 환자 치료에 사용되게 되었다. 또한 이 시기에 인공투석기, 인공심박동기, 인공호흡기가 발명되었고, 심장과 뇌수술이 가능해졌으며, 장기이식이 시작되었다.[4] 이전에 상상할 수 없었던 정도의 생명연장이 가능해지고, 많은 질병들을 통제할 수 있게 되었다. 이는 거꾸로 이전에는 생각하지 못했던, 신이 아닌 인간에 의한 생명연장과 신체와 정신에 대한 통제라는 거대한 윤리적 문제가 대두되는 계기가 되었다.

2) 전통 윤리의 무력함에 대한 자각

고도의 과학기술의 발달은 전통적인 윤리이론들에 대한 의문을 야기하게 되었다.[1] 생명연장 기술, 유전학, 시험관 아기, 장기이식 등과 같은 생명과 관련된 복잡한 문제와 함께, 고도의 의료기술이라는 자원은 한정적이면서 큰 경제적 비용을 요구하게 된다. 이러한 상황에서 기존의 전통적인 윤리이론이 어떤 해답을 줄 수 있는가에 대한 회의가 생기게 된 것이다. 전통적 규범윤리 이론인 의무론과 공리주의는 생명과 관련된 윤리적 이슈에 답을 주지 못하거나 서로 상반된 입장으로 더 혼란을 야기하였다.

의무론적 관점에서 어떤 행동이 선한 의지에 따른 의무이고, 그 의무에 따른 행동이 무엇인지를 판단하는 것도, 반면에 공리주의적 관점에서 이익과 해악 사이에서 어떤 것이 더 큰지를 판단하는 것도 이전의 윤리적 이슈들에 비해 훨씬 어려워졌다. 치료기술이라는 것이 급성기 질환에서 간단한 수술이나 약물 치료를 하는 정도였던 시기에는 의무론적 관점이나 공리주의적 관점을 적용하는 것도 어렵지 않았고, 결과의 차이도 큰 의미가 없었다. 예를 들어 맹장 수술과 같이 간단한 수술만 받으면 낫는 상황인데 수술을 받지 않으면 생명을 잃을 수 있다. 이 때 의무론적 관점에서는 환자를 수술해 도움을 주는 것은 의사로서, 인간으로서의 의무이므로 수술을 시행해야 한다. 공리주의적 관점에서는 수술에 들어가는 비용(해악)에 비해 환자의 생명(이익)이 크기 때문에 수술을 시행해야 한다는 결론을 얻을 수 있다.

그러나 2차 세계대전 이후 급속한 의학기술 발전으로 인한 문제들에 대해서는 해답을 전혀 주지 못하거나 서로 대립된 양상을 보여 오히려 혼란을 초래하게 되었다. 해답을 주지 못하는 경우의 대표적인 예로 처음 발명된 투석기 사용에 대한 논란이 있었다. 1962년에 미국 시애틀 인공신장센터에서는 누가 투석을 받을 것인가를 결정하는 투석 선별위원회가 만들어졌다. 당시 미국에는 약 2만명의 말기 신장병 환자가 있었고, 이제 막 시애틀에서 발명되어 사용되는 투석기는 소수에 불과했다. 투석기를 사용하여 투석을 받으면 생명이 연장될 것이지만, 투석을 받지 못하면 사망에 이르게 되는 것이었다. 투석 선별위원회는 투석을 받게 될 각 후보자의 개인적, 사회적, 심리적, 경제적 정보를 사례별로 검토하여 대략적인 기준을 적용하였다. 그 위원회의 대상자 선별은 후에 큰 사회적 비판을 받았다. 누가 살고 누가 죽을 것인가에 대한 결정을 해야 한다는 것은 기존의 의무론으로도 공리주의로도 해결할 수 없다는 것을 알게 되었다.[4]

한편 의무론과 공리주의가 윤리적 문제에서 혼동을 주는 경우들도 많이 발생하였다. 예를 들어 말기 암환자에게 더 이상 치료가 불가능하다는 사실을 통보하려고 할 때 가족들은 환자가 이 사실을 아는 경우 너무 충격을 받아 상태가 더욱 나빠질 것을 우려하여 환자에게 알리지 말 것을 요청한다고 하자. 의무론의 관점에서는 결과와 상관없이 그것이 의사가 진실을 말해야 하는 의무라 여기며 환자 본인에게 그 사실을 알려야 할 것이다. 반대로 공리주의적 관점에서는 절망적인 상황을 알기 전까지 누릴 수 있는 편안함이라는 측면에서 사실을 늦게 아는 편이 더 이익이 될 수 있기 때문에, 의사는 환자 자신에게 바로 알리지 않겠다는 결정을 할 수 있다. 따라서 서로 상충되는 관점으로는 복잡해진 생명윤리 문제들에 답을 제시하는 것이 불가능한 것으로 느껴지게 되었다.[5]

3) 뉘른베르크 전범 재판

1946년 10월부터 1949년 4월까지 독일 뉘른베르크에서는 나치 전범들을 심판하기 위한 후속 재판들이 열렸다.[6] 그중 첫 번째 사례인 '의사 재판(The Doctors' Trial)'에서는 20명의 의사와 3명의 의료행정관이 "의학의 이름으로 저질러진 살인, 고문 및 기타 잔혹 행위"라는 죄명으로 기소되었다. 재판 결과, 9명의 피고인에게는 장기 징역형이, 7명에게는 교수형이 선고되었다. 이들은 전쟁 포로, 유대인 및 민간인을 대상으로 비인도적인 의학 실험을 실시하였고, 이로 인해 많은 희생자가 발생되었다. 나치의 인체실험에 대한 검찰의 보고서에 따르면, 다양한 독성물질의 치사량을 알기 위해 치사량까지 독성물질을 투여했으며, 높은 고도에서의 산소 결핍에 대한 적응을 알기 위해 대상자가 죽을 때까지 산소를 결핍시켰다. 또한 백신 개발을 위해 전염병들에 고의적으로 감염시켰으며, 조난을 당했을 때 바닷물을 마시며 생존할 수 있는 방법을 찾기 위해 이상이 나타날 때까지 소금물을 마시게 하였다. 쌍생아 유전연구를 위해 쌍생아 아이들을 모아 생식기 및 기타 장기들을 서로 이식하였으며, 약물의 비교연구를 위해 한쪽 아이를 감염시키고, 나중에 부검을 위해 양쪽 모두를 살해하였다.[4]

1947년 이 재판에서 판결의 근거가 되는 의학실험의 윤리원칙을 발표하였는데, 이것이 뉘른베르크 강령이다(Box 7-1).[7] 비록 잔혹한 범죄적 실험에 대한 판결에 사용되었지만, 급속도로 발전해가는 과학이라는 것을 실제 의료에 적용하기 위해서는 피할 수 없는 인간대상 실험에 대해 경각심을 일깨운 계기가 되었다. 기존의 의료윤리가 의료인 개인의

Box 7-1 뉘른베르크 강령[7,p.292]

1. 인체 실험 대상자의 자발적 동의서는 필수적이다.
2. 연구는 사회의 선을 위하여 다른 방법이나 수단으로는 얻을 수 없는 가치 있는 결과를 낼만한 것이어야 하며, 무계획하거나 불필요한 연구여서는 안 된다.
3. 연구는 동물 실험 결과와 질병의 자연경과 혹은 연구 중인 여러 가지 문제에 대한 지식에 근거를 두고 계획되어야 하며, 예상되는 시험의 결과가 실험 과정을 정당화 할 수 있어야 한다.
4. 연구는 불필요한 모든 신체적 정신적 고통과 상해를 피하도록 수행되어야 한다.
5. 사망이나 장애를 초래할 것이라고 예견할만한 이유가 있는 실험은 시행해서는 안 된다. 단 실험에 참가하는 의사 자신도 시험 대상이 되는 경우를 제외한다.
6. 실험에서 무릅써야 할 위험의 정도가 그 실험으로 해답을 줄 수 있는 인도적 문제의 중요성보다 커서는 안 된다.
7. 손상과 장애, 사망 등 매우 작은 가능성까지를 대비해서 피험자를 보호하기 위한 적절한 준비와 적합한 설비를 갖추어야 한다.
8. 실험은 과학적으로 자격을 갖춘 사람만이 수행하여야 한다. 시험에 관련되어 있거나 직접 수행하는 사람은 시험의 모든 과정에 있어서 최고의 기술과 주의를 기울여야 한다.
9. 실험을 하는 도중에 피험자는 자기가 육체적 정신적 한계에 도달했기 때문에 더 이상 그 실험을 못하겠다는 생각이 들면 실험을 끝낼 자유를 가진다.
10. 실험을 주관하는 과학자는 자신이 가진 우수한 기술과 조심스러운 판단, 성실성에 비추어 실험을 계속하면 대상자에게 손상이나 장애, 사망을 초래할 수 있다고 믿을 만한 이유가 있으면, 어떤 단계에서든지 실험을 중단할 준비가 되어 있어야 한다.

도덕성에 집중했었다면, 뉘른베르크 전범 재판으로 인해 과학발전이 인간에게 미치는 영향에 대해 윤리적인 성찰이 필요하며, 이를 토대로 사회적인 윤리 원칙의 수립이 필요함을 깨닫게 되었다. 뉘른베르크 강령의 일부는 현재의 실험윤리에 맞지 않는 부분도 있으나, 실험이 과학발전을 위해 필수적이지만, 동시에 개인에 대한 위해일 수 있음을 알고, 구체적인 윤리적 실천방법을 제시한 최초의 강령이었다는 점에서 큰 의의가 있다.

4) 간섭주의와 복종의 쇠퇴

간섭주의는 권위에 의해 개인의 행동을 통제하고 규제하는 것을 말한다. 전통적으로 건강문제에 대한 의사결정은 의사의 권위에 의해 이루어졌고, 의료인이 아닌 일반인은 그 권위에 복종하는 구조로 되어 있었다. 그러나 2차 세계대전 이후 의료에 대한 의사결정에 일반인의 참여 요구가 두드러지게 나타나게 되었다. 대중은 생명의료와 관련된 과학적 기술과 지식을 어떻게 활용할 것인가 하는 문제에 더욱 적극적으로 참여하기를 원하게 되었다.[1]

위에 언급한 뉘른베르크 전범 재판과 같은 사건을 접하며 대중은 생명의료를 다루는 과학자가 과학적 지식발전에만 매몰되었을 때 어떤 극단적인 행동까지도 할 수 있었는지에 대해 경악하였다. 이에 다양한 분야의 사람들이 의료와 관련된 의사결정에 참여해야 한다고 생각하게 되었으며, 일부에서는 생명의료 과학자들에 대한 노골적인 불신을 나타내기도 하였다.[1] 생명의료 과학자들이 더 이상 권위를 가진 복종의 대상이 아닌 시대가 온 것이다. 또한 사회적으로 시민운동이 거세게 일어났으며, 정의와 평등, 개인의 권리와 같은 문제가 크게 대두된 시기였다.[2]

따라서 생명윤리학에서는 생명윤리 과학과 관련된 의사결정에서 우리가 반드시 따라야 할 어떤 절대적인 권위를 가진 집단이 있음을 부정하고 윤리적인 가치로서 정의와 평등, 개인의 권리와 자율성을 지향한다. 생명윤리학은 생명의료 과학자들 뿐 아니라 철학자, 법률가, 신학자, 사회학자, 경제학자, 공공정책 전문가 등 다양한 분야의 전문가, 그리고 일반 시민이 함께 참여하여 과학기술이 인간에게 미치는 영향을 평가하고 어떤 결정이 윤리적인 결정인가를 판단한다.[1]

5) 환경에 대한 관심

처음 '생명윤리'라는 용어가 사용된 1970년 포터의 저서 '생명윤리–미래로의 다리'에서,

포터는 "우리에게는 환경을 좋은 상태로 유지해서 미래 세대에 넘겨주어 그들도 환경을 누리고 적절히 이용할 수 있도록 해야 할 의무가 있다"라고 하였다.[1] 1960년대부터 자원의 사용, 환경의 오염, 동물 생태계의 파괴가 인간에게 미칠 영향에 대한 관심이 급증하였다. 또한 인간이 아닌 생명종에 대한 윤리 문제도 대두되었다. 따라서 생명윤리는 과학기술이 인간 뿐 아니라 인간을 둘러싼 환경에 미치는 영향도 연구한다.

토의 문제

1. 본문에서 제시한 나치의 인체실험 내용을 볼 때 어떻게 그런 잔혹한 일들이 과학자들에 의해 자행될 수 있었는지 그 이유를 생각해 봅시다.
2. 뉘른베르크 강령과 같은 윤리지침을 지켰다면, 나치의 인체실험은 이루어질 수 있었을까요? 뉘른베르크 강령의 10개 조항 각각에 비추어 토의해 봅시다.

참고문헌

1. 존 브라이언트 외(2008). 생명과학의 윤리. 이원봉 옮김. 아카넷.
2. 피터 싱어, 헬가 커스(2005). 생명윤리학 I. 변순용 외 옮김. 인간사랑.
3. Pellegrino, E. D. (2012). Medical ethics in an era of bioethics: Resetting the medical profession's compass. Theoretical Medicine and Bioethics, 33(1), 21–24.
4. 앨버트 존슨(2013). 의료윤리의 역사. 이재담 옮김. 로도스.
5. Chaloner, C. (2007). An introduction to ethics in nursing. Nursing Standard. 21(32), 42–46.
6. 비키 오랜스크 위튼스타인(2014). 나쁜 과학자들. 안희정 옮김. 다른.
7. 로날드 문손(2001). 의료문제의 윤리적 성찰. 박석건 외 옮김. 단국대학교출판부.

제8장

생명윤리학의 역사적 사건들

| 학습목표 |

- 생명윤리학의 역사적 사건들을 설명한다.
- 역사적 사건들을 통해 생명윤리학이 다루는 주요 주제들이 무엇인지 열거한다.

1. 투석 선별 위원회 – 신(God) 위원회

1962년 워싱턴 주 시애틀의 인공신장센터에서 말기 신장병 환자 중 투석치료를 받을 환자를 선별하기 위해 신(God) 위원회를 구성하였다. 투석기라는 획기적인 기술이 개발되었으나, 말기 신장병 환자의 수에 비해 투석기는 터무니 없이 적었다. 투석기를 사용하지 않으면 사망할 수 밖에 없으므로, 신(God)을 대신하여 생사를 결정하는 위원회라고 하여 신 위원회라고 하였다. 신 위원회는 윤리적인 선택을 위해 대상자들 각자가 누구인지 신원을 모르는 상태에서 절차를 진행하였다. 누구인지는 모르는 상태에서 각각의 나이, 인종, 성별, 교육수준, 질병 상태 등 다양한 조건 등을 고려하여 선택기준을 마련하였다. 그러나 이후 그 위원회는 결과적으로 위원회 구성원들 자신의 인종, 사회적 계층 등 자신의 배경에 따라 편향된 기준을 제시하였음을 알게 되었다. 이후 그렇다면 과연 최선의 선택방법은 무엇인가에 대한 논의가 이루어졌다.[1]

2. 경구 피임약

1960년 5월 미국 식품의약청이 경구 피임약 에노비드를 승인하였다.[2] 최초의 경구 피임약 에노비드는 하버드 대학 산부인과의 존 로크 교수가 임상실험 연구를 통해 개발하였는데, 이 임상연구를 후원한 것이 간호사이자 산아제한 운동가였던 마거릿 생어이다. 마거릿 생어는 여성의 건강이라는 차원에서, 그리고 여성이 자신의 몸에 대한 권리를 가진다는 차원에서 피임의 중요성을 설파하였고, 많은 종교적 사회적 반대에도 불구하고 피임약의 개발과 전파에 크게 기여하였다.

피임약은 자연의 법칙을 거스르고 성의 가치를 타락시키는 비윤리적인 것이라는 사회적, 종교적 인식 때문에 에노비드가 미국 식품의약청의 허가를 받기까지 많은 논란이 있었다. 기독교와 가톨릭 교회는 피임약의 화학적 성분으로 임신을 방해하는 것이 신의 섭리에 어긋난다는 문제를 제기하였으며, 일부 대중들은 피임약이 성생활의 문란을 초래할 것이라는 우려를 제기하였다.

3. 하버드 뇌사위원회

1967년 최초의 심장이식 수술이 이루어졌다. 비록 수술 후 18일 만에 사망하였지만, 심장이식 수술의 성공은 새로운 윤리적 문제를 제기하게 되었다. 그 당시 사망의 일반적인 기준은 심장 박동의 정지(심정지)이었다. 그런데 이미 멈춘 심장은 다른 사람에게 이식하기에 부적합하다. 따라서 사망 선고를 받은 후에는 이 사람의 심장은 다른 사람을 위해 사용될 수 없다. 한편 1950년대부터 인공호흡기라는 기계가 사용되면서 심장은 뛰지만 뇌는 전혀 기능하지 않는 환자들이 있었고, 이들이 다른 사람의 생명을 살릴 수 있는 장기 제공자가 될 수 있는 상황이었다.[1]

이런 환경에서 1968년 하버드 의과대학의 하버드 뇌사위원회는 불가역적 혼수 코마(coma)를 새로운 사망 기준의 하나로 제시하였다. 회생불가능한 코마, 즉 뇌사의 구체적인 정의를 제시하였다.[3] 이 하버드 뇌사위원회의 보고서는 미국 뿐만 아니라 세계적으로 큰 영향을 미쳤으며, 뇌사 판정 기준 권고안으로 채택되었다.[1]

또한 하버드 뇌사위원회는 사망 기준의 하나로 뇌사를 정의 내리게 된 배경으로 다음의 두 가지를 이야기하였다.[3] 첫째, 생명연장 기술로 치명적인 손상을 입은 환자들의 심장 박동은 유지되지만, 뇌는 돌이킬 수 없는 심각한 손상을 입는 경우들이 있다. 이 때 이러한 상태는 환자 본인에게 고통일 뿐만 아니라 가족, 병원, 사회에 부담이 된다. 둘째, 기존의 사망에 대한 기준인 심장 박동 정지는 장기이식에 논란을 가져온다.

4. 신생아 집중치료의 윤리적 딜레마

1973년 소아과 의사 더프와 캠벨은 '신생아 특별치료실의 도덕적 윤리적 딜레마'라는 논문을 발표하였다.[2] 이 논문은 중환자실 케어가 필요한 신생아들 가운데 중환자실의 힘든 치료 과정을 견디기 힘든 경우, 인위적으로 인공호흡기를 제거하여 사망에 이르도록 하고 있음을 폭로하였다. 사람들은 이 논문을 통해 신생아에 대한 중환자실 치료 과정이라는 것이 얼마나 고통스럽고 힘든 과정인가에 대해 생각하게 되었으며, 동시에 과연 의사가 신생아의 중환자실 치료 중단, 즉 신생아의 죽음을 결정할 수 있는 권한을 가지는가에 대한 의문을 갖게 되었다.

이후 1982년 '베이비 도우' 사건이 발생하였다.[2,4] 베이비 도우는 법정에서 사용한 아기의 이름으로 미국 인디애나 주에서 부모의 수술 반대로 사망하였다. 아기는 발육장애와 장폐색을 가지고 태어났다. 장폐색 수술은 간단하였으나 장폐색을 고쳐도 발육장애아로 성장할 것이라는 것을 안 부모는 장폐색 수술에 동의하지 않았고, 아기는 장폐색으로 사망하였다. 이 사건으로 인해 1983년 장애를 가진 영아에게 차별적으로 의료행위를 하지 않는 것을 금지하는 연방법이 제정되었다.

그러나 이 법에 대해 미국 소아과 의사들은 반발하였고, 연방대법원도 복지부의 이러한 규제를 무효라고 하였다. 의사들은 자신들이 중증의 신생아에 대한 중환자실 의료행위를 중단할 수 있다고 주장하였고, 복지부는 의사들이 마음대로 의료행위를 중단해서는 안 된다고 주장하였다. 둘 사이의 입장 차이는 결국 1985년 새로운 지침으로 절충되었다. 이 새로운 지침은 '의학적 처치가 영아의 생명을 위협하는 조건들을 개선하고 교정하는데 효과가 없으면서 단지 사망을 늦추기만 하는 경우와 영아의 생존을 위해 무익한 경우가 아니라면 모든 의학적 처치를 제공하여야 한다'고 하였다. 즉 새로운 지침은 모든 의학적 처치를 해야 한다는 원칙이지만, 예외적으로 의학적 처치를 중단할 수 있는 조건을 함께 제시하였다.[4]

5. 생명유지 장치의 중단

1975년 미국에 21세의 카렌 퀸란은 약물남용으로 혼수상태에 빠졌다. 자발적인 호흡이 어려워 인공호흡기를 부착하였고, 식물인간 상태 즉 의식이 전혀 없고, 의식이 돌아올 가능성이 거의 없는 상태가 되었다. 퀸란의 부모는 의사에게 인공호흡기를 제거하여 퀸란이 사망에 이를 수 있도록 해달라고 요청하였다. 그러나 주치의는 이를 거부하였다. 결국 법적 소송으로 번졌고 1976년 대법원은 생명유지 장치를 제거하는 것을 허용하였다.[2] 인공호흡기의 제거 후 퀸란은 10년을 무의식 상태로 더 생존하였다.[5]

한편 1983년 25세였던 낸시 크루전은 교통사고로 혼수상태에 빠졌는데, 낸시 크루전은 사고를 당하기 전 매우 건강한 상태이었다.[6] 의식은 돌아올 가능성이 없으나 신체는 건강하여, 담당 의사는 크루전에게서 인공호흡기를 제거하여도 관을 통한 영양공급만으로도 무의식 상태에서 30년은 살 수 있다고 하였다. 이에 가족은 관을 통한 영양공급을 중단해 줄 것을 요청하였고, 법정 공방 끝에, 법원은 크루전이 사고를 당하기 전에도 무의미한 연명치료를 원하지 않았다는 사전 의사를 추정하여 영양공급 중단을 허락하였다. 크루전은 영양 공급 중단 9일만에 사망하였다.

이 사건들을 통해 사람들은 식물인간 상태에서도 장기간 생명을 연장시킬 수 있는, 연명치료 기술의 발전에 대해 놀랐다. 동시에 그 기술로 인해 퀸란과 같이 무의식 상태에서도 오랜 기간 생존하게 되는 사람들과 그 가족들의 고통에 대해 알게 되었다. 또한 의사들은 생명유지 장치를 중단하거나 유보할 때 적용할 수 있는 윤리적 기준에 대해 고민하고, 이를 확립하고자 노력하는 계기가 되었다.[2,4]

6. 터스키기 매독연구

1960년대 후반 몇 가지 생명과학 연구에서의 비윤리적 사례가 폭로되었다. 뉴욕대학 의과대학의 연구자들이 정신지체 아동들에게 간염 바이러스를 주사해 간염에 감염시켰다. 또한 뉴욕시의 한 암센터에서는 연구를 위해 노령의 쇠약한 환자들에게 암세포를 이식하였다.[2,7]

이런 일련의 사건들에 뒤이어 1972년 폭로된 터스키기 매독연구는 큰 사회적 충격을 안겨주었다.[2,7] 앨라배마 주 터스키기 시의 공중보건국 매독연구소는 그 지역에 사는 저소득층 흑인 남성 600명을 실험 대상자로 하고, 검사 결과 그 중 400명이 매독에 걸렸음을 알았다. 그러나 매독연구소는 연구를 위해 매독 환자들을 치료하지 않았고 방치하였으며, 환자들은 자신들이 매독에 걸렸다는 사실조차 몰랐다. 정기적인 피검사 및 다른 임상검사를 통해 질병의 경과를 조사하였으며, 사망한 후 부검을 통해 매독이 신체에 어떠한 영향을 미치는가를 조사하였다. 이 연구는 1932년부터 시작되어 사실이 폭로된 1972년까지 40년 동안 진행되었는데, 더욱 놀라운 사실은 페니실린 항생제의 발명으로 매독이라는 질병이 치료 가능해진 이후에도 대상자들에게 매독치료를 하지 않았고, 군이나 보건소의 매독검진이나 치료 대상에서 이들을 의도적으로 제외하였다는 것이다. 이 사건을 계기로 미국 의회는 1974년 '국가연구법(National Research Act)'을 제정하였고, 이에 따라 구성된 위원회의 논의를 거쳐 1979년 인간 대상자 보호를 위한 윤리 원칙인 '벨몬트 보고서(The Belmont Report)'가 최종 발표되었다.

7. 로우 대 웨이드 판결

1973년 미국에서는 제인 로우(가명)라는 여성이 대법원에 지방 검사인 헨리 웨이드를 상대로 낙태 권리에 대한 소송을 제기하였다.[2] 그 당시 미국에서는 산모의 생명을 구하기 위한 경우에만 낙태를 허용하는 법이 있었는데, 이 때문에 제인 로우 자신이 낙태수술을 받을 수 없다는 것이었다. 이에 대법원은 임신 초기(1~12주) 여성의 낙태 권리를 법으로 제한할 수 없다는 판결을 내렸다. 또한 중기(13~28주)에는 미국의 각 주 별로 산모의 건강과 관련하여 낙태시술의 안정성을 규제하는 법을 만들 수 있다고 하였으며, 말기(29주~40주)에만 산모의 생명을 구하기 위한 경우 이외의 낙태를 금지한다고 판결하였다. 또한 대법원은 태아가 미국 헌법의 해석에 따라 인간이 아니기 때문에 헌법이 보장하는 권리를 가지지 않는다고 하였다.

로우 대 웨이드 판결은 기존의 낙태 금지법을 뒤집는 획기적인 판결이었다. 그러나 이 판결로 인하여 낙태를 허용하는 방향으로 사회가 변화할 것이라는 예측과는 다르게, 이 때부터 낙태를 허용해야 하는가에 대한 치열한 사회적 논쟁이 시작되었다. 또한 생명의 시작은 언제부터인가에 대한 생명윤리학적 논의가 활발히 이루어졌다. 한편 낙태 허용은 사회적인 문제에서 정치적인 문제로까지 확대되어 현재에도 미국의 대통령 선거에서는 후보들에게 낙태를 찬성하는가 또는 반대하는가에 대한 질문을 던지곤 한다. 낙태를 반대하는 사람들은 태아의 생명을 지킨다는 의미에서 스스로를 '생명 옹호론자(프로 라이프, pro-life)'라고 부르고, 낙태를 허용하는 사람들은 임신 지속 여부를 선택하는 것은 여성의 권리라는 의미에서 스스로를 '선택 옹호론자(프로 초이스, pro-choice)'라고 부른다.[8]

8. 시험관 아기의 탄생

1978년 영국에서 최초의 시험관 아기 루이스 조이 브라운이 태어났다.[2] 루이스의 어머니인 레슬리 브라운은 나팔관 협착으로 인해 자연적 임신이 불가능했다. 레슬리 브라운과 그의 남편 존 브라운이 협조하여, 시험관 아기 연구가 이루어졌다. 레슬리 브라운의 난자를 채취하고, 채취한 난자를 시험관 속에서 수정시켜 만들어진 배아를 레슬리 브라운의 자궁에 이식하였고, 이식된 배아는 성공적으로 임신 말기까지 성장하여, 마침내 루이스 조이 브라운이라는 아기가 태어나게 된 것이다. 생리학자의 실험실 연구와 병원 산부인과의 임상 기술이 합쳐져 이룬 획기적인 생명의료기술이었다.

시험관 아기의 탄생은 인간의 임신을 인공적으로 가능하게 함으로써 많은 불임 부부들에게 큰 희망이 되었지만, 동시에 인간생명을 조작할 가능성에 대한 우려를 낳게 되었다.[2] 어머니의 체내가 아닌 시험관 안에서 배아를 만드는 것이 윤리적인가? 또한 수정과정에서 조작을 허용할 것인가? 더 나아가 시험관에서 만들어진 배아를 임신을 위한 이식 이외에 다른 연구용으로 사용해도 되는가? 즉 배아는 인간생명인가 아닌가? 시험관 아기의 탄생은 배아와 둘러싼 다양한 윤리적 문제들이 시작된 계기가 되었다.

➡ 토의 문제

1. 1962년 워싱턴 주 시애틀의 신 위원회에서 고민했던 것처럼 현대에도 제한된 의료자원을 누가 먼저 이용할 것인가에 대한 논의는 끊임없이 이루어지고 있습니다. 예를 들어 장기이식이 필요한 환자들의 수에 비해 장기기증자의 장기는 매우 한정되어 있습니다. 만일 자신이 시애틀의 신 위원회의 위원으로 누가 우선적으로 투석을 받을까를 결정해야 한다면 어

떤 기준을 만드는 것이 옳은 것인지 생각해 봅시다.

2. 터스키기 매독연구는 7장에서 소개한 뉘른베르크 강령 중 어떤 조항들을 지키지 않았다고 생각합니까? 뉘른베르크 강령이 1947년에 발표되어 사회적인 경각심을 불러일으켰음에도, 왜 미국의 터스키기 매독연구와 같은 비윤리적 연구 사례들이 발생했을까에 대해 생각해 봅시다.

참고문헌

1. 피터 싱어, 헬가 커스(2005). 생명윤리학 I. 변순용 외 옮김. 인간사랑.
2. 앨버트 존슨(2013). 의료윤리의 역사. 이재담 옮김. 로도스.
3. No author(1968). A definition of irreversible coma. Report of the Ad Hoc Committee of the Harvard Medical School to examine the definition of brain death. JAMA, 205(6), 337–340.
4. 하워드 브로디(1993). 의학과 문학의 만남, 그리고 의료윤리의 힘. 김성수, 백승완 옮김. 보문각.
5. 로날드 문손(2001). 의료문제의 윤리적 성찰. 박석건 외 옮김. 단국대학교출판부.
6. McGuire, J. M. (2009). The right to refuse life-sustaining medical treatment in South Korea: The case of Ms. Kim. Korean Journal of Medical Ethics, 12(1), 77–95.
7. 비키 오랜스크 위튼스타인(2014). 나쁜 과학자들. 안희정 옮김. 다른.
8. 피터 싱어(1994). 삶과 죽음. 장동익 옮김. 철학과 현실사.

제9장

비첨과 칠드레스의 생명의료윤리 4원칙

| 학습목표 |

- 생명의료윤리의 원칙주의 탄생의 배경을 설명한다.
- 원칙주의에서의 자율성 존중의 원칙을 설명한다.
- 원칙주의에서의 악행금지의 원칙을 설명한다.
- 원칙주의에서의 선행의 원칙을 설명한다.
- 원칙주의에서의 정의의 원칙을 설명한다.

1. 생명의료윤리의 4원칙 탄생의 배경

1977년 토마스 비첨과 제임스 칠드레스는 「생명의료윤리의 원칙」이라는 책을 발간하였다. 1970년에 처음 등장한 생명윤리(bioethics)라는 용어와 기존의 의료윤리(medical ethics)가 합쳐진 생명의료윤리(biomedical ethics)라는 용어를 사용하여, 생명과 의료에 관련된 윤리 문제를 종합적이면서 체계적으로 설명하였다. 또한 이 책은 생명의료윤리 4원칙 이론을 제시함으로써 생명을 다루는 연구와 보건의료실무의 구체적인 지침이 되었다. 토마스 비첨과 제임스 칠드레스가 제시한 이론을 원칙주의라고 부르며, 대표적인 생명윤리 이론으로 활용되어 왔다. 「생명의료윤리의 원칙」은 1977년 제1판이 나온 이후, 가장 최근으로는 2013년에 제7판이 출판되었으며, 현재까지도 생명윤리 분야의 대표적 이론서로 꼽힌다.

토마스 비첨과 제임스 칠드레스의 생명의료윤리이론을 '원칙주의'라고도 부른다. 원칙주의에서 말하는 4원칙은 자율성 존중의 원칙, 해악 금지의 원칙, 선행의 원칙, 정의의 원칙이며 이 네 가지 원칙으로부터 생명의료와 관련된 모든 윤리적 문제들에 대한 답을 모색하려고 한다.[1] 원칙주의는 윤리적 문제를 네 가지 원칙으로 단순화하여 설명하므로, 윤리적인 의사결정을 하는데 있어 명확하고 일관성 있는 틀을 제시한다는 장점이 있고, 일상적인 실무에서 쉽게 사용될 수 있다.[2] 3장에서 소개한 칸트의 의무론, 공리주의, 덕 이론 등이 규범윤리학 중에서도 윤리적 문제를 이해할 수 있는 이론적 체계 및 관점을 제시하는 순수규범윤리학 이론에 해당된다면, 원칙주의는 사회의 특정 분야에 적용할 수 있는 윤리적 분석방법과 대안을 제시하는 응용규범윤리학 이론에 해당된다고 볼 수 있다.

2. 생명의료윤리의 4원칙[3)]

1) 자율성 존중의 원칙

자율성 존중의 원칙은 자율적인 결정을 존중하고 지지해야 한다는 도덕적 의무이다. 개인의 자율성을 존중하는 것은 "그 사람이 자신의 관점을 견지할 권리, 선택할 권리, 자신의 가치와 신념에 근거하여 행동할 권리를 인정한다는 것"[3,p.106]이다. 자율성 존중의 원칙은 개인의 자유 보장, 사생활 존중, 비밀유지, 진실말하기, 충분한 정보 제공에 근거한 동의 등의 방법으로 실천된다. 더 나아가 자율성 존중의 원칙에서는 대상자가 최적의 선택을 할 수 있도록 돕는 것을 의무로 본다. 즉 의료행위의 대상이 되는 환자나 연구의 대상자가 되는 연구참여자와 정보를 공유해야 하며, 대상자의 의사결정능력을 증진함으로써 대상자의 선택을 도와야 한다는 것이다.

자율성 존중의 원칙은 '프리마 파시의 의무'(이 책 3장 참조)로 볼 수 있다. 즉 더 중대한 의무가 있는 경우 자율성 존중의 의무가 소멸되지는 않지만, 일단 더 중대한 의무에게 우선순위를 양보한다. 예를 들어 어떤 한 개인의 자율성을 존중하는 행위가 다른 사람들에게 해가 된다면, 자율성 존중의 원칙은 제한될 수 있다. 자율성 존중의 원칙보다

---

3) '생명의료윤리의 4원칙' 이 부분은 저자가 「생명의료윤리의 원칙」 제7판(영문판)의 내용을 요약 정리한 것임.

* T. L. Beauchamp & J. F. Childress (2013). Principles of Biomedical Ethics. 7th ed. Oxford University Press.

'해악 금지의 원칙'이 우선할 수 있기 때문이다.

또 다른 예로 자율성 존중의 원칙에서 지켜야 하는 의무 중 하나인 진실말하기는 종종 진실을 말하는 것이 옳은가 하는 의문에 직면하게 된다. 완치될 수 없는 암에 걸린 환자가 있는데 가족들이 그 사실을 환자에게 알리지 말고 기다려 달라고 부탁하는 경우를 생각해보자. 이 때 어떻게 할 것인지는 환자에게 진실을 말했을 때와 말하지 않았을 때 발생할 결과를 비교하여 결과에 큰 차이가 있다면 더 이로운 쪽으로 결정하게 된다. 어느 쪽이 이로운가에 따라 결정하는 것은 뒤에 나오는 '선행의 원칙'에 따르는 것을 말한다. 즉 그 상황에서 선행의 원칙이 자율성 존중의 원칙보다 더 중대한 의무인가를 판단하여 결정하게 된다.

Box 9-1 자율성 존중의 원칙에 따른 규칙의 예[3,p.107]

1. 진실을 말한다.
2. 다른 사람의 사생활을 존중한다.
3. 비밀 정보를 보호한다.
4. 환자에 대한 처치에는 동의를 얻는다.
5. 다른 사람이 중요한 결정을 하는 과정에서 도움을 요청하면 돕는다.

2) 해악 금지의 원칙

해악 금지의 원칙은 해를 가하는 것을 피해야 한다는 도덕적 의무이다. 해악 금지의 원칙은 히포크라테스 선서에도 나타나 있다. 히포크라테스 선서의 한 구절, '프리뭄 논 노체레(Primum non nocere)', 이 말은 라틴어로 '무엇보다도 해를 가하지 말라'는 뜻이다.

해악 금지의 원칙은 보통 다른 윤리 원칙들에 우선한다. 예를 들어 어떤 의사가 범죄자 한 명을 살해하여 선량한 두 명을 살리는 계획을 세운다고 하자. 이는 공리주의적으로 이익의 양이 손해의 양보다 크므로 선행의 원칙에 따르면 옳다고 볼 수 있으나, 해악 금지의 원칙에 위배된다. 이 때 해악 금지의 원칙은 보통 다른 원칙을 무효화 하므로, 해악 금지의 원칙에 따라 범죄자를 살해하는 행위는 윤리적으로 행해서는 안 되는 일이라고 판단한다.

대체로 해악 금지의 원칙이 다른 윤리 원칙들보다 우선적으로 지켜져야 하지만, 그 반대의 경우도 있다. 주로 그 위해가 미미한 경우이다. 예를 들어 간호사가 투약을 위해 환자에게 주사를 놓는 행위는 주사를 놓은 부위가 아프고 부어오르기 때문에 환자에게 비록 작지만 위해를 가한 것이 된다. 그러나 위해와 비교해 환자가 얻는 이로움은 고통의 완화, 질병의 치료, 더 심각하게는 생명의 구조와 같이 큰 경우에 이로움을 추구하는 선행의 원칙이 해악 금지의 원칙보다 우선적으로 적용된다. 이렇게 해악 금지의 원칙도 프리마 파시의 의무, 즉 다른 더 중대한 의무에게 우선순위를 양보하는 경우가 있으나, 이때는 반드시 위해를 가하는 행동의 정당성이 설명되어야 한다.

Box 9-2 해악 금지의 원칙에 따른 규칙의 예[3,p.154]

1. 살해하지 않는다.
2. 통증 또는 고통을 유발하지 않는다.
3. 손상을 입히지 않는다.
4. 공격하지 않는다.

3) 선행의 원칙

선행의 원칙은 타인에게 이로운 행동을 해야 한다는 도덕적 의무이다. 선행의 원칙에서는 어떤 행동으로 인해 감수해야 하는 위험 또는 지불해야 하는 비용을 고려하고, 이를 그 행동으로 인해 얻을 수 있는 이로움과 비교하여 이로움이 더 큰가를 판단한다. 또한 이익이 되는 행위를 하는 것도 선행의 원칙에 따른 행위이지만, 동시에 해악을 예방하는 것, 또는 이미 존재하고 있는 해를 제거하거나 감소시키는 것도 선행의 원칙에 따른 행위이다. 선행의 원칙은 해악 금지의 원칙 등과 같이 다른 원칙에 의해 잠시 소멸될 수 있는 프리마 파시의 의무이다.

선행의 원칙에서 해악에 대해 이야기하므로 해악 금지의 원칙과 혼돈스러울 수 있다. 그러나 해악 금지의 원칙과 선행의 원칙에는 분명한 차이가 있다. 해악 금지의 원칙은 해를 입히는 행동을 금지하는 수동적 의무이며, 선행의 원칙은 행동을 하도록 하는 적극적 의무이다. 즉 해로움 또는 악행과 관련하여 '해를 가하지 말아야 한다', 다시 말해 해로운 행동을 금지하는 것은 해악 금지의 원칙에 따른 규칙이고, '해를 예방해야 한다'와 '해를 감소 또는 제거해야 한다'와 같이 해로움을 예방, 감소, 제거하는 적극적 행동을 하도록 하는 것은 선행의 원칙에 따른 규칙이다.

또한 해악 금지의 원칙은 법적으로 처벌을 받는 금지된 행위들에 도덕적인 근거가 되며, 누구나에게 공평하게 적용되어야 한다. 반면 선행의 원칙은 대체적으로 법적 처벌과 관련이 없고, 항상 공평하게 적용되어야 하는 것은 아니다.

한편 선행은 이상적 선행과 의무적 선행으로 나눌 수 있다. 많은 선행들이 이상적 선행과 의무적 선행의 사이에서, 뚜렷이 어느 쪽에 해당되는지 이야기하기 어렵지만 두 개념의 차이점을 아는 것은 중요하다. 이상적 선행은 도덕적으로 반드시 지켜야 하는 것은 아니지만 다른 사람을 위해 자신을 희생하고 자비를 베푸는 행동을 말한다. 이는 의무적인 행동은 아니지만 그렇게 행동한다면 가치 있고 고결하게 여겨지는 선행을 말한다. 이상적 선행은 자신의 건강에 위해가 될 수 있음에도 장기를 기증하는 것처럼, 그 상황에 놓인 사람이라면 누구나 해야 하거나 할 수 있는 행동이 아닌 자비와 희생의 정신에서 가능한 선행을 말한다.

반면 의무적 선행은 도덕적으로 반드시 지켜야 하는 선행을 말한다. 성경에 나오는 선한 사마리아인의 비유를 보면 강도를 만난 사람이 강도에게 모든 것을 빼앗기고 맞아서 반쯤 죽은 상태로 길에 쓰러져 있었다. 그때 그 길을 지나던 앞의 두 사람은 쓰러진 사람을 보고 그냥 지나쳐 갔는데, 한 사마리아 사람은 그의 상처를 싸매고 여관으로 데려가 보살펴 주었고, 떠나며 여관주인에게 돈을 주며 다친 사람을 잘 돌봐달라고 하였다. 일반적으로 이 사마리아인의 선행은 평균적인 도덕성보다는 높은 수준의 이상적 도덕성을 나타내는 것이라고 해석된다. 그러나 선한 사마리아인의 비유 중 길에 쓰러진 다친 사람을 그냥 지나치지 않고 돕는 행위는 대표적인 의무적 선행의 예이다. 프랑스 등 유럽 국가 중 상당수는 위험에 처한 사람을 구하는 것을 단순한 도덕적 의무가 아닌 법적 의무로 정하고, 이를 지키지 않는 경우 처벌하는 일명 '선한 사마리아인법'을 시행하고 있다. 의무적 선행 원칙에 따른 규칙의 예는 [Box 9-3]에 제시하였다.

Box 9-3 의무적 선행 원칙에 따른 규칙의 예[3,p.204]

1. 다른 사람의 권리를 보호한다.
2. 다른 사람에게 해로운 일이 발생하지 않도록 예방한다.
3. 다른 사람에게 해로운 일이 발생할 수 있는 환경적 요소들을 제거한다.
4. 장애를 가진 사람을 돕는다.
5. 위험에 처한 사람을 구조한다.

4) 정의의 원칙

이익, 위험, 비용을 공정하게 분배해야 한다는 도덕적 의무이다. 보건의료서비스를 이용함에 있어서의 불평등은 증가하고, 사회 계층에 따른 건강수준의 격차도 커지는 현실에서 정의의 원칙이 어떻게 적용되어야 하는가는 중요한 논의의 대상이다. 정의는 사람들에게 공정하고, 공평하며, 알맞은 대우를 하는 것이라고 해석될 수 있다. 분배의 정의는 혜택과 부담을 공정하고, 공평하며, 알맞게 나누는 것이라고 할 수 있다.

그러나 어떻게 나누는 것이 공정하고, 공평하며, 알맞은 방법인가, 즉 정의의 원칙에 따른 구체적 분배의 기준은 다양할 수 있다. 특히 보건의료 자원은 한정되어 있으며, 고가의 보건의료 기술들이 등장하면서 누구에게 우선적으로 분배할 것인가는 중요한 사회적 이슈가 되었고 다양한 이론들이 등장하였다. 보건의료서비스의 분배 기준은 일관성 있고, 균형 잡힌 것이어야 하고 사회적 합의에 의해 정당화된 것이어야 한다.

토의 문제

1. 우리나라에는 응급상황에 처한 환자를 돕지 않았을 때 처벌을 받는 선한 사마리아인 법 조항은 없습니다. 대신 우리나라에는 응급의료에 관한 법률 제5조의2항이 있는데, 이는 생명이 위급한 응급환자를 돕다가 발생한 피해에 대해 책임을 감면해 주는 법조항입니다.[4] 도우려다가 공연히 책임을 덮어쓰는 상황에 대한 염려를 불식시키기 위한 법이라고 볼 수 있습니다. 우리나라에 생명이 위급한 응급환자를 돕지 않았을 때 처벌을 받는, 즉 돕는 것을 의무로 하는 선한 사마리아인법의 도입이 필요하다고 생각하십니까? 찬성과 반대 의견을 서로 나누어 봅시다.
2. 간호실무에서 이상적 선행과 의무적 선행의 예를 생각해 봅시다.

참고문헌

1. 구영모 외(2004). 생명의료윤리. 동녘.
2. McCarthy, J. (2006). A pluralist view of nursing ethics. Nursing Philosophy, 7(3), 157–164.
3. Beauchamp, T. L. & Childress, J. F. (2013). Principles of Biomedical Ethics. 7th ed. Oxford University Press.
4. 국가법령정보센터. 응급의료에 관한 법률. [시행 2024.2.17.] [법률 제19654호, 2023.8.16., 일부개정]. http://www.law.go.kr/main.html

제5편

간호사-간호대상자 윤리문제

제10장

개인건강정보 보호

| 학습목표 |

- 개인건강정보 보호와 사회적 배경을 설명한다.
- 개인건강정보 보호와 관련된 간호윤리문제를 설명한다.
- 개인건강정보 보호와 관련된 법적 규정을 설명한다.

1. 개인건강정보 보호의 사회적 배경

우리는 종종 환자의 개인정보들이 다양한 통로로 공개되는 것을 접하곤 한다. 신종 코로나 바이러스 감염증 확산 이후 의료 현장에 대한 관심이 높아지면서 코로나 검체 채취 모습 등의 의료 현장을 보여주는 동영상이 많이 올라오고 있다. 한 응급실 간호사의 일상과 업무 현장을 보여주는 유튜브 채널의 구독자는 5,000여명으로 단일 영상조회수가 최고 30만회에 이르기도 하였다. 또한 응급실에서 근무하는 의사라고 소개한 한 유튜버가 교통사고를 당해 상태가 위중한 환자에게 심폐소생술을 하는 과정부터 사망 선언을 하는 장면을 동영상으로 촬영하여 유튜브 채널에 올려 논란이 되기도 하였다.[1] 최근에는 17개 대형 종합병원 의료인을 포함한 관계자들이 제약사의 실적 증빙을 위해 환자정보를 요구하는 관행에 따라 환자 20만명의 전자 처방정보를 제약사에 전달하여 개인정보가 유출되는 사건이 있었다. 유출된 정보에는 환자의 성명, 생년월일, 연령, 키, 체중, 병명, 처방약품, 진료과, 주치의 정보 등 뿐만 아니라, 중증질환이나 정신병원 수용 사실 등의

개인의 사생활을 침해하는 민감한 의료정보 들이 포함되어 있었다.[2,3]

환자의 개인정보는 보호되어야 한다. 과거에 의료진은 환자에게 들은 이야기를 다른 사람에게 말하지 않는 것과 종이에 기록한 얼마 안 되는 기록을 남들이 보지 못하게 하는 것만으로 환자의 비밀을 보호할 수 있었다. 그러나 현재는 종이 의무기록이 전자의무기록시스템으로 전환되어 주로 환자의 개인정보는 전자정보로 데이터베이스화되어 사용되고 있다.[4] 의료기관에서 다루는 정보도 환자의 건강상태, 신체적 특징, 병력 등 민감한 정보, 주민등록번호 등 고유식별정보, 그밖에 신용카드번호, 통장계좌번호, 근로정보, 개인영상정보 등 다양하다.[5] 원격의료 확대나 디지털 의료 등 보건의료 환경의 변화와 정보기술의 발전과 함께 환자의 건강정보는 더 많은 사람들에게 접근 가능해지고, 정보통신망을 통해 언제 어디서나 공유될 수 있다.[6] 또한 인터넷 보급과 소셜미디어의 활성화로 사람들은 블로그나 소셜 네트워크 서비스 등 같은 개방화된 온라인 플렛폼을 이용하여 개인의 생각이나 의견, 경험, 정보 등을 서로 쉽게 공유하는 것이 가능해졌다.[7] 따라서 의료기관에서 수집된 개인정보가 이러한 정보통신기술을 통해 쉽게 유출되는 사례가 증가하고 있다.

개인건강정보란 무엇인가? 학자들은 개인건강정보를 다양하게 정의하고 있지만,[6] 현행 법령에서 개인건강정보를 직접적으로 규정하고 있지는 않다. 먼저 개인정보에 대한 정의를 살펴보면 개인정보는 "살아 있는 개인에 관한 정보로 ① 성명, 주민등록번호, 영상 등을 통하여 개인을 알아볼 수 있는 정보, ② 해당 정보만으로는 특정 개인을 알아볼 수 없더라도 다른 정보와 쉽게 결합하여 알아볼 수 있는 정보, 또는 ③ 개인정보를 가명처리함으로써 원래의 상태로 복원하기 위한 추가 정보의 사용·결합 없이는 특정 개인을 알아볼 수 없는 가명정보"로 정의된다(개인정보 보호법 제2조 제1호).[8] 보건의료기본법 제3조에서는 보건의료정보를 국민의 건강을 보호·증진하기 위하여 국가·지방자치단체·보건의료기관 또는 보건의료인 등이 행하는 모든 활동과 관련한 지식 또는 부호·숫자·문자·음성·음향·영상 등으로 표현된 모든 종류의 자료로 규정하고 있다.[9] 개인정보 보호법 제2조 1항 제1호에 따르면 개인정보의 주체는 "살아있는 인간"으로 명시하고 있어 이미 사망하였거나 실종 등 관계 법령에 따라 사망으로 간주되는 사람에 관한 정보는 개인정보 보호법의 보호대상이 되지 않는다. 그러나 그 정보가 사망자의 유족과의 관계를 나타내는 정보는 사망자의 정보인 동시에 유족의 정보에 해당되므로 보호대상인 개인정보로 볼 수 있다.[5]

일반적으로 환자의 개인정보는 "환자 진료과정에서 처리되는 성명, 주민등록번호, 연락처, 환자등록번호, 진료카드번호, 건강보험증번호, 유전자정보, 아이디, 비밀번호, 환자의 건강상태, 신체적 특징, 병력(가족력 포함), 체력, 유전정보 등 진료과정에서 생성되는 진료정보 및 환자와 관계된 모든 개인정보"를 말한다.[5] 중요한 점은 환자의 개인정보는 '진료목적'의 범위 내에서는 법률규정에 따라 처리되므로 환자의 동의 없이 수집해서 이용할 수 있다는 점이 차이가 있다.[5] 개인의료정보는 주민등록번호, 환자등록번호 등과 같이 개인을 고유하게 구별하기 위하여 부여된 고유식별정보 또는 건강, 성생활 등에 관한 정보, 유전정보, 개인의 신체적, 생리적, 행동적 특징에 관한 정보로서 특정 개인을 알아볼 목적으로 일정한 기술적 수단을 통해 생성한 정보 등의 민감정보가 대부분이므로 이를 안전하게 관리하는 것이 중요하다.[5] 건강정보의 개념범위에는 의료인이 진료과정을 통해 취득한 개인의 신체상황·질병 등에 관한 정보 이외에도 의료인이 아닌 일반인에 의해 취득된 개인의 건강상태(선천성 질병, 활동능력 등)에 관한 정보도 포함된다고 볼 수 있다.[10] 개인의료정보는 "의료기관을 중심으로 수집, 이용, 관리되는 개인정보"라 본다면, "개인건강정보는 의료기관을 포함하여 공공기관, 관련 협·단체, 건강 포털, 모바일 앱 등을 통해 수집되고 이용·관리되는 건강과 관련된 모든 개인정보"라고 할 수 있다.[11] 따라서 본 장에서는 개인의 의료정보를 포함한 개인건강정보로 그 범위를 넓혀 생각해보도록 하겠다. 따라서 정보화시대에 종사하는 전문직 간호사로서 개인건강정보의 특성을 이해하고 개인건강정보 보호와 관련된 윤리적 문제와 관련 법제를 살펴보는 것이 필요하다.

개인건강정보의 침해는 다른 일반 개인정보에 비해 침해로 인한 피해의 범위나 정도가 더 크다.[6,12,13] 예를 들어 어떤 연구자가 임상 연구를 위해 특정 질환을 가진 환자들의 유전자 검사 결과를 병원으로부터 받았다고 하자. 그 환자들 중 유전자 돌연변이를 가진 사람도 있고 정상 유전자를 가진 사람도 있다. 이때 환자들의 개인정보 없이 혈액검사 결과만 받았을 경우, 비록 혈액검사 결과는 환자 개개인의 것이지만 누구의 것인지 알 수가 없으므로, 이를 바탕으로 유전자 돌연변이를 가진 사람이 누구인지 알 수가 없다. 그런데 실수로 각 환자의 이름이나 사진과 같은 개인정보가 함께 들어 있었다면, 이 데이터를 보는 사람들은 그 유전자 돌연변이를 가진 사람이 누구인지를 알 수 있게 된다. 이는 개인의 건강정보를 다른 사람이 알게 되었다는 것만으로 심각한 상황이지만, 더 나아가 유전자 돌연변이를 가진 사람에 대한 사회적 낙인이나 차별이 발생할 수 있다는 점에서 매우 위험한 일이다. 이처럼 개인건강정보의 침해는 보통 정보주체를 확인할 수 있는 개인정보와 결합되어 이루어지며, 개인의 건강정보 그 자체에 대한 침해 문제를 넘어서 다양한 기본권 침해를 야기할 수 있다.[13] 예를 들면 민간 보험회사가 유전자 돌연변이를 가진 사람이 누구인지를 알게 된다면, 그 사람이 보험에 가입할 수 없도록 하는 등의 불이익을 줄 수 있다. 또는 이런 유전자로 인한 질병을 가진 환자에게 사용할 수 있는 의료기기나 약물 등을 판매하는 기업이 그 환자들의 이름과 연락처 및 질병 관련 정보를 알게 된다면, 이 정보를 자신들의 물건 판매 목적으로 이용할 수도 있다. 이와 같이 개인건강정보가 유해한 방식으로 악용될 수 있으며, 그에 따른 피해는 더욱 커질 것이다. 개인건강정보는 일단 침해되어 버리면 그것을 원상으로 회복하기 어려우므로 사전 보호조치를 하는 것이 더욱 중요하다.[12] 따라서 간호사는 개인정보의 수집에서부터 정보를 이용하거나 공개하는 등 처리과정에서 개인건강정보의 이러한 속성을 고려하여 개인건강정보가 보호될 수 있도록 하여야 할 것이다.

개인건강정보 보호는 무엇보다 중요한 사안이지만 그 정보 활용의 필요성도 크다.[6,12,13] 개인건강정보는 일차적으로는 환자의 치료와 간호를 위한 목적으로 수집되지만, 학술연구나 통계 작성 등의 2차적인 목적으로 이용되거나 환자와 직접적 관련이 없는 제3자가 활용할 수 있도록 제공될 수 있다.[12,14] 우리나라 보건의료 빅데이터는 국가적 차원에서 굉장히 높은 수준으로 구축·관리되고 있으며, 공공의 목적으로 개방되어 연구에 활용되고 있다. 건강보험공단, 심사평가원, 국립암센터와 질병관리청에서 공공 업무 수행과정에서 전 국민 건강보험, 인체자원, 예방접종, 감염병, 암발생 정도 등 방대한 행정자료를 보유하고 있으며, 일부 정보를 개방하여 공익적 목적 연구에 주로 활용하고 있다. 의료기관은 컨소시엄별 질환별 특화 데이터베이스를 구축하여 환자 진료, 치료, 보험청구 및 연구에 활용하고 있다. 또한 기업에서는 신약이나 의료기기 개발, 건강관리 서비스를 제공하는데 활용하고 있다.[15]

보건의료데이터가 다양한 영역에서 점차 그 적용과 활용의 범위가 넓어지고 있으며[16], 보건의료의 질 향상과 효율성을 높이기 위해 개인의 빅데이터를 공공재로 다루어야 한다는 일부 주장도 있지만, 빅데이터로 제공되는 개인정보의 양이 증가함에 따라 개인정보 보호의 침해 위협성도 높아짐을 간과할 수 없다.[17] 디지털 의료기술 활용에 따른 개인의 자율성 침해의 우려가 현실로 드러난 예로 COVID-19 방역에 주로 사용된 디지털 의료기술의 활용과 그로 인해 야기된 문제를 살펴보겠다. 디지털 기술은 질병의 확산을 억제하고 환자를 관리하기 위한 목적으로 증상 여부를 포함해 개인의 이동정보, 개인 연락처를 찾아내고 개인의 활동 등 많은 정보가 수집되었다. 하지만 지나치게 공개된 개인정보나 수집된 정보가 유출되어 개인의 자율성과 프라이버시가 침해되기도 하였다. 정보가 노출된 개인은 차별과 혐오로 고통받고, 직장에서 불이익을 받게 되는 경우도 있었다.[17,18] 따라서 보건의료 빅데이터 활용에서 국가가 어떤 정책을 가지고 환자정보를 보호할 것인가는 환자 인권 보호에 매우 중요한 이슈이다. 공공의 이익을 위해 활용될 수 있는 개인정보를 다루는데 있어서도 발생할 수 있는 문제를 예견하고 그 위험을 최소화할 수 있도록 준비해야 할 것이다. 개인정보보호의 원칙과 정보 주체의 자율성을 보장하기 위해 다음과 같은 노력이 필요할 것이다.[18] 건강정보 수집 과정에서 데이터 처리 기술에 개인정보보호 기능이 내재되어 있는지 확인함으로써 프라이버시가 보호되어야 한다. 정보수집 단계에서 개인정보 수집 사실을 알리고 개인정보보호 동의 내용을 대상자가 이해할 수 있는 수준으로 설명하고 동의를 받음으로써 정보주체의 의사결정권과 선택권을 보장해야 한다. 건강정보 처리단계에서는 최소수집의 원칙을 따르고 정보수집 지침에 따라 허용된 기간동안만 정보를 보유하고 그 이후 안전하게 폐기하여야 한다.[18]

세계적으로 각 국가들은 개인의 건강정보를 보호하는 법안들을 제정하고, 이에 대한 교육과 홍보를 강화하고 있다.[4,13] OECD는 '프라이버시 및 국가간 개인정보 이전에 대한 가이드라인(Guideline on the Protection of Privacy and Transborder Flows of Personal Data)을 1980년 제정하여 2013년 개정하였다.[19] 이는 세계 각국의 개인정보 관련 법률과 지침을 개발하는데 기초가 되어 왔으며,[11] 수집 제한의 원칙, 정보 정확성의 원칙, 목적 명시의 원칙, 이용 제한의 원칙, 안전 보호의 원칙, 공개의 원칙, 정보주체 참여의 원칙, 책임의 원칙 등 8개의 원칙으로 구성되어 있다.[20]

[표 10-1] OECD 가이드라인[20]

수집 제한의 원칙	"개인정보의 수집에는 제한이 있어야 하고, 정보는 적법하고 공정한 방법에 의해 얻어져야 하며, 정보주체의 인지 또는 동의가 있는 것이 적절한 경우에 수집해야 함"
정보 정확성의 원칙	"개인정보는 사용목적과 관계가 있어야 하고 그 목적에 필요한 한도 내에서 정확하고, 완전하며, 최신의 것이어야 함"
목적 명시의 원칙	"개인정보의 수집 목적은 수집 이전 및 당시에 명시되어야 하며, 개인정보의 이용은 명시된 수집목적 또는 수집 시 목적, 목적 변경 시 명시되는 목적과 상충하지 않아야 함"
이용 제한의 원칙	"개인정보는 명시된 이외의 목적으로 공개되거나 이용가능 또는 기타 사용될 수 없음. 단, 정보주체의 동의가 있는 경우, 법률에 의해 허가된 경우에는 가능함"
안전 보호의 원칙	"개인정보는 손실 또는 권한 없는 접근, 파괴, 사용, 수정 또는 공개에 대한 적절한 안전조치에 의해 보호되어야 함"
공개의 원칙	"개인정보와 관련하여 개발, 실행, 정책에 대한 전반적인 공개방침이 있어야 하고, 그 방법은 정보관리자의 신원 및 주소를 비롯하여 개인정보의 존재와 성질, 정보의 이용목적을 용이하게 확인할 수 있는 것이어야 함"

정보주체 참여의 원칙	"개인들은 정보관리자로부터 또는 기타의 방법으로 정보관리자가 자신들에 대한 정보를 보유하고 있는지에 대해 확인할 권리를 가짐" "자신에 관한 정보와 통신할 수 있는 권리를 가짐" "위의 2가지 요청이 거부된 경우, 그 사유를 알고 이의를 제기할 수 있는 권리" "자신의 정보와 관련된 정보에 이의를 제기하고 이의제기가 수락된 경우, 그 정보를 삭제, 정정, 완성, 수정할 수 있는 권리"
책임의 원칙	"정보관리자는 상기 원칙들을 실행하기 위한 조치를 따라야 하는 책임이 있음"

미국은 의료보험과 관련하여 보건의료정보의 교환과 처리에 있어 책임과 보호에 대해 규정하고 있는 "건강보험 정보의 양도 및 그 책임에 관한 법률(HIPPA: Health Insurance Portability and Accountability Act)"을 1996년 제정하고 이를 기반으로 식별가능한 개인의료정보에 보호에 관한 표준(The standard of Privacy of Individually Identifiable Health Information, 이하 HIPAA 프라이버시 규칙)을 규정하여 2003년 4월부터 시행하였다.[21] HIPPA 프라이버시 규칙은 사생활 보호에 대한 환자의 기본 권리와 개인건강정보 공개에 대한 통제를 보호하기 위해 고안되었다.[22] HIPPA 프라이버시 규칙에는 그 적용대상 기관(의료보험자, 의료서비스 제공자, 의료정보 전달기관), 보호되는 정보(개인식별 의료정보), 보호되지 않는 정보(개인익명화 정보), 의료정보의 이용과 제공 등이 규정되어 있다. 규칙에 적용을 받는 대상자는 환자 치료를 제공하고, 해당 의료비를 청구하고, 비용을 지불하는 사람들이 포함된다. 따라서 의료기관 내에서 환자의 의료기록을 사용하거나 액세스할 수 있는 전문, 비전문 및 자원봉사자도 이 법의 규칙을 따라야 한다.[22] HIPPA 프라이버시 규칙에 의하면 환자는 의료정보에 관한 3가지의 권리, 1) 자신의 의료기록을 검사, 열람하고 복사를 청구할 권리(의료정보 접근권), 2) 의료기록의 내용이 잘못되어 있는 경우 정정을 청구할 권리(의료정보 정정청구권), 3) 자신의 의료기록이 이용된 상황에 관한 설명보고를 받을 권리(의료정보 개시·고지권)를 가진다.[23] 의료기관이 환자의 동의 없이 환자정보를 이용할 수 있는 경우는 진료, 의료보험 청구 등 의료업무관리에 사용되는 경우로 한정되어 있으며, 이외의 목적으로 사용 시에는 정보주체의 서면동의를 받아야 한다.[24] 그러나 환자개인을 식별할 수 있는 변수가 제외된 익명화된 정보는 자유로이 사용되고 공개될 수 있다.[22] HIPAA 프라이버시 규칙에는 공익을 보호하기 위한 목적으로 개인의 승인이나 허가 없이 보호 대상 건강정보를 이용하거나 공개할 수 있는 예외 상황을 명시하고 있다. 예를 들면 보건부에 특정 전염병 신고, 법무부에 아동 학대 신고, 검시관에게 수상한 사망정보를 공개할 수 있다.[22]

개인정보 보호는 의료윤리의 원칙인 사생활 보호(privacy)와 기밀성 유지(confidentiality) 측면에서 접근할 수 있으며 그 근간에는 자율성의 원칙이 있다. 사생활 보호는 자신의 정보에 대한 접근을 허용하거나 보류할 자유를 포함하며 자신의 정보를 통제할 수 있는 권리로, 기밀성 유지는 개인의 정보보호와 관련이 있다. 즉 사생활 보호가 침해되면 한 사람이 다른 사람의 개인건강정보에 접근하게 될 수 있고, 한 사람이 다른 사람에 대한 의료정보를 공개하면 기밀성이 침해된다. 간호사는 자율성의 관점에서 환자가 어떤 정보를 공개할지, 누구 자신의 정보에 접근하도록 허용할지 선택할 수 있는 권리를 보장할 필요가 있다. 그러나 개인정보 통제권이 절대적으로 보호되는 권리는 아니며 제한될 수 있는 상황이 있다.[25]

간호사는 자신이 환자로부터 들은 이야기나 환자정보의 대부분을 치료와 간호를 위해 동료간호사, 환자의 담당 의사 및 환자와 관련된 보건의료종사자들과 공유한다. 또한 환자의 가족이나 친지가 환자의 건강에 대하여 알아야 할 필요가 있는 경우에도 환자의 건강상태와 같은 건강정보를 그들에게 이야기하게 된다. 환자가 전염성 질환을 가지고 있는 경우 그 질환이 보건의료종사자, 가족, 방문객 등 다른 사람에게 옮지 않도록 하기 위해 그 정보를 공유하게 되고, 특정 전염성 질환에 대해서는 보건소 등 정부 기관에 보고하기도 한다. 병원에서 당연히 여기는 이러한 환자정보 공유도 엄밀히 말하면 비밀보장의 원칙에 어긋난다. 그러나 간호사들 사이의 환자인계보고, 의사와 간호사의 업무 협력 등에서 알 수 있듯이 이러한 형태의 정보 공유들은 환자 치료와 간호를 위해 필수적인 것들이므로 비밀보장의 예외로 보고 허용하고 있다.[26] 의료인의 환자 개인정보 보호 의무는 법률적 의무이기도 하지만 도덕과 의료 윤리에 속하는 문제이므로 윤리적 딜레마에 놓이게 할 수 있다. 의료 현장에서는 법률에 의해 비밀 유지 의무의 예외적 사항으로 규정된 경우가 아니어도 의무 준수의 예외를 인정할 수 있을 것인지에 대한 고민에 직면하는 때가 많다.

비밀보장의 원칙을 어기는 것은 전문직 간호사로서의 약속을 이행하지 않는 것이다. 환자와의 신의를 깨고 보호자나 다른 의료진과 정보를 공유할 경우, 다른 사람이 개입됨으로써 환자 스스로 결정할 수 있는 환자의 자율성을 침해하는 상황이 될 수도 있다. 한편으로는 환자가 치료에 대한 선택을 할 수 있는 자율적인 사람이라면 환자에게 더 이익이 될 것이라는 간호사 판단에 따라 개인정보를 공유하는 것은 온정주의적 입장이라고 할 수 있다.[27] 간호사는 환자의 개인정보보호 또는 공개와 관련한 의사결정 시 간호사의 어떤 행동이 환자에게 더 이익이 되는지, 그 행동이 다른 사람에게 심각한 피해를 입히는 것은 아닌지, 정보공개에 대한 환자의 동의과정에서 환자에게 정보공개에 대한 충분한 설명을 제공했는지, 환자가 동의를 결정할 능력을 가지고 있는지, 환자의 동의가 환자 스스로의 자율성에 의한 결정인지 등 다양한 윤리적 측면을 신중하게 검토해야 한다. 또한 당연히 허용되는 정보공유 과정에서도 늘 과정을 점검하고 각 정보의 공유가 필요한지를 신중히 판단하는 것이 중요하다. 혹시 치료와 직접적으로 관련이 없는 환자의 사생활 부분을 공유하고 있는 것은 아닌지, 또는 환자의 정보를 공유하려고 하는 그 사람이 꼭 이 정보를 함께 공유해야 하는 대상인지에 대해 늘 주의를 기울여야 한다. 공유해야 하는 정보인지, 함께 공유할 대상인지에 대해서는 정해진 답이 없는 경우가 많으므로, 신중하고 합리적인 판단력이 요구된다.

2. 환자 개인정보 보호와 간호윤리

간호사의 직업윤리에서 환자 개인정보 보호는 매우 중요하게 다루어지고 있다. 간호사는 "간호하면서 알게 된 개인이나 가족의 사정은 비밀로 하겠습니다."라는 나이팅게일 선서를 하면서 환자에게 얻은 정보의 비밀을 지키겠다고 맹세합니다. 신의의 원칙에 따라 간호사는 환자의 개인건강정보를 보호할 의무를 가진다. 국제간호협회의 간호사 윤리강령에서 "간호사는 개인정보를 기밀로 유지하고, 개인정보의 합법적 수집, 사용, 접근, 전송, 보관 및 공개 시 환자의 사생활, 기밀성 및 이익을 존중한다"라고 명시하고 있다.[28] 대한간호협회의 간호사 윤리강령에도 "간호사는 간호 대상자의 개인 건강 정보를 포함한 사생활을 보호하고, 비밀을 유지하며, 간호에 필요한 최소한의 정보 공유를 원칙으로 한다."고 명시하고 있다.[29] 이와 관련하여 윤리지침 제10조 비밀유지와 제11조 의무기록 관리책임의 구체적인 행동지침을 제시하고 있다.[30]

Box 10-1 한국간호사 윤리지침(일부) – 제3장 대상자에 대한 윤리, 제10조, 제12조[30]

한국간호사 윤리지침

제정 2007. 2. 23, 개정 2014. 2. 19 2023. 2. 28

제10조(비밀 유지) ① 간호사는 간호 대상자나 가족, 보건 의료인에게서 전달받은 사항뿐 아니라 간호사가 행한 것, 관찰한 것, 들은 것, 이해한 것 등 간호 대상자에 대한 비밀을 유지해야 한다.
② 간호사가 간호 대상자에 대한 최선의 치료 및 간호를 위해 필요한 정보에 한해서만 의료진과 공유해야 한다.
③ 간호사는 인수인계와 보고 시 간호 대상자의 개인 정보가 관계자 이외의 타인에게 노출되지 않도록 주의해야 한다.

④ 간호사는 학술 집담회의 사례 발표나 학술 연구 및 조사 등에서 간호 대상자의 개인 정보를 공개해서는 안 된다.

⑤ 간호사는 간호 대상자가 자신이나 타인에게 해를 가할 우려가 있다고 판단될 때는 법령이 허용하는 범위 안에서 관계자에게 필요한 정보를 제공할 수 있다.

⑥ 간호사는 간호 대상자의 동의 없이 간호나 치료 상황을 녹음·촬영하여 공개하는 행위를 하지 않아야 하고, 그러한 상황을 묵인해서도 안 된다.

⑦ 간호사는 간호 관련 종사자 및 간호 학생 등에게 간호 대상자의 비밀을 보장하도록 교육하고 지도해야 한다.

제11조(의무 기록 관리 책임) ① 간호사는 의무 기록, 전자 의무 기록 및 건강 기록부 등 간호 대상자에 대한 기록을 신중하고 엄격하게 관리해야 한다.

② 간호사는 간호 수행 직후 사실에 근거하여 진실하고 성실하게 의무 기록을 작성해야 하며, 고의로 위조, 변조, 누락, 추가 등을 해서는 안 된다.

③ 간호사는 의무 기록 등에 대해 사실과 다른 허위 기록 및 수정을 요구받을 경우 이를 거부해야 한다.

④ 간호사는 적법한 의무 기록 규정을 준수해야 한다.

사생활 보호와 기밀성 유지는 간호사와 환자 간의 신뢰 관계를 유지하기 위한 필수적인 요소이다. 환자와 간호사 간의 신뢰가 깨진다면 환자는 간호사에게 개인건강정보 공유를 꺼릴 것이고, 결국 이는 간호의 질에 영향을 미칠 수 있다.[31] 그렇다면 개인정보 보호 원칙에 따라 항상 간호사는 환자정보의 기밀성을 항상 유지해야 할까? 한편으로 간호사는 악행금지의 원칙에 따라 환자를 해로부터 보호할 의무, 선을 행하고 해를 피해야 하는 의무를 가지고 있다. 이처럼 사생활 보호와 기밀 유지가 다른 윤리 원칙과 상충을 이룰 때 간호사는 어떤 결정을 내려야 할까?

한국간호사 윤리지침 제10조 5항에서 "간호사는 간호 대상자가 자신이나 타인에게 해를 가할 우려가 있다고 판단될 때는 법령이 허용하는 범위 안에서 관계자에게 필요한 정보를 제공할 수 있다"[30]고 규정한 바와 같이 다른 사람에게 해를 입히거나 공공의 이익을 위험한 상황에 처하게 한다면 간호사는 비밀유지 원칙을 위반하고 발생 가능한 해나 손상을 예견하고 보호할 수 있도록 상황을 예측, 판단하고 행동할 필요가 있다. 다음의 사례에서 우리는 공익을 보호하기 위한 개인건강정보 공개가 타당한 행동이라고 판단할 수 있을까?

Box 10-2 의료인의 개인건강정보 누설의 사례[32]

과거 한 개그우먼 00 씨는 운동과 식이요법만으로 상당한 양의 체중을 감량했다고 밝혀 화제를 불러일으켰다. 하지만 성형외과 의사는 00 씨가 여러 차례 전신 지방흡입수술을 받았다고 주장했다. 개그우먼 00 씨는 자신의 진료정보를 공개했다고 성형외과 의사를 상대로 손해배상 청구소송을 했다. 당시 재판부는 "의사는 환자를 치료하는 과정에서 알게 된 비밀을 누설할 수 없음에도 피고는 이를 공개, 환자의 비밀을 보호해야 할 책임을 다하지 않았고, 00 씨로부터 협박당했다는 허위사실을 유포한 점이 인정된다"고 말했다. 성형외과 의사는 00 씨의 행동이 대국민 사기라고 생각하고 공익을 위해 이러한 사실을 밝힐 수 있는 게 아니냐고 주장하였지만, 법원은 성형외과 의사가 주장한 공익에 대해 받아들이지 않았다.

미국간호협회(American Nurse Association, ANA) 간호윤리강령에서도 환자의 치료나 복지와 관련된 정보만을 의료팀의 구성원과 공유할 수 있으며, 윤리적으로 환자의 동의 없이 환자의 가족에게 정보를 공개하는 것도 금지되어 있다. 그러나 그 의무는 절대적이지 않음을 명시하고 있다. 환자나 기타 무고한 사람의 안녕이나 안전이 위협받을 시나 기존 법령에 의해 요구되는 경우만 그 예외 사항을 인정하고 있다. 예외 사항 시에도 그 상황과 관련된 최소한의 정보만 공개되어야 하며, 공개자는 서명과 함께 공개된 정보, 공개자, 정보를 받는 사람, 공개의 목적에 대해 환자에게 서면 공지를 하여야 한다.[33,31] 예로 만일 AIDS나 HIV를 진단받은 남자가 자신의 부인에게 진단받은 사실을 알리지 않고 부인은 남편의 질병을 인지하지 못한 상태로 보호되지 않는 성생활을 하는 상황이라면 간호사는 이 사실을 알고 어떻게 해야 할까? 미국간호협회는 환자가 다른 사람에게 HIV 또는 AIDS를 전염시킬 수 있는 행동을 하는 경우 감염의 노출 가능성을 공개할 수 있는 제한된 윤리적 특권을 승인했다.[34]

간호사는 매일 매일 환자의 개인 정보를 간호 대상자 이외의 사람과 공유해야 한다. 즉 간호사는 동료 간호사, 의사, 영양사, 약사, 사회복지사 등과 같은 환자 간호와 관련된 보건의료인들과 환자정보를 적절히 공유함으로써 환자에 대한 치료 및 간호가 효율적으로 이루어질 수 있도록 한다. 또한 간호사는 환자 가족과도 환자정보를 공유함으로써 가족이 환자의 건강 회복에 참여하고 기여할 수 있도록 돕는다. 이렇게 간호사는 최적의 간호를 제공하기 위해 매일 환자의 정보를 간호사 및 타직종 동료들과 공유하고, 가족들과 공유하게 된다. 이때 간호사는 대한간호협회의 윤리강령에 따라 "간호에 필요한 정보"만을 공유해야 하며, 국제 간호협의회의 윤리강령에 따라 공유해야 할 정보와 대상을 결정함에 있어, 관련 법률을 준수하며 환자의 선호도와 공동체 안전에 따라 인권과 사생활

을 보호하고 기밀성을 유지할 수 있도록 "윤리적 판단능력을 활용하여 결정"해야 한다.[28]

보건의료 실무에서 간호사는 환자의 건강관련 정보에 대해 가장 많은 질문을 받는 직업 중 하나이다. 간호사는 환자의 곁을 하루 24시간/주 7일/연 365일 지키는 의료인이며, 환자 및 가족, 그리고 병원 내 다양한 직종의 사람들과 가장 많은 의사소통을 한다. 간호사는 환자의 건강정보에 대한 의사소통의 중심에 있는 경우가 많고, 건강정보의 흐름을 가장 잘 파악하고 관리할 수 있는 위치에 있다. 따라서 간호사는 비밀 유지를 위한 보건의료 환경을 만드는데 매우 중요한 역할을 한다.

다음의 상황들을 생각해 보자.[35]

1) 환자의 가족이나 친구들은 환자가 나아지길 바라는 선한 마음으로 간호사에게 환자 상태에 대해 묻는 경우가 많다. 이런 경우 간호사는 환자의 건강상태에 대해 이야기해 주어도 될까? 또는 A 간호사는 평소 알고 지내던 병원 직원과 점심을 먹던 중에 자신이 근무하는 병동 환자에 대한 질문을 받았다. 그 병원 직원은 자신의 친구라며, 그 환자 상태가 어떤지 물었다. A 간호사는 환자의 현재 건강상태를 그 병원 직원에게 알려주어도 될까?
2) 병원은 환자, 환자의 가족과 친지, 병원 근무자, 병원과 관련된 업체 직원 등 많은 사람들이 모여 있는 곳이다. 엘리베이터, 복도, 진료실, 병실 등의 공간에서 환자-의료진 또는 의료진-의료진 사이의 대화를 다른 사람들이 듣기 쉬운 환경이다. 다른 사람들이 함께 탄 엘리베이터에서 간호사와 의사는 환자에 대한 이야기를 나눠도 될까? 네 명이 함께 사용하는 다인실 병실에서 간호사 또는 의사가 환자와 나누는 이야기를 그 병실의 다른 환자 및 다른 사람들이 들어도 될까? 또는 환자들이 자주 지나다니는 간호스테이션 앞에서 환자에 대한 구두 인수인계를 하는 것을 환자들이 듣는 것은 괜찮을까?
3) 환자의 수액백에는 환자의 이름, 연령, 환자 등록번호, 약물 이름 등의 정보가 붙어 있다. 환자 투약에 오류가 없도록 하기 위해 이런 정보들은 반드시 수액백에 기록되어야 하고, 간호사는 이를 매번 확인해야 한다. 그런데 환자의 이름과 같은 개인식별정보와 그 환자가 투약 받는 약물명이 기록된 부분은 환자의 건강정보 보호라는 차원에서 안전하게 폐기되어야 한다. 환자 이름과 약물 이름이 부착된 빈 수액백을 환자의 병실에 오픈되어 있는 휴지통에 버려도 될까?
4) 병원이 전자의무기록을 사용하면서, 동시에 많은 사람들이 환자에 대한 정보를 열람할 수 있게 되었다. 환자정보 보호를 위해 누가 얼마만큼의 정보에 대해 열람할

수 있는 접근권을 가질 것인가가 중요한 이슈가 되었다. 예를 들어 간호사가 다른 병동에 입원한 본인 친구에 대한 걱정으로 그 친구의 전자의무기록을 보아도 될까? 또 다른 예로 다른 병동에 입원한 친구가 A 간호사에게 자신의 담당 간호사와 의사는 너무 바빠서 설명을 잘 안 해준다며 A 간호사가 대신 자신의 전자의무기록을 보고 설명을 해달라고 부탁한다고 하자. 자신이 담당하는 환자가 아닌 다른 병동에 있는 친구의 정보에 접근해도 될까?

환자의 상태가 좋아지길 바라는 선의에 의해서 발생하는 일이거나, 실무의 효율성을 위해서 발생하는 일이므로 문제될 것이 없다고 생각할 수 있다. 그러나 그렇지 않다. 위의 경우들은 윤리적으로 간호사가 해서는 안 되는 일이며, 간호사는 환자정보 보호에 위배되는 실무 문화와 병원 환경을 변화시키기 위해 노력해야 할 윤리적 책임이 있다.[35]

또한 함께 근무하는 동료들과 환자의 치료를 위해 정보를 공유해야 할 때도 정보공유의 범위에 대해 판단해야 한다. 누구와 어디까지의 정보를 공유할 것인지에 대한 신중한 판단이 필요하다. 간호사 자신도 병원 내에서 알게 되는 환자정보들에 대해 "내가 환자 간호를 위해 이 정보를 알 필요가 있는가?"라는 질문을 항상 해야 한다.[35] 이런 질문들을 던지면 굳이 내가 알 필요가 없는 경우가 많다는 사실을 깨닫게 된다. 내가 간호하지 않는 환자와 그 가족에 대한 모든 정보가 이에 해당된다. 또한 동료 간호사가 환자 간호와 관련하여 조언을 부탁하는 경우에도, 그 환자가 자신의 환자가 아니라면, 조언해야 하는 부분에 관련된 정보만을 듣도록 해야 한다. 거꾸로 간호사는 자신이 알고 있는 환자정보를 다른 의료인 및 의료기관 종사자들과 공유해야 하는 경우에는 "그 사람이 환자의 최적의 치료를 위해 이 정보를 알 필요가 있는가?"라는 질문을 던진 후, 공유해야 할 정보와 공유하지 않아야 할 정보를 구분해야 한다. '알 필요가 있는 것(need-to-know)' 원칙이라는 것은 자신은 알 필요가 있는 정보만을 알려고 하고, 다른 사람에게는 그 사람이 알 필요가 있는 정보만을 알려주어야 한다는 것으로, 환자정보 보호에 필수적인 원칙이다.[36] 다시 말하면, 내가 알 필요가 없는 것은 알려고도 하지 말고, 다른 사람이 알 필요가 없는 것은 알려주려고 하지 말라는 것이다.

한편 가족이나 친지에게 환자정보를 알리는 경우에는 환자에게 이익이 되는가, 즉 환자 입장에서의 최대의 이익이라는 공리주의적 관점에서 접근할 수 있다.[35] 단 그럼에도 불구하고 우리나라 법률에는 환자 본인이 보건의료 관련 기록을 요청할 수 없는 경우에 한해, 법적 대리인이 환자정보에 접근할 수 있다고 되어 있으므로, 환자의 허락 없이 가족이나 친지에게 환자정보를 알리는 행위에는 법적 책임이 따를 수 있다는 사실에 주의해야 한다.

한편 소셜미디어의 발달과 함께 환자정보 보호와 관련된 주의사항들이 있다. 다음의 경우들을 살펴보자.[37]

1) 간호사가 담당 환자의 소셜네트워크 서비스(SNS)에 치료과정과 관련된 정보를 포함한 내용의 글을 남기는 행위

   예: 환자의 페이스북에 간호사가 "이번 주에 새로 시작된 약이 도움이 되길 바래요"라는 댓글을 다는 것

2) 간호사가 찍은 환자의 사진이나 건강관련 정보를 간호사 자신의 소셜네트워크 서비스에 올리는 행위

   예: 간호사가 부모에게 사진 촬영 허락을 받고 찍은 어린이 환자의 사진을 자신의 페이스북에 올리며 "우리 병동에 백혈병으로 투병 중인 OOO. 힘내라"라는 글을 다는 것

3) 간호사가 찍은 환자의 사진이나 건강관련 정보를 현재 그 환자를 담당하지 않는 사람과 공유하는 행위

   예: 간호사가 환자에게 사진 촬영 허락을 받고, 자신의 개인 휴대폰을 이용해 찍었다. 그리고 그 사진을 지금은 퇴직하였지만, 과거 이 환자를 담당했던 간호사들과 함께 하는 카카오톡 대화방에서 공유하며, 환자 상태가 좋아졌음을 다행스러워하는 대화를 나누는 행위

위에 제시한 예들은 모두 소셜미디어를 통해 기밀 유지 의무를 심각하게 위반하는 경우이다. 소셜미디어에 의한 개인정보 유출은 한 번 발생하면, 이를 중단하고 삭제하기 어려우며, 그 전파 범위는 추정이 불가능할 정도로 광범위하다. 또한 전화의 문자메세지, 카카오톡 및 인스타그램과 같은 메신저 서비스, 또는 이메일로 의료인들 간에 환자와 관련된 의사소통을 하는 경우, 보내는 사람의 실수로 다른 사람에게 메시지나 이메일이 전달될 우려가 있다. 따라서 환자를 식별할 수 있는 개인정보를 포함한 건강정보를 문자메세지, 메신저 서비스, 또는 이메일에 포함해서는 안 된다. 미국의 의료기관들은 직원들의 이메일에 자동적으로 '이메일에 포함된 개인정보는 타인에게 유출될 수 있는 위험성을 가지고 있다'는 경고 메시지를 포함하도록 하고 있다.

2021년 대한의사협회는 환자 개인건강정보 누설 등 부적절한 소셜미디어의 활용을 예방하고자 '의사 소셜미디어 사용 가이드라인'을 발표하였다.[38] 기술의 발전과 소셜미디어

의 극대화로 환자의 권리가 자주 침해되고 있음을 지적하며 국제간호협회와 미국간호협회의 윤리강령에서는 사생활 보호와 기밀 유지 원칙이 소셜미디어를 포함한 다른 의사소통 수단을 이용 시에도 그대로 적용되어야 한다고 설명하고 있다.[28,33] 또한 미국 National Council of State Boards of Nursing (NCSBN)는 간호사를 위한 소셜미디어 가이드라인을 통해 간호사가 환자의 기밀 정보를 공개하지 않고 소셜미디어를 적절하게 사용하는 방법을 안내하고 있다.[37] 국내의 경우, 2023년 개정된 윤리지침에는 다음과 같은 내용이 추가되었다[30]. 제6조 4항 '간호사는 간호 행위와 일상 생활, 인터넷, 소셜미디어 활동에서도 전문직으로서 간호사의 품위 유지와 이미지 향상에 힘써야 한다.' 또한, 제9조 4항에는 '간호사는 간호 대상자의 사생활에 대한 정보가 인터넷이나 소셜미디어 등을 통해 유출되지 않도록 보호해야 한다'는 내용이 포함되었다. 즉, 간호사는 소셜미디어의 잠재적인 오용과 이점을 파악하고, 소셜미디어 활용 시 개인건강정보 보호의 중요성을 인식해야 한다. 더 나아가 환자의 개인건강정보와 기밀을 보호하는 역량을 향상시킬 필요가 있다.[25]

3. 환자정보 보호와 관련된 법적 규정

우리나라 법체계에서 개인건강정보 보호와 관련된 법으로 헌법, 형법, 의료법, 보건의료법과 개인정보 보호법을 살펴보도록 하겠다.

1) 헌법

개인건강정보 보호와 관련된 최상위 법으로 헌법 제10조 "모든 국민은 인간으로서 존엄과 가치를 가지며, 행복을 추구할 권리를 가진다." 제17조 "모든 국민은 사생활의 비밀과 자유를 침해받지 아니한다"라고 규정하여 개인의 사생활을 보호하고 있다. 헌법에는 정보주체가 적극적으로 본인의 정보를 통제할 수 있는 개인정보의 자기결정권을 직접적으로 명시하고 있지는 않지만 헌법재판소는 "개인정보자기결정권을 자신에 관한 정보가 언제 누구에게 어느 범위까지 알려지고 또 이용되도록 할 것인지를 그 정보주체가 스스로 결정할 수 있는 권리"[39]로 정의하고, 헌법 제10조 인격권, 행복추구권, 제17조 사생활의 비밀과 자유, 또는 헌법상 열거되지 않은 기본권으로 그 근거로 두고 있다.[12,14] 사생활

의 범위에는 개인정보 및 개인건강정보의 보호가 포함되는 것으로 볼 수 있다.[13]

2) 형법

형법에는 의료인의 업무상 비밀 누설에 대한 처벌 조항이 있다. 형법 제317조 업무상 비밀누설, 제1항에 의사, 한의사, 치과의사 등은 직무처리 중 지득한 타인의 비밀을 누설한 때에는 3년 이하의 징역이나 금고, 10년 이하의 자격정지 또는 700만원 이하의 벌금에 처하도록 규정하고 있다.[40]

3) 의료법

의료법 제19조 정보 누설 금지에 의료인이나 의료기관 종사자는 업무를 하면서 알게 된 다른 사람의 정보를 누설하거나 발표하지 못하도록 규정하고 있다.[41]

Box 10-3 의료정보 기밀 유지와 관련된 의료법, 제19조(정보 누설 금지)[41]

의료법

[시행 2024. 5. 20.] [법률 제19421호, 2023. 5. 19., 일부개정]

제19조(정보 누설 금지) ① 의료인이나 의료기관 종사자는 이 법이나 다른 법령에 특별히 규정된 경우 외에는 의료·조산 또는 간호업무나 제17조에 따른 진단서·검안서·증명서 작성·교부 업무, 제18조에 따른 처방전 작성·교부 업무, 제21조에 따른 진료기록 열람·사본 교부 업무, 제22조제2항에 따른 진료기록부등 보존 업무 및 제23조에 따른 전자의무기록 작성·보관·관리 업무를 하면서 알게 된 다른 사람의 정보를 누설하거나 발표하지 못한다.

② 제58조제2항에 따라 의료기관 인증에 관한 업무에 종사하는 자 또는 종사하였던 자는 그 업무를 하면서 알게 된 정보를 다른 사람에게 누설하거나 부당한 목적으로 사용하여서는 아니 된다.

정보 주체가 적극적으로 정보처리과정에서 결정하고 관리할 수 있는 개인정보자기결정권이 의료법에 명시되어 있다. 다른 법령에서 규정된 경우를 제외하고는 원칙적으로 환자가 아닌 다른 사람이 환자의 기록을 열람하거나 그 사본의 발급 등 내용 확인을 요청할 수 없으며 환자의 배우자나 친족관계인 경우도 환자의 동의서를 첨부한 경우만 예외적으로 가능하도록 규정하고 있다(의료법 제21조 기록 열람 등, 제1항, 2항). 다른 의료인이나 의료기관에 진료기록을 송부 요청 받은 경우에도 환자의 동의를 받아서 그 요청에 응해야 한다(의료법 제21조의2 진료기록의 송부 등). 다만 환자가 의식이 없거나 응급환자인 경우 또는 환자의 보호자가 없어 동의를 받을 수 없는 경우에는 동의 없이 송부 또는 전송할 수 있다. 다른 법에 의거하여 기록 열람이 가능한 경우를 의료법에 명시하고 있다. 예로 국민건강보험법에 따라 급여비용 심사, 요양급여 적정성 평가 등을 위하여 국민건강보험공단이나 건강보험심사평가원에 제공이 가능하다. 감염병의 예방 및 관리에 관한 법률에 따라 감염병의 역학조사 및 예방접종에 관한 역학조사를 위하여 기록을 요청할 경우가 해당된다.[41]

Box 10-4 개인의료정보 처리와 관련된 의료법(일부)[41]

의료법

[시행 2024. 5. 20.] [법률 제19421호, 2023. 5. 19., 일부개정]

제21조(기록 열람 등) ① 환자는 의료인, 의료기관의 장 및 의료기관 종사자에게 본인에 관한 기록(추가기재·수정된 경우 추가기재·수정된 기록 및 추가기재·수정 전의 원본을 모두 포함한다. 이하 같다)의 전부 또는 일부에 대하여 열람 또는 그 사본의 발급 등 내용의 확인을 요청할 수 있다. 이 경우 의료인, 의료기관의 장 및 의료기관 종사자는 정당한 사유가 없으면 이를 거부하여서는 아니 된다.

② 의료인, 의료기관의 장 및 의료기관 종사자는 환자가 아닌 다른 사람에게 환자에 관한 기록을 열람하게 하거나 그 사본을 내주는 등 내용을 확인할 수 있게 하여서는 아니 된다.

③ 제2항에도 불구하고 의료인, 의료기관의 장 및 의료기관 종사자는 다음 각 호의 어느 하나에 해당하면 그 기록을 열람하게 하거나 그 사본을 교부하는 등 그 내용을 확인할 수 있게 하여야 한다. 다만, 의사·치과의사 또는 한의사가 환자의 진료를 위하여 불가피하다고 인정한 경우에는 그러하지 아니하다.

1. 환자의 배우자, 직계 존속·비속, 형제·자매(환자의 배우자 및 직계 존속·비속, 배우자의 직계존속이 모두 없는 경우에 한정한다) 또는 배우자의 직계 존속이 환자 본인의 동의서와 친족관계임을 나타내는 증명서 등을 첨부하는 등 보건복지부령으로 정하는 요건을 갖추어 요청한 경우
2. 환자가 지정하는 대리인이 환자 본인의 동의서와 대리권이 있음을 증명하는 서류를 첨부하는 등 보건복지부령으로 정하는 요건을 갖추어 요청한 경우
3. 환자가 사망하거나 의식이 없는 등 환자의 동의를 받을 수 없어 환자의 배우자, 직계 존속·비속, 형제·자매(환자의 배우자 및 직계 존속·비속, 배우자의 직계존속이 모두 없는 경우에 한정한다) 또는 배우자의 직계 존속이 친족관계임을 나타내는 증명서 등을 첨부하는 등 보건복지부령으로 정하는 요건을 갖추어 요청한 경우
4. 「국민건강보험법」 제14조, 제47조, 제48조 및 제63조에 따라 급여비용 심사·지급·대상여부 확인·사후관리 및 요양급여의 적정성 평가·가감지급 등을 위하여 국민건강보험공단 또는 건강보험심사평가원에 제공하는 경우
5. 「의료급여법」 제5조, 제11조, 제11조의3 및 제33조에 따라 의료급여 수급권자 확인, 급여비용의 심사·지급, 사후관리 등 의료급여 업무를 위하여 보장기관(시·군·구), 국민건강보험공단, 건강보험심사평가원에 제공하는 경우

6. 「형사소송법」 제106조, 제215조 또는 제218조에 따른 경우
6의2. 「군사법원법」 제146조, 제254조 또는 제257조에 따른 경우
7. 「민사소송법」 제347조에 따라 문서제출을 명한 경우
8. 「산업재해보상보험법」 제118조에 따라 근로복지공단이 보험급여를 받는 근로자를 진료한 산재보험 의료기관(의사를 포함한다)에 대하여 그 근로자의 진료에 관한 보고 또는 서류 등 제출을 요구하거나 조사하는 경우
9. 「자동차손해배상 보장법」 제12조제2항 및 제14조에 따라 의료기관으로부터 자동차보험진료수가를 청구받은 보험회사등이 그 의료기관에 대하여 관계 진료기록의 열람을 청구한 경우
10. 「병역법」 제11조의2에 따라 지방병무청장이 병역판정검사와 관련하여 질병 또는 심신장애의 확인을 위하여 필요하다고 인정하여 의료기관의 장에게 병역판정검사대상자의 진료기록·치료 관련 기록의 제출을 요구한 경우
11. 「학교안전사고 예방 및 보상에 관한 법률」 제42조에 따라 공제회가 공제급여의 지급 여부를 결정하기 위하여 필요하다고 인정하여 「국민건강보험법」 제42조에 따른 요양기관에 대하여 관계 진료기록의 열람 또는 필요한 자료의 제출을 요청하는 경우
12. 「고엽제후유의증 등 환자지원 및 단체설립에 관한 법률」 제7조제3항에 따라 의료기관의 장이 진료기록 및 임상소견서를 보훈병원장에게 보내는 경우
13. 「의료사고 피해구제 및 의료분쟁 조정 등에 관한 법률」 제28조제1항 또는 제3항에 따른 경우
14. 「국민연금법」 제123조에 따라 국민연금공단이 부양가족연금, 장애연금 및 유족연금 급여의 지급심사와 관련하여 가입자 또는 가입자였던 사람을 진료한 의료기관에 해당 진료에 관한 사항의 열람 또는 사본 교부를 요청하는 경우
14의2. 다음 각 목의 어느 하나에 따라 공무원 또는 공무원이었던 사람을 진료한 의료기관에 해당 진료에 관한 사항의 열람 또는 사본 교부를 요청하는 경우
   가. 「공무원연금법」 제92조에 따라 인사혁신처장이 퇴직유족급여 및 비공무상장해급여와 관련하여 요청하는 경우
   나. 「공무원연금법」 제93조에 따라 공무원연금공단이 퇴직유족급여 및 비공무상장해급여와 관련하여 요청하는 경우
   다. 「공무원 재해보상법」 제57조 및 제58조에 따라 인사혁신처장(같은 법 제61조에 따라 업무를 위탁받은 자를 포함한다)이 요양급여, 재활급여, 장해급여, 간병급여 및 재해유족급여와 관련하여 요청하는 경우
14의3. 「사립학교교직원 연금법」 제19조제4항제4호의2에 따라 사립학교교직원연금공단이 요양급여, 장해급여 및 재해유족급여의 지급심사와 관련하여 교직원 또는 교직원이었던 자를 진료한 의료기관에 해당 진료에 관한 사항의 열람 또는 사본 교부를 요청하는 경우
14의4. 다음 각 목의 어느 하나에 따라 군인 또는 군인이었던 사람을 진료한 의료기관에 해당 진료에 관한 사항의 열람 또는 사본 교부를 요청하는 경우
   가. 「군인연금법」 제54조제2항에 따라 국방부장관이 퇴직유족급여와 관련하여 요청하는 경우
   나. 「군인 재해보상법」 제52조제2항에 따라 국방부장관(같은 법 제54조에 따라 권한을 위임받거나 업무를 위탁받은 자를 포함한다)이 공무상요양비, 장해급여 및 재해유족급여와 관련하여 요청하는 경우

15. 「장애인복지법」 제32조제7항에 따라 대통령령으로 정하는 공공기관의 장이 장애 정도에 관한 심사와 관련하여 장애인 등록을 신청한 사람 및 장애인으로 등록한 사람을 진료한 의료기관에 해당 진료에 관한 사항의 열람 또는 사본 교부를 요청하는 경우
16. 「감염병의 예방 및 관리에 관한 법률」 제18조의4 및 제29조에 따라 질병관리청장, 시·도지사 또는 시장·군수·구청장이 감염병의 역학조사 및 예방접종에 관한 역학조사를 위하여 필요하다고 인정하여 의료기관의 장에게 감염병환자등의 진료기록 및 예방접종을 받은 사람의 예방접종 후 이상반응에 관한 진료기록의 제출을 요청하는 경우
17. 「국가유공자 등 예우 및 지원에 관한 법률」 제74조의8제1항제7호에 따라 보훈심사위원회가 보훈심사와 관련하여 보훈심사대상자를 진료한 의료기관에 해당 진료에 관한 사항의 열람 또는 사본 교부를 요청하는 경우
18. 「한국보훈복지의료공단법」 제24조의2에 따라 한국보훈복지의료공단이 같은 법 제6조제1호에 따른 국가유공자등에 대한 진료기록등의 제공을 요청하는 경우
19. 「군인사법」 제54조의6에 따라 중앙전공사상심사위원회 또는 보통전공사상심사위원회가 전공사상 심사와 관련하여 전사자등을 진료한 의료기관에 대하여 해당 진료에 관한 사항의 열람 또는 사본 교부를 요청하는 경우

제21조의2(진료기록의 송부 등) ① 의료인 또는 의료기관의 장은 다른 의료인 또는 의료기관의 장으로부터 제22조 또는 제23조에 따른 진료기록의 내용 확인이나 진료기록의 사본 및 환자의 진료경과에 대한 소견 등을 송부 또는 전송할 것을 요청받은 경우 해당 환자나 환자 보호자의 동의를 받아 그 요청에 응하여야 한다. 다만, 해당 환자의 의식이 없거나 응급환자인 경우 또는 환자의 보호자가 없어 동의를 받을 수 없는 경우에는 환자나 환자 보호자의 동의 없이 송부 또는 전송할 수 있다.
② 의료인 또는 의료기관의 장이 응급환자를 다른 의료기관에 이송하는 경우에는 지체 없이 내원 당시 작성된 진료기록의 사본 등을 이송하여야 한다.

전자의무기록 도입과 함께 의료법은 전자의무기록에서의 정보 보호와 관련한 규정을 포함하고 있다. 누구든지 정당한 사유없이 전자처방전(제18조 3항)이나 전자의무기록에 저장된 개인정보를 탐지하거나 누출·변조 또는 훼손하여서는 아니 된다고 명시하고 있다(의료법 제23조 3항).[41]

Box 10-5 전자의무기록 보호와 관련된 의료법(일부)[41]

의료법

[시행 2024. 5. 20.] [법률 제19421호, 2023. 5. 19., 일부개정]

제23조(전자의무기록)
③ 누구든지 정당한 사유 없이 전자의무기록에 저장된 개인정보를 탐지하거나 누출·변조 또는 훼손하여서는 아니 된다.
④ 의료인이나 의료기관 개설자는 전자의무기록에 추가기재·수정을 한 경우 보건복지부령으로 정하는 바에 따라 접속기록을 별도로 보관하여야 한다.

제21조의2(진료기록의 송부 등)

④ 보건복지부장관은 진료기록전송지원시스템의 구축·운영을 대통령령으로 정하는 바에 따라 관계 전문기관에 위탁할 수 있다. 이 경우 보건복지부장관은 그 소요 비용의 전부 또는 일부를 지원할 수 있다.

⑤ 제4항에 따라 업무를 위탁받은 전문기관은 다음 각 호의 사항을 준수하여야 한다.

1. 진료기록전송지원시스템이 보유한 정보의 누출, 변조, 훼손 등을 방지하기 위하여 접근 권한자의 지정, 방화벽의 설치, 암호화 소프트웨어의 활용, 접속기록 보관 등 대통령령으로 정하는 바에 따라 안전성 확보에 필요한 기술적·관리적 조치를 할 것
2. 진료기록전송지원시스템 운영 업무를 다른 기관에 재위탁하지 아니할 것
3. 진료기록전송지원시스템이 보유한 정보를 제3자에게 임의로 제공하거나 유출하지 아니할 것

⑥ 보건복지부장관은 의료인 또는 의료기관의 장에게 보건복지부령으로 정하는 바에 따라 제1항 본문에 따른 환자나 환자 보호자의 동의에 관한 자료 등 진료기록전송지원시스템의 구축·운영에 필요한 자료의 제출을 요구하고 제출받은 목적의 범위에서 보유·이용할 수 있다. 이 경우 자료 제출을 요구받은 자는 정당한 사유가 없으면 이에 따라야 한다.

⑦ 그 밖에 진료기록전송지원시스템의 구축·운영 등에 필요한 사항은 보건복지부령으로 정한다.

⑧ 누구든지 정당한 사유 없이 진료기록전송지원시스템에 저장된 정보를 누출·변조 또는 훼손하여서는 아니 된다.

⑨ 진료기록전송지원시스템의 구축·운영에 관하여 이 법에서 규정된 것을 제외하고는 「개인정보 보호법」에 따른다.

의료법 시행규칙의 환자의 권리와 의무에서 비밀을 보호받을 권리를 규정하고 있다. "환자는 진료와 관련된 신체상·건강상의 비밀과 사생활의 비밀을 침해 받지 아니하며, 의료인과 의료기관은 환자의 동의를 받거나 범죄 수사 등 법률에서 정한 경우 외에는 비밀을 누설·발표하지 못한다." (의료법 시행규칙 [별표1])[41]

4) 보건의료기본법

보건의료기본법에서는 보건의료에 관한 알권리와 비밀 보장의 권리를 명시하고 있다.[9]

Box 10-6 보건의료정보 보호와 관련된 법률(일부)[9]

보건의료기본법

[시행 2024. 8. 7] [법률 제20216호, 2024. 2. 6., 일부개정]

제11조(보건의료에 관한 알 권리)

② 모든 국민은 관계 법령에서 정하는 바에 따라 보건의료인이나 보건의료기관에 대하여 자신의 보건의료와 관련한 기록 등의 열람이나 사본의 교부를 요청할 수 있다. 다만, 본인이 요청할

수 없는 경우에는 그 배우자·직계존비속 또는 배우자의 직계존속이, 그 배우자·직계존비속 및 배우자의 직계존속이 없거나 질병이나 그 밖에 직접 요청을 할 수 없는 부득이한 사유가 있는 경우에는 본인이 지정하는 대리인이 기록의 열람 등을 요청할 수 있다.

제13조(비밀 보장) 모든 국민은 보건의료와 관련하여 자신의 신체상·건강상의 비밀과 사생활의 비밀을 침해받지 아니한다.

5) 개인정보 보호법

개인정보보호를 위한 일반법인 '개인정보 보호법'이 2011년 3월 제정되어 9월부터 시행되었다. 개인정보 보호법은 분야별 개별법에 따라 시행되던 개인정보 보호의무 적용대상을 공공·민간부분의 모든 개인 정보처리자로 확대 적용하였다. 우리나라에서는 건강정보만을 위한 별도의 법률은 없으며, 다른 법률에서 환자, 의료인, 직원의 개인정보 처리와 관련된 규정이 있는 경우 그 해당 법률이 우선적으로 적용되나 그렇지 않은 경우는 개인정보 보호법을 따른다, 보건복지부는 개인정보 보호법과 관련 법령을 바탕으로 의료기관의 업무특성을 고려하여 개인정보 처리 기준을 마련하고 의료기관의 개인정보처리 업무를 지원하기 위해 '개인정보 보호 가이드라인-의료기관편'을 제공하고 있다.[5]

개인정보 보호법의 주요 내용은 다음과 같다.

Box 10-7 개인정보 보호법의 구성

개인정보 보호 원칙 및 정책	개인정보의 처리 단계별 의무	개인정보의 안전한 관리	권리 보장 및 구제
• 개인정보 보호 원칙 • 정보주체의 권리 • 개인정보보호 정책 추진체계	• 개인정보 처리 단계별 규정 : 수집, 이용, 제공, 파기 단계별 준수 사항 • 개인정보 처리 제한 : 고유식별정보 및 민감 정보 처리	• 안전조치의무 • 보호책임자 지정, 처리방침 공개 • 유출 시 조치해야 할 사항	• 정보주체 권리보장 • 개인정보 분쟁조정위원회 • 개인정보 단체소송

개인정보 보호법에는 개인정보 보호 원칙을 명시하고 있으며 개인정보에 대한 자기결정권을 보장하고 있다.[5] 정보주체의 권리로서 ① 개인정보의 처리에 관한 정보를 제공받을 권리, ② 개인정보의 처리에 관한 동의 여부, 동의 범위 등을 선택하고 결정할 권리, ③ 개인정보의 처리 여부를 확인하고 개인정보에 대하여 열람을 요구할 권리, ④ 개인정보의

처리 정지, 정정·삭제 및 파기를 요구할 권리, ⑤ 개인정보의 처리로 인하여 발생한 피해를 신속하고 공정한 절차에 따라 구제받을 권리가 명시되어 있다.[8] 의료기관은 개인정보 자기결정권을 보장하기 위해서 목적에 따라 필요한 최소한의 개인정보를 정보주체의 동의 등 정당한 절차에 의해 수집·이용할 수 있으며, 동의 받은 이외의 목적으로 개인정보를 사용하는 것은 제한되고 있다. 개인정보 수집 및 이용에 대한 동의를 받을 때 수집·이용목적, 수집항목, 보유 및 이용기간, 동의 거부권 등을 알려야 한다. 단, 다른 법령에 특별히 규정이 있거나 감염병이나 응급환자 이송 등과 같이 법령상 의무 준수를 위하여 불가피한 경우 또는 공공기관이 법령 등에서 정하는 소관 업무의 수행을 위하여 불가피한 경우 개인정보 수집·이용을 할 수 있도록 허용하고 있다.[5]

[표 10-2] 법령상 의료인의 신고의무 준수를 위하여 정보수집이 불가피한 경우[5]

의무	법률근거
감염병 환자, 감염병의사환자 또는 병원체보유자 신고의무	「감염병의 예방 및 관리에 관한 법률」 제11조, 같은 법 시행규칙 제6조, 「성매개감염병 및 후천성면역결핍증 건강진단규칙」 제7조
응급환자 이송 의무	「응급의료에 관한 법률」 제11조, 같은 법 시행규칙 제4조
감염인 진단 검안 사실 신고 의무	「후천성면역결핍증예방법」 제5조, 같은 법 시행규칙 제2조
특정수혈부작용 신고의무	「혈액관리법」 제10조, 같은 법 시행규칙 제13조
뇌사추정자 신고의무	「장기 등 이식에 관한 법률」 제17조, 같은 법 시행규칙 제11조
질병자 또는 질병의심 대상자 발견 신고, 보고, 통지 등 의무	「보건의료기본법」 제5조

[표 10-3] 법률에 특별한 규정이 있거나 법령상 의무를 준수하기 위해 제3자 제공이 불가피한 경우[5]

법령	규정
감염병의 예방 및 관리에 관한 법률	**제16조(감염병 표본감시 등)** ⑦ 질병관리청장은 감염병이 발생하거나 유행할 가능성이 있어 관련 정보를 확보 할 긴급한 필요가 있다고 인정하는 경우 「공공기관의 운영에 관한 법률」에 따른 공공기관 중 대통령령으로 정하는 공공기관의 장에게 정보 제공을 요구할 수 있다. 이 경우 정보 제공을 요구받은 기관의 장은 정당한 사유가 없는 한 이에 따라야 한다. **시행령 제11조(제공 정보의 내용)** 법 제16조제7항에 따라 요구할 수 있는 정보의 내용에는 다음 각 호의 사항이 포함될 수 있다. 1. 감염병환자, 감염병의사환자 또는 병원체보유자(이하 "감염병환자등"이라 한다)의 성명 · 주민등록번호 · 성별 · 주소 · 전화번호 · 직업 · 감염병명 · 발병일 및 진단일 2. 감염병환자등을 진단한 의료기관의 명칭 · 주소지 · 전화번호 및 의사 이름

생명윤리 및 안전에 관한 법률	**제18조(개인정보의 제공)** ① 인간대상연구자는 제16조제1항에 따라 연구대상자로부터 개인정보를 제공하는 것에 대하여 서면동의를 받은 경우에는 기관위원회의 심의를 거쳐 개인정보를 제3자에게 제공할 수 있다. ② 인간대상연구자가 제1항에 따라 개인정보를 제3자에게 제공하는 경우에는 익명화하여야 한다. 다만, 연구대상자가 개인식별정보를 포함하는 것에 동의한 경우에는 그러하지 아니하다
응급의료에 관한 법률	**제11조(응급환자의 이송)** ① 의료인은 해당 의료기관의 능력으로는 응급환자에 대하여 적절한 응급의료를 할 수 없다고 판단한 경우에는 지체 없이 그 환자를 적절한 응급 의료가 가능한 다른 의료기관으로 이송하여야 한다. ② 의료기관의 장은 제1항에 따라 응급환자를 이송할 때에는 응급환자의 안전한 이송에 필요한 의료기구와 인력을 제공하여야 하며, 응급환자를 이송받는 의료기관에 진료에 필요한 의무기록을 제공하여야 한다.
후천성면역결핍증 예방법	**제5조(의사 또는 의료기관 등의 신고)** ① 감염인을 진단하거나 감염인의 사체를 검안한 의사 또는 의료기관은 보건복지부령으로 정하는 바에 따라 24시간 이내에 진단 · 검안 사실을 관할 보건소장에게 신고하고, 감염인과 그 배우자(사실혼 관계에 있는 사람을 포함한다. 이하 같다) 및 성 접촉자에게 후천성면역결핍증의 전파 방지에 필요한 사항을 알리고 이를 준수하도록 지도하여야 한다. 이 경우 가능하면 감염인의 의사를 참고하여야 한다. ② 학술연구 또는 제9조에 따른 혈액 및 혈액제제에 대한 검사에 의하여 감염인을 발견한 사람이나 해당 연구 또는 검사를 한 기관의 장은 보건복지부령으로 정하는 바에 따라 24시간 이내에 질병관리청장에게 신고하여야 한다. ③ 감염인이 사망한 경우 이를 처리한 의사 또는 의료기관은 보건복지부령으로 정하는 바에 따라 24시간 이내에 관할 보건소장에게 신고하여야 한다. ④ 제1항 및 제3항에 따라 신고를 받은 보건소장은 특별자치시장 · 특별자치도지사 · 시장 · 군수 또는 구청장(자치구의 구청장을 말한다. 이하 같다)에게 이를 보고하여야 하고, 보고를 받은 특별자치시장 · 특별자치도지사는 질병관리청장에게, 시장 · 군수 · 구청장은 특별시장 · 광역시장 또는 도지사를 거쳐 질병관리청장에게 이를 보고하여야 한다.
의료법*	제21조(기록 열람 등) 제21조의2(진료기록의 송부 등)

* 상세내용은 의료법 파트 참조

Box 10-8 사례[5]

사례1. 경찰이 문서로 환자의 인적사항의 제공을 요청할 경우 간호사는 어떻게 해야 할까요?

경찰로부터 환자의 인적사항 제공에 대한 요청을 할 경우 정보의 주체인 환자로부터 별도의 동의를 받아야 한다. 환자에게 정보를 제공받는 자, 제공받는 자와 개인정보 이용목적, 제공하는 개인정보 항목, 제공받는 자의 개인정보 보유 및 보유기간, 동의거부 권리가 있다는 사실 및 동의거부에 따른 불이익이 있는 경우 그 불이익의 내용을 알리고 동의를 받아야 한다.

정보의 제공에 있어서도 의료인, 직원 등 정보주체의 동의를 받거나, '의료법', '감염병의 예방과 관리에 관한 법률', '생명윤리 및 안전에 관한 법률', '응급의료에 관한 법률' 등과 같이 다른 법률에 특별한 규정이 있거나 법령상 의무를 준수하기 위해 불가피한 경우에만 제3자에게 제공가능하다.[5]

건강정보는 주로 민감정보 또는 고유식별정보를 포함하고 있으므로 정보를 처리하는데 주의가 요구된다. 개인정보 보호법에 따르면 제3자에게 제공할 경우에는 법령에 구체적인 근거가 있거나 정보주체의 별도의 동의를 받아야 한다. 또한 개인정보처리자는 정보주체의 권리침해 가능성과 그 위험성을 고려하여 개인정보가 내부자의 고의나 관리 부주의나 외부의 공격으로 인해 유출·변조·훼손되지 않도록 안전하게 관리되어야 한다. 안전한 관리를 위해 의료기관은 개인정보 관리를 위한 내부관리계획을 수립하고 시행해야 한다. 또한 개인정보 접근에 관한 권한 관리, 접근통제 시스템 설치 및 운영, 정보의 암호화, 접속기록의 보관 및 위조·변조 방지를 위한 조치, 보안프로그램 설치 및 업데이트, 안전한 보관을 위한 안전조치, 물리적 조치를 의무화하고 있다.[8,5]

보건의료 환경의 변화를 반영하여 의료정보데이터의 활성화와 오·남용을 예방하기 위해 2020년 8월 개인정보 보호법을 개정하여 '가명정보'의 개념과 가명정보 처리에 대해 명시하였다. "가명정보는 개인정보를 가명처리함으로써 원래의 상태로 복원하기 위한 추가 정보의 사용·결합 없이는 특정 개인을 알아볼 수 없는 정보"이다. 가명정보 처리에 관한 개인정보법 개정에 따라 의료기관은 통계작성, 과학적 연구, 공익적 기록보전 등을 위하여 정보 주최의 동의 없이 가명정보를 처리할 수 있다. 다만 가명정보를 처리하는 과정, 보관, 추후 복원 과정 등 정보유출이 가능성을 배제할 수 없으므로 이러한 가명정보를 처리하는데도 주의가 요구된다.[5] 또한 보건의료데이터 활용 가이드라인에 따르면 개인건강정보 중 음성정보, 유전체정보, 지문 등은 가명처리 가능여부를 유보하고 있어서 여전히 개인 동의 없이 활용이 불가능하다.[42]

종합해 보면 우리나라는 법적으로 환자 개인의 건강정보는 환자 개인 이외에는 누구에게도 누설해서는 안 되며, 개인식별정보는 유출되지 않도록 의료기관이 관리해야 할 의무가 있다. 개인정보를 정보주체의 동의를 받거나 법률에서 정한 범위 내에서 제3자에게 제공할 수 있음을 알 수 있다. 그러나 현재 우리나라에서는 비밀보호에 예외를 둘 수 있는 경우들이 충분히 법적으로 반영되어 있지 않다. 예를 들어 의료진이 암 말기라는 진단을 환자 본인에게 먼저 말하는 경우 심한 충격이 우려되는 경우, 환자 가족에게 먼저 알리고 환자에게 어떻게 알릴 것인지를 상의하는 경우가 종종 있다. 그러나 법적 측면에서 본다면, 환자 본인의 허락 없이 환자 가족에게 환자 상태를 알리는 것은 문제가 될 수 있다. 또는 환자의 배우자 또는 자녀가 환자의 건강정보에 대해 묻거나 건강정보를 열람하기 원하는 경우를 생각해 보자. 매번 본인의 동의를 받지 않는다면, 이후에 환자 본인이 법적 문제를 제기할 수도 있다. 따라서 건강정보의 보호와 공개에 대한 좀 더 명확한 가이드라인이 필요하다. 간호사는 사생활 보호와 개인건강정보의 기밀 유지, 개인정보처리와 관련된 법령을 숙지하고, 간호실무에서 개인의 건강정보 수집, 기록, 저장, 이용, 제공, 공개, 파기 등 처리하는 과정에서 이에 근거하여 행동하여야 할 것이다.

토의 문제

* 다음의 사례를 읽고, 질문에 답해봅시다.

1. 서로 충돌이 발생하는 윤리원칙들에는 어떤 것이 있을까요?
2. 간호사가 어떻게 행동하는 것이 옳은 것일까요?

*** 간호사에게 자살에 대해 이야기한 환자 사례[10]**

김OO님은 7년 전 전립선 암 진단을 받았으나 어떤 약물 치료나 수술 치료도 거부하였다. 현재 전립선 암은 많이 진행되었고, 전립선에서 시작된 암은 방광과 신장을 침범하였다. 최근 여러 차례 입원과 퇴원을 반복하였고, 이번 입원에서 김OO님은 4~6주 정도 더 살 수 있으며, 어떤 치료제나 수술도 무의미하며, 편안한 생애 말을 위한 완화케어가 필요하다는 판정을 받았다.

그런데 김OO님은 담당인 박OO 간호사에게 따로 할 말이 있다고 하였다. 박OO 간호사는 김OO님이 자신의 이야기를 할 수 있도록 시간을 마련하였다. 김OO님이 한 말은 자신이 자살을 할 것이라는 것이었다. 또한 자신이 자살할 것이라는 사실을 누구에게도 말하지 말 것을 당부하였다.

*** 유전적 질환의 보균자의 환자 사례**

이OO님은 유전질환의 보균자이며, 이는 가족의 다른 사람에게 중요한 정보가 될 수 있다. 그러나 환자는 이 사실을 가족들에게 공개하는 것을 거부했다.

참고문헌

1. 황민규 & 김윤수(2020). 환자 사망까지 찍는 응급실 의사 유튜버 … "의료법 위반 소지 있다", 조선비즈. https://biz.chosun.com/site/data/html_dir/2020/04/29/2020042901719.html
2. 홍수민(2021). 제약사에 환자 개인정보 넘긴 대학병원 관계자들 검찰 송치, 중앙일보. https://www.joongang.co.kr/article/25034607
3. [e글중심] 환자 20만 명 개인정보 넘긴 대형병원 의료진 "민감한 정보 다 있는데?". (2021). https://www.joongang.co.kr/article/25034885
4. 전영주(2012). 의료정보 유출의 문제점과 의료정보보호. Journal of the Korea Society of Computer and Information, 2012. 17(12): p. 251-258.
5. 개인정보보호위원회(2020). 개인정보 보호 가이드라인-의료기관편. 2020, 보건복지부.
6. 신승중, 지혜정 & 곽계달(2008). 의료정보화와 환자개인정보보호 방안. 한국정보처리학회 학술대회논문집, 15(1): p. 1171.
7. 정영철, 이기호, 배하석, & 신철민(2012). 보건복지 부문의 소셜미디어 활용 현황 및 정책과제, 한국보건사회연구원.
8. 국가법령정보센터, 개인정보 보호법.
9. 국가법령정보센터, 보건의료기본법.
10. 김강한(2016). 개인건강정보보호에 관한 헌법적 고찰 : 공공영역에서의 개인건강정보보호를 중심으로. 아주법학, 10(2): p. 1-40.
11. 정영철, 이기호 & 이야리(2013). 의료기관의 개인정보보호현황과 대책, 한국보건사회연구원.
12. 이한주(2016). 개인정보보호법상 의료정보 적용의 문제점과 해결방안. 헌법연구, 3(2): p. 95-123.
13. 방윤희, 이현실, & 이일현(2014). 국가별 개인정보보호법 및 의료정보보호법의 비교연구. 한국콘텐츠학회 논문집, 14(11): p. 164-174.
14. 이한주(2014). 환자의 동의와 자율성의 법적·윤리적 고찰 — 개인의료정보의 이용과 관련하여. 강원법학, 42(0), 2014: p. 347-380.
15. 보건복지부(2021). 보건의료 데이터·인공지능 혁신전략 "건강한 미래로 갑니다".
16. 차현재 & 김준혁(2021). 건강데이터 소유권에 관한 윤리적 접근. 한국의료윤리학회지,

24(4): p. 423-459.
17. 김도경(2021), 디지털 의료기술의 두 얼굴 - 공공의 안전과 갈등하는 개인의 권리. 한국의료윤리학회지, 24(1): p. 17-29.
18. 한국인터넷진흥원(2020). 코로나19 관련 개인 건강정보활용 및 침해 사례.
19. Organization for Economic Co-operation and Development (OECD) (2013). OECD guidelines on the protection of privacy and transborder flows of personal data. https://www.oecd.org/sti/ieconomy/oecdguidelinesontheprotectionofprivacyandtransborderflowsofpersonaldata.htm.
20. 한국정보화진흥원(2013). OECD, 2013년 개정 개인정보보호 가이드라인, 개인정보보호 주간동향.
21. United States Department of Health and Human Service(2005). Summary of the HIPAA Privacy Rule: : HIPAA compliance assistance.
22. Erlen, J.A.(2004). HIPAA--clinical and ethical considerations for nurses. Orthopedic Nursing, .23(6): p. 410-413.
23. 백윤철(2005), 헌법상 환자의 의료정보에 대한 권리에 관한 연구 - 미국의 HIPAA프라이버시규칙을 중심으로. 헌법학연구, 11(3): p. 337-373.
24. 박인경(2006). 개인의료정보보호에 관한 법적 연구, 의료법 윤리학협동과정, 연세대학교: 서울.
25. Grace, P.J.(2018), Nursing ethics and professional responsibility in advanced practice. Third edition.. ed. Burlington, Massachusetts: Burlington, Massachusetts : Jones & Bartlett Learning.
26. Gillon, R.(2005). 의료윤리, ed. 박상혁. 2005, 서울 : 아카넷.
27. Fry, S. M., Veatch, R. M., & Taylor, C. (2010). Case studies in nursing ethics, Jones & Bartlett Learning.
28. International Council of Nurses (2021). The ICN code of ethics for nurse.
29. 대한간호협회. 한국간호사윤리강령. https://www.koreanurse.or.kr/about_KNA/ethics.php.
30. 대한간호협회. 한국간호사 윤리지침. https://www.koreanurse.or.kr/about_KNA/ethics.php.
31. American Nurse Association (2015). ANA position statement on privacy and

confidentiality. https://www.nursingworld.org/practice-policy/nursing-excellence/official-position-statements/id/privacy-and-confidentiality/.

32. 강현구(2019). 의료인 '환자 비밀 보호' 중요하다. 의학뉴스. http://www.newsmp.com/news/articleView.html?idxno=193050
33. American Nurse Association(2015), Code of ethics for nurse with interpretive statements, American Nurse Assoication.
34. ANA Nursing Code of Ethics, in Teacher, Law. 2013. https://www.lawteacher.net/free-law-essays/medical-law/ana-nursing-code-of-ethics-law-essays.php?vref=1
35. Erickson, J.I. and Millar, S. Caring for patients while respecting their privacy: Renewing our commitment. Online Journal of Issues in Nursing, 2005. 10(2): p. 2-2.
36. Jones, K. and C. Chaloner, Ethics of abortion: the arguments for and against. Nursing Standard, 2007. 21(37): p. 45-48.
37. The National Council of State Boards of Nursing (NCSBN)(2011). A nurse's guide to the use of social media. https://www.ncsbn.org/NCSBN_SocialMedia.pdf.
38. 대한의사협회(2021). 의사 소셜미디어 사용 가이드라인.
39. 헌법재판소 2005. 5. 26. 99헌마513, 판례집 17-1, 668, 682.
40. 국가법령정보센터, 형법.
41. 국가법령정보센터, 의료법.
42. 개인정보보호위원회(2021). 보건의료 데이터 활용 가이드라인. 보건복지부.

제11장

생명공학의 윤리적 문제

| 학습목표 |

- 생명공학의 사회적 배경을 설명한다.
- 생명공학과 관련된 간호윤리 문제를 설명한다.
- 생명공학과 관련된 법적 규정을 설명한다.

1. 생명공학의 사회적 배경

생명공학이라는 용어는 1970년대에 유전자변형 기술이라는 새로운 과학기술과 함께 정식으로 사용되기 시작하였다. 따라서 생명공학은 유전공학이라고도 불리고, 생명공학은 유전자 변형과 동의어로 인식되기도 한다. 그러나 현재의 생명공학은 유전자 변형 기술을 넘어, 생명과 관련된 공학기술을 모두 포함한다. 예를 들어 최근 나노기술(극소화 기술)이나 인공지능을 인간의 질병치료와 신체기능에 활용하는 것도 생명공학의 한 분야이다.[1] 이 책에서는 생명공학 분야 가운데 유전자변형을 중심으로 한 윤리적 문제를 다룬다. 또한 생명공학의 유전자 변형은 인간 뿐 아니라 농작물의 유전자변형 및 동물의 유전자변형을 포함하지만, 이 책에서는 인간의 유전자변형과 관련된 윤리적 문제를 다룬다.

1) 유전자 정보

인간유전체 프로젝트는 인간의 유전체 지도를 작성하고 염기서열을 분석하는 것을 목적으로 하는 다국적 프로젝트이다. 유전체 지도란 유전자의 위치를 파악하는 것이고 염기서열 분석이란 유전자의 구조, 즉 염기서열의 정확한 순서를 밝히는 것이다.[2] 미국, 영국, 독일, 프랑스, 일본 등의 국가가 1990년부터 2005년까지 15년간 진행하기로 하였는데, 당초 계획보다 빠른 2001년 유전자 지도 초안이 발표되었고, 2003년에 정확한 염기서열을 담은 유전자 지도를 발표하였다. 인간은 약 2만5천개의 유전자를 가지고 있고, 어떤 사람이든 두 사람의 DNA 염기서열은 평균적으로 99.9%가 같고, 약 0.1%만 다르다. 또한 2만5천개의 유전자가 약 8만에서 10만 가지 기능을 한다는 것을 보고하였다. 또한 이 프로젝트로 밝혀진 유전자 정보는 연구는 물론 임상에서 진단에 활용되고 있다.[1]

이 인간유전체 프로젝트를 수행하는데 미국의 국가적 연구기금이 10억 달러나 투입되었다. 이 프로젝트가 필요한 이유에 대해 대중을 설득해야 했고, 의회를 설득해야 했다. 이 프로젝트의 기본적인 목적은 유전적인 정상상태를 알아내는 것이었고, 궁극적으로는 방사능에 노출되어 유전적 변이가 나타난 사람들, 유전성 질병을 가진 사람들, 그리고 더 나아가 암과 같은 세포변이 질병을 가진 사람들을 치료하는데 필요한 정보가 될 것이라고 기대하였다.[3] 반면 이 프로젝트를 반대하는 사람들은 먼저, 이 프로젝트에 대규모 연구자금이 지원되면, 또 다른 가치 있는 연구에 대한 지원이 이루어지지지 못할 수 있다고 하였고 더 나아가 가난, 영양실조 등으로 고통받는 사람들에 대한 지원이 상대적으로 줄어들 것이라고 하였다. 한편, 유전자 정보에 대한 지식이 위험하게 사용될 수 있다고 주장하였다.[1]

2) 유전자 정보의 이용

인간의 유전자에 대한 연구를 통해 질병을 일으킬 수 있는 유전자에 대한 많은 정보를 알게 되었다. 예를 들면 다음의 질병들이 있다.[2]

① **대장암**: 전체 대장암 중 약 15%가 가족성 대장암인데, 이는 2번 염색체에 있는 특정 유전자의 돌연변이와 관련이 있다. 인구 200명당 1명 꼴로 이 유전자를 가지고 있으며, 이 유전자를 가진 사람 중 65%에서 대장암이 발생한다.

② **유방암**: 가족성 유방암은 전체 유방암의 5~10%에 불과하지만, 17번 염색체 상의

BRCA1 유전자 돌연변이와 13번 염색체 상의 BRCA2 유전자 돌연변이가 가족성 유방암을 일으킨다고 알려져 있다.

③ **근위축성 측삭경화증(루게릭 병)**: 가족성 루게릭병은 전체 환자의 10%에 불과하지만, 21번 염색체 상에 있는 특정 유전자의 돌연변이가 이 질환의 발현과 관련이 있다고 보고되고 있다.

④ **알츠하이머병**: 19번 염색체 상에 있는 유전자가 E4라고 하는 단백질을 만든다. 이때 E4 단백질을 만드는 두 개의 대립 유전자를 가진 사람은 이 유전자가 없는 사람보다 알쯔하이머 병에 걸릴 확률이 8배가 높고, E4 단백질을 만드는 하나의 대립 유전자를 가진 사람은 이 병에 걸릴 확률이 2~3배가 높다.

질병과 관련된 유전자 정보는 유전자 진단과 상담에 활용될 수 있다. 한편 유전자로 인한 차별이라는 부정적인 결과도 초래할 수 있다. 유전자 정보는 비밀이 보장되어야 하는 개인정보로서 유전자 정보에 대한 관리도 중요하다. 이러한 유전자 정보는 임상에서 유전자 진단, 유전 상담 및 유전자 치료에 활용된다.

(1) 유전자 진단

유전자 진단이란 유전병의 원인이 되는 돌연변이 유전자를 가지고 있는지 검사하는 것을 말한다. 유전자 진단은 진단 시기에 따라 세 가지 유형으로 분류할 수 있는데, 출생 후 진단, 산전 진단, 착상 전 진단이다(표 11-1).[1] 여기에서 출생 후란 모체로부터 태어난 이후 전 기간을 말한다. 즉 출생 후 유전자 진단이란 신생아기부터, 유아기, 아동기, 성년기, 노년기 전 생애를 대상으로 한 유전자 진단을 말한다.

출생 전 진단에서 출생 전이란 배아가 자궁벽에 착상한 후부터 출생 전까지를 말한다. 난자와 정자가 합쳐진 것을 결합체 또는 수정란이라고 하고, 한 개의 세포였던 수정란이 무수한 세포분열을 거치고, 각 세포가 성장하여 인간이 된다. 한 개의 세포였던 수정란이 처음 세포분열을 하여 두 개의 세포가 되었을 때부터를 배아라고 부른다.[1,4] 착상은 배아가 자궁벽에 파묻혀 모체로부터 산소와 영양분을 공급받을 수 있는 상태가 되는 것을 말한다.[5] 수정란이 세포 2개짜리 배아가 되고, 이 배아가 수차례 세포분열을 일으켜 착상할 만큼 성장한 배아가 되어, 자궁벽에 파묻혀 모체와 성공적으로 연결되는 데는 약 1주일의 시간이 걸린다.[6] 배아가 착상되었을 때, 임신이 되었다고 본다. 착상 이후에도 배아는 계속적으로 분열을 거듭하고 성장해 나간다. 수정란이 만들어진 후 8주까지는 배아라고 부르고, 8주 이후부터 태어나기 전까지는 태아라고 부른다. 수정 후 8주까지인 배아 시기에 인간의 주요 기관들의 원시세포가 만들어지고, 이후 태아 시기에는 배아 시기에 만들어진 각 기관들이 성장해 나간다. 따라서 출생 전 진단은 임신 중에 이루어지는 유전자 진단을 말한다. 즉 자궁에서 모체와 연결된 배아와 태아에 대한 유전자 진단이다.

마지막으로 착상 전 유전자 진단이란 수정란과 자궁벽에 착상하기 전의 배아를 대상으로 한 유전자 진단을 말한다.[1] 즉 난자와 정자가 결합한 후 아직 자궁벽에 안착할 만큼 충분히 분화하지 않았고, 아직 모체와 연결되어 산소와 영양분을 공급받기 전의 상태를 말한다. 착상 전 유전자 진단은 시험관 아기 시술에서 자궁에 삽입 전의 배아에 대한 유전자 진단을 말한다. 시험관 아기 시술에서 난자와 정자는 자궁이 아닌 실험실에서 수정되고 이후 실험실에서 배아는 세포분열하여 착상될 수 있을 만큼 성숙하면, 자궁에 삽입된다.

[표 11-1] 진단 시기에 따른 유전자 진단 분류

유형	진단 시기	진단 대상
출생 후 진단	출생 후 전 시기	신생아기로부터 노년기까지 전 생애
출생 전 진단	배아의 자궁벽 착상에서 출생 전까지의 시기	임신 중 배아와 태아
착상 전 진단	난자와 정자 결합 후 착상 전까지의 시기	시험관 아기 시술에서 자궁 삽입 전 실험실에서의 배아

① 출생 후 진단

인간 유전체 지도가 완성되고 유전자에 대한 정보가 축적됨에 따라 사람들은 이러한 지식이 질병을 예방하거나 초기 진단에 활용될 것이라고 기대하게 되었다. 유전자 진단검사는 여러 가지 측면에서 유용하게 활용된다. 다음은 대표적인 활용 방법이다.

첫째, 유전자 진단검사는 어떠한 특정한 증상을 호소하는 대상자가 병원을 방문했을 때 그 질병이 무엇인지를 진단해 내는데 유용하게 활용될 수 있다.[1] 즉 질병의 확진검사로 사용할 수 있다. 병명을 아는 것은 치료 또는 관리의 방향을 정하는데 중요하다. 예를 들어 낭포성섬유증 가족력이 있는 아기가 아플 때, 그 원인이 낭포성섬유증인지 또는 아닌지를 판단하는데 유전자 검사가 활용된다. 낭포성섬유증의 치료법은 없지만 병명을 알지 못하고 다른 질환으로 오인하면, 잘못된 방향으로 치료가 진행되어 증상을 더욱 악화시킬 수 있다. 따라서 낭포성섬유증인지를 아는 것은 부모와 의료진이 아기의 증상을 관리하는데 도움이 된다.[1]

둘째, 보인자 선별검사에 활용될 수 있다.[3] 상염색체, 즉 쌍을 이루는 염색체에서 한 쪽 염색체에만 어떤 질병과 관련된 유전자가 있는데, 이것이 열성유전자인 경우가 있다. 이를 상염색체 열성유전이라고 한다. 한쪽 염색체에는 질병 관련 유전자가 있고 그와 쌍을 이루는 다른 쪽 염색체는 정상일 때, 정상인 쪽이 우월하여 비정상인 쪽인 유전자는 그 특성을 밖으로 발휘하지 못하는데, 이를 열성유전자라고 한다. 또한 이렇게 정상유전자와 열성유전자를 가진 사람을 보인자라고 한다. 어떤 질환의 보인자는 그 유전자를 가지고 있으나, 전혀 증상 없이 건강하다. 보인자가 정상유전자인 사람과 결혼을 하게 되면 자녀는 보인자이거나 정상이므로, 모두 증상 없이 건강하다. 그러나 만일 보인자와 보인자가 결혼을 하게 되면 증상이 나타나는 자녀가 태어날 확률이 1/4이 된다.

자녀는 어머니가 가진 상염색체 쌍 중 하나와 아버지가 가진 상염색체 쌍 중 하나를 물려받는다(Box 11-1). 따라서 상염색체 열성유전에서 보인자, 즉 정상-비정상 유전자를 가진 사람이 그 질병 유전자를 전혀 가지고 있지 않은 사람, 즉 정상-정상 염색체

Box 11-1 상염색체 열성유전(테이삭스병)

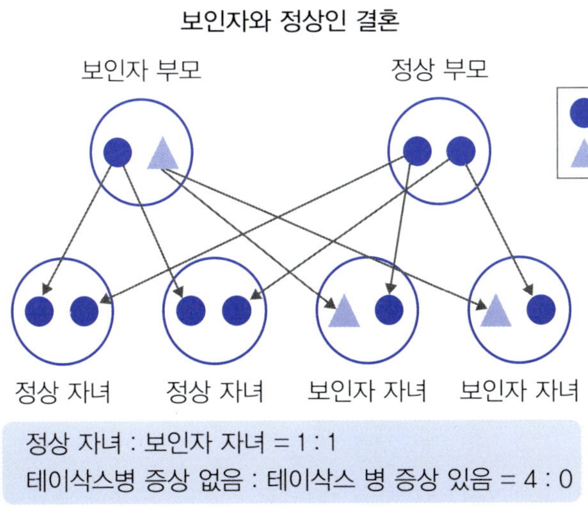

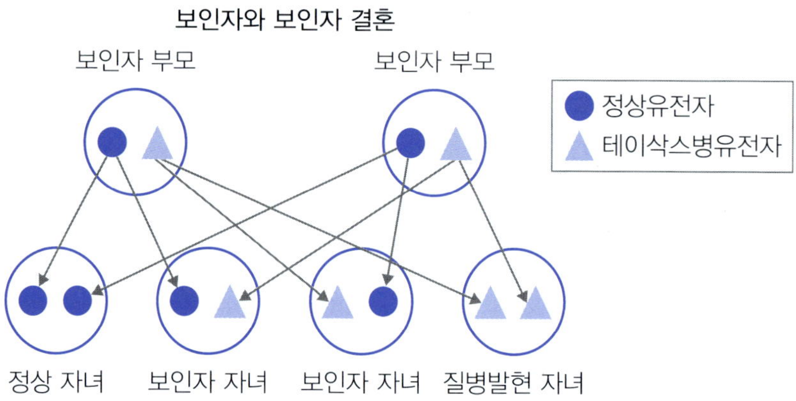

정상 자녀 : 보안자 자녀 : 질병발현 자녀 = 1 : 2 : 1
테이삭스병 증상 없음 : 테이삭스병 증상 있음 = 3 : 1

를 가진 사람과 결혼하면 아이는 정상–정상(정상): 정상–비정상(보인자)의 확률이 1:1로 나타난다. 그런데 보인자도 질병 증상이 나타나지 않으므로 아이에게 질병이 나타날 확률은 0이 되는 것이다. 한편 보인자끼리 결혼하면, 어머니와 아버지 모두 정상유전자와 비정상유전자를 한 개씩 가지고 있고, 자녀는 어머니에게서 한 개, 아버지에게서 한 개의 유전자를 받게 되므로 아이가 태어났을 때 정상–정상(정상): 정상–비정상(보인자): 비정상–비정상(질병발현)의 확률이 1:2:1이 된다. 이 중 질병이 나타나는 아이는 비정상–비정상일 경우이므로 질병을 가진 아이가 태어날 확률이 4분의 1이 된다. 보인자가 보인자와 결혼한다면 아이에게 질병이 나타날 확률이 1/4이지만, 보인자가 정상인과 결혼한다면 아이에게 질병이 나타날 확률이 0이 되는 것이다. 그러나 보인자나 정상인 모두 질병 증상이 나타나지 않으므로, 유전자 검사를 하지 않으면 누가 정상유전자를 가지고 있고 누가 보인자인지를 알 수가 없다. 이런 경우에 보인자 선별검사를 하게 된다.

상염색체 열성유전의 보인자 선별검사 예로 미국 뉴욕 유대인들의 테이삭스병 선별검사가 있다. 테이삭스병은 열성 유전병으로 신경퇴행성 질환으로 조기 사망에 이르는 심각한 병이다. 테이삭스병은 유대인에게서 많이 나타난다. 이에 뉴욕의 유대교 성직자 요셉 엑슈타인은 모든 젊은 사람들이 테이삭스병 유전자 검사를 받을 수 있도록 하는 시스템을 만들었다. 이 시스템은 검사결과 기록은 가지고 있지만 당사자들에게 알려주지 않고, 두 사람이 결혼하려고 할 때만 확인하되, 두 사람 모두 보인자일 때만 결혼하지 말라는 권고를 한다. 물론 결혼하려고 생각할 만큼 서로 사랑하는 사람들에게 헤어질 것을 권고하는 것은 매우 힘든 일이지만, 이 시스템을 통해 테이삭스병 출생전 진단으로 인한 임신중절 및 테이삭스병의 발생이 급격히 줄게 되었다.[1] 이 사례에서 주의 깊게 볼 부분 중 하나는 유전자 검사 결과를 결혼 당사자 모두 보인자일 때를 제외하고는 본인들에게도 알리지 않는다는 것이다. 이는 테이삭스병 보인자라는 사실이 알려지는 경우 차별에 원인이 될 수 있다는 큰 위험성을 가지기 때문이다. 또한 자신이 보인자라는 사실을 아는 것도 개인의 삶을 위축시킬 수 있다는 점에서 개인에게 위해가 될 수 있다. 이와 같이 보인자 선별검사는 차별의 원인이 될 수 있어 국가적인 선별검사에는 윤리적 문제가 발생할 수 있다.

셋째, 유전자 검사를 통한 신생아 또는 유아기의 질병 초기진단이 아이의 성장 발달 또는 그 질병의 예후에 크게 영향을 미칠 때, 유전자 진단검사가 사용된다. 이런 경우 유전자 검사를 모든 신생아 또는 전체 유아를 대상으로 선별검사(스크리닝 테스트)로 실시하기도 한다.[3] 예를 들면 영국에서는 모든 신생아에게 페닐케톤뇨증과 선천성 갑상선기능부전증에 대한 유전자 검사를 실시한다. 이러한 질병은 신생아기에 조기발견하면 효과적인 치료와 관리를 통해 본질적으로 아기들이 정상적인 성장을 하도록 하게 되지만 조기에 발견하지 못하면 아기는 심각한 정신적 장애를 겪게 된다.[1]

넷째, 조기발견이 질병의 예후에 영향을 미치는 만성질환의 경우, 유전자 검사를 통해 질병 발생 가능성을 예측하는 것이 그 질병의 2차 예방, 즉 정기검진을 통한 조기발견 및 조기치료에 도움이 될 수 있다. 예를 들어 유방암 가족력이 있는 어떤 사람이 유전자 검사를 통해 자신이 유방암 유전자 돌연변이를 가지고 있다는 것을 알게 된다면, 정기적인 자가 유방검사 및 병원에서의 정기적인 건강검진을 받음으로써 유방암이 발생하더라도 초기에 알게 되고 치료할 수 있게 된다. 이러한 질병 예측성 유전자 검사를 통해 다른 사람들보다 발생 확률이 높은 사람임을 알고 주의를 기울이게 된다는 것이다. 유방암은 발견 시기에 따라 치료방법 및 예후에 큰 차이가 있으므로 조기발견이 중요하다.

② 산전 진단

유전자 검사의 초기 형태로 염색체 이상에 대한 출생 전 진단검사인 다운증후군 검사가 있다. 이제는 유전자 검사 기술의 발달로 출생 전에 할 수 있는 유전자 검사의 수가 수백 가지에 이른다. 일반적으로 가족력을 보았을 때 태아가 특정한 유전병을 가질 확률이 높을 때에 한해 그 질병에 대한 유전자 검사를 실시한다. 외국 여러나라에서는 유전자 검사에서 유전자 이상이라고 진단받으면, 부모는 임신중절 여부를 선택한다.[1] 우리나라 법에서는 임신중절이 가능한 경우를 매우 엄격하게 규정하고 있으며, 아직 태아에 대한 유전자 검사로 이상을 확인한 경우에도 임신중절은 허용되지 않고 있다. 임신중절에 대해서는 12장에서 다룬다. 한편 외국에서도 진단된 유전병이 태어날 아이에게 심각한 고통을 야기할수록 낙태를 하려 하겠지만, 유전병이 있더라도 출산을 원하는 부모도 있다.[1]

태아의 질병상태를 알고 유산을 결정하는 경우를 선택적 유산이라고 한다. 선택적 유산을 찬성하는 사람들은 태어날 아이와 가족의 고통을 피하기 위하여 받아들일 수 있는 것이라고 생각한다. 반면 선택적 유산을 반대하는 사람들은 아이가 장애아로 태어날 거라고 해서 태아의 생명을 끝내는 것이 정당화될 수 없다고 주장한다. 심각한 결손이 있는 태아의 선택적 유산에 대하여, 자연법의 관점에서는 생명을 인위적으로 중단하는 것이라고 보고 선택적 유산에 반대할 것이다. 공리주의에서는 태어날 아기가 겪을 고통이 부모가 유산으로 겪는 상실감보다 크므로 유산에 찬성할 것이며, 칸트의 의무론적 관점에서는 아기가 겪게 될 고통이라는 측면에서 고통이나 해를 주어서는 안 된다는 의무에서 유산을 찬성할 것이다.[2] 한편 선택적 유산에 대해 윤리적 찬반에 대한 의료인 개인의 견해는 다를 수 있으나, 법적 규제는 국가마다 정해져 있으므로, 이를 따라야 한다. 우리나라도 법적으로 선택적 유산이 가능하지만, 미국이나 유럽 국가들과 비교해 볼 때 우리나라에서 선택적 유산이 가능한 경우는 훨씬 제한적이다(12장 인공임신중절 참조).

③ 착상 전 진단

착상 전 유전자 진단이란 시험관 수정 과정에서의 유전자 진단을 말한다. 시험관 아기 시술에서 난자와 정자를 결합시킨 수정란을 초기 배아상태에서 여성의 자궁에 넣어 착상을 시도한다. 여성의 자궁에 넣기 전인 초기 배아상태에서 유전자 검사를 하는 것이다. 예를 들어 어떤 부부가 특정한 유전병을 가진 아이를 가질 위험이 크다면, 자연임신을 하지 않고 시험관 수정으로 아이를 가지면서, 여러 개의 배아를 만들어 그 중 그 유전병 유전자가 없는 배아를 선택하여 자궁에 착상시키는 것이 가능하다. 유전병 유전자가 있는 배아는 배아 단계에서 폐기된다. 배아를 인간 생명으로 보아야 한다는 주장도 일부 있으나 출생 전 진단에서의 임신중절이라는 어려운 결정은 피할 수 있다.[1] 기술적으로는 가능하지만 윤리적으로 옳은 것인가에 대한 논쟁이 있다.

첫 번째로 배아의 폐기에 대한 논쟁이 있다. 특정한 유전병을 가졌다는 이유로 폐기해도 되는가 하는 것이다. 그러나 이미 시험관 아기 시술이나 배아 연구에서 배아는 인간 생명으로 간주되지 않고 있다. 시험관 아기 시술에서는 여러 개의 배아를 만들고 그 중 건강한 몇 개만을 여성의 자궁에 삽입하고, 나머지는 폐기하고 있다.

더 큰 논쟁은 배아상태에서 유전자를 선별하는 기술을 어디까지 확대하여 적용할 것인가 하는 문제이다. 우리가 알고 있는 유전과 관련된 많은 질병들이 있다. 모든 질병의 유전자를 가지고 있지 않은 배아만을 선별하여 임신하는 것은 허용할 것인가? 질병 가운데 어떤 질병에 대한 유전자 검사만을 허용할 것인가? 더 나아가 부모들은 자연 임신을 하지 않고, 시험관 아기 시술로 자신들로부터 추출된 많은 난자와 정자를 결합시켜 많은 배아를 만들고 이들을 검사하여, 질병 뿐만 아니라 외모, 지능 등 모든 측면에서 가장 우월한 유전자를 가진 배아를 선택해 자궁에 삽입해 임신하고, 나머지는 폐기할 수도 있을 것이다. 또는 유전자 검사 후 유전자 조작을 통해 자신들이 원하는 형태의 아기를 실험실에서 만들어낼 수 있을 것이다. 인간배아를 대상으로 한 유전자 진단 및 조작 기술은 급속한 발전을 이루고 있으며 이에 대한 생명윤리학자들의 우려가 커지고 있다(Box 11-2).

Box 11-2 '완벽한 아기 만들기'에 대한 논란[7]

• **산업일보 2015. 5. 27 기사. '중국, 인간배아 대상 첫 게놈편집 실험 논란'**

메사추세츠 공대 과학기술 전문잡지 '테크놀러지 리뷰'는 "완벽한 아기 만들기(Engineering the Perfect Baby)"라는 제목으로 중국 연구자들이 시행한 인간 수정란/배아 대상으로 유전자 교정을 시도한 소식을 전하며 생명윤리에 대한 우려를 표명하였다.

중국 연구자들은 특정 유전자의 기능을 제거하거나 바꿀 수 있는 '크리스퍼'라는 기법을 사용하였는데, 일부 생명공학자들은 3월 21일 세계적 과학 학술지 '네이처'에 "인간 생식세포와 배아를 편집하지 말라"는 제목의 글을 게재하여 난자, 정자, 수정란, 배아에 대한 유전자 조작을 반대하였다.

(2) 유전 상담

유전 검사 결과를 접하는 사람들은 일반적으로 그 결과를 어떻게 해석해야 하며, 이를 토대로 어떤 결정을 해야 하는지에 대해 혼란을 느끼게 된다. 유전 상담은 일반인들이 유전정보를 이해하고, 이를 기반으로 자신의 건강관리 또는 자녀계획을 할 수 있도록 돕는다. 유전 상담에는 우선 특정한 질병의 가족력을 가진 사람이 결혼 전 또는 임신하기 전 아이가 그 질환을 가질 가능성에 대한 상담이 있다. 상담자는 그 질환이 자녀에게 나타날 확률은 얼마이며, 질환이 아이에게 나타난다면 그것이 어떤 증상일 것이고, 어떻게 치료 또는 관리할 수 있는지, 그리고 그것이 아이의 삶에 그리고 가족의 삶에 어떤 영향을 미칠 것인지를 설명한다. 심각한 질환일 경우, 부부는 충분한 정보를 토대로 임신을 할 것인지를 스스로 결정하게 된다. 예를 들면 겸상 적혈구성 빈혈도 위에서 설명한 테이삭스병과 같이 상염색체 열성 유전병이다. 따라서 부부가 모두 보인자일 때 아이가 겸상 적혈구성 빈혈일 확률은 4분의 1이다. 따라서 아이를 낳았을 때 겸상 적혈구성 빈혈이 나타나지 않을 확률이 75%이고, 겸상 적혈구성 빈혈일 확률이 25%이다.[1] 겸상 적혈구성 빈혈이라면 그 증상은 경증부터 중증까지 다양하다.[3] 정상에 가까울 수도 있지만, 자주 수혈을 받으며 심한 고통에 시달리다가 조기 사망하는 경우가 많다.[1] 부부는 임신 전이라면 이러한 정보를 토대로 임신을 할 것인지 결정한다. 또는 이미 임신을 했다면, 산전 유전자 진단을 통해 태아가 겸상 적혈구성 빈혈인지를 확인할 수 있다. 외국의 경우 겸상 적혈구성 빈혈이라면 선택적 유산을 할 것인지 결정하게 되는데, 이러한 검사와 결정 과정에 유전자 상담이 필요하다.

또한 유전자 상담은 예방 또는 조기진단 시 치료가 가능한 질병들에 대한 유전 검사를 실시하고, 예방법과 진단 검사에 대해 교육하는 역할을 한다. 상담사는 유방암, 대장암 등의 조기발견 시 완치율이 높은 질병들의 발생 위험이 높은 유전자를 가지고 있는 대상자의 경우, 건강한 생활 습관을 통해 이들을 예방할 수 있도록 하고, 정기적인 검진을 통해 조기에 질병을 발견할 수 있도록 교육할 수 있다.[2]

(3) 유전자 치료

유전자 치료에는 체세포 유전자 치료법과 생식세포 유전자 치료법이 있다.[1] 먼저 체세포 유전자 치료법은 정상 유전자를 질병이 일어나고 있는 특정한 세포에 이식하여, 그 세포가 정상적으로 기능하도록 하는 기술이다. 획기적인 기술이긴 하나 현재까지 그리 성공적이지 못하다. 낭포성섬유증 어린이에게 시도하였으나, 세포 기능은 일부만 정상이 되었고, 증상도 별로 개선되지 못했다. 또한 정상 유전자를 이식한 세포가 폐막의 세포인데 이 세포는 계속 새로 만들어지므로 이식을 반복해야 했다. 반면 중증합병면역결핍증(SCID) 어린이는 유전자 치료로 거의 정상적인 생활을 할 수 있을 정도로 증상이 개선되

었으나, 이후 일부 어린이에게 백혈병과 유사한 질환이 발생하는 부작용이 나타났다.[1]

한편 2017년 2월에는 영국에서 세계 최초로 체세포 유전자 치료법으로 백혈병에 걸린 2세 여아가 완치판정을 받았다는 뉴스가 보도되었다.[8] 건강한 세포에 백혈병을 이길 수 있는 세포를 더해 새로운 DNA를 만들어 환자에게 주입하는 방식으로 유전자 치료가 이루어졌다.[8] 고무적인 일이나 유전자 치료법을 이용해 인간을 대상으로 백혈병 치료에 성공한 첫 사례이므로, 실제 환자들에게 적용하기 전에 부작용이나 적용에 따른 위험이 없는지를 검토하는 과정이 필요할 것이다.

한편 체세포 유전자 치료법은 목표가 되는 특정한 체세포에 이식하므로, 다음 세대에는 영향을 미치지 못한다.[1] 그러나 생식세포 유전자 치료법은 생식세포를 교정함으로써 다음 세대에 유전병이 전달되지 않게 할 수 있다는 원리이다. 시험관 수정 전 또는 후에 생식세포에 정상유전자를 삽입해 교정한 후 자궁에 넣어 착상하도록 하는 것이다. 그러나 이후 임신이 지속되어 정상적으로 출산이 이루어지고, 삽입한 유전자가 정상적으로 활동할 확률이 낮아 아직까지는 성공적인 치료법이라고 보기 어렵다. 또한 태어날 아기의 유전자를 인간이 인위적으로 변형한다는 측면에서 윤리적으로 반대하는 의견도 있다.[1]

3) 유전자 차별의 문제

유전자 차별이란 유전자에 따라 차별을 받는 것을 말한다.[1] 유전자 정보는 개인정보로 비밀이 유지되고, 유전자 검사는 몇 개 질병에 대한 신생아 선별검사 이외에는 검사를 받을 것인가는 개인의 선택이다. 그런데 유전자 검사를 의무적으로 실시한다거나 개인이 받은 유전자 검사 정보가 다른 사람에게 알려질 경우, 유전자 차별이 일어날 수 있다. 특별한 질환을 일으킬 가능성을 가진 유전자를 가지고 있다는 이유로 다른 사람들로부터 무시를 받는다거나 결혼이나 인간관계에서 소외를 당할 수 있다는 것이다. 개인적인 관계에서 뿐만 아니라 이러한 유전자 정보로 인해 생명보험이나 의료보험 회사가 보험가입에 있어서 차별이 일어날 수 있다. 또한 회사가 직원을 채용할 때도 유전자 정보를 반영하여, 질병이 일어날 확률이 높은 사람은 배재하거나, 해당 산업장에서 발생하는 유해 환경에 쉽게 영향을 받지 않는 사람만을 고용하려 한다거나 하는 방식으로 차별이 일어날 수 있다.

2. 생명공학과 간호윤리

한국간호사 윤리강령 제16조는 '첨단 생명 과학 기술 협력과 경계'로 '간호사는 첨단 생명 과학 기술을 적용한 보건 의료 연구에 협력함과 동시에, 관련 윤리적 문제에 대해 경계하고 대처한다.'라고 명시하고 있다. 또한 한국간호사 윤리지침 제16조 1항은 "간호사는 급변하는 생명과학 기술의 발전에 대한 올바른 가치관을 정립하고 인간을 중심으로 하는 간호에 관심을 두어야 한다."고 명시하고 있으며, 이어서 2항은 "간호사는 새로운 생명과학 기술을 적용받는 간호 대상자를 돌볼 때 해당 과학 기술의 목적, 이득, 한계 등을 인식하고 간호 대상자를 보호해야 한다."라고 명시하고 있다.[9] 이는 간호사들이 과학기술 이전에 대상자 개인의 자율성과 권리를 존중하며, 과학기술이 대상자에게 미치는 영향에 대해 생각해야 함을 강조하는 것이다.

또한 새로 개정된 한국간호사 윤리지침에는 "간호사는 유전자 검사나 유전자 치료와 관련해서 유전정보의 복제, 편집, 유출 등이 인간 생명의 존엄성을 침해할 가능성을 인지하고 간호 대상자를 보호해야 한다."라고 유전자 검사나 치료와 관련된 구체적인 지침을 명시하고 있다.

미국 간호사협회는 2006년에 유전학과 관련된 윤리적 문제들을 다루기 위해 간호사가 갖추어야 할 역량을 발표하였다. 미국 간호사협회가 제시한 유전학과 관련된 간호사의 역량은 다음과 같다.[10]

① 간호사는 유전학에 대한 간호사 자신의 태도와 가치가 대상자 간호에 영향을 미칠 수 있음을 인식한다.

② 간호사는 모든 대상자들이 자발적으로 충분한 정보에 근거한 의사결정을 할 권리를 가지고 있음을 옹호한다.

③ 간호사는 실무에서 대상자들의 자발적이고 충분한 정보에 근거한 의사결정을 할 권리를 훼손할 수 있는 요인들이 무엇인지 규명한다.

④ 간호사는 실무에서 유전 정보와 유전적 기술과 관련된 윤리적, 인종적, 문화적, 종교적, 법적, 재정적, 사회적 이슈들을 확인한다.

⑤ 간호사는 실무에서 대상자의 의사결정을 도울 수 있는 명확하고, 적절하며, 현재에 맞는 유전학 관련 정보, 자원, 서비스 및 기술을 제공한다.

위의 내용들은 모든 간호사에게 요구되는 역량이다. 유전학과 관련된 어려운 결정을 해야 하는 환자와 가족에게 간호사는 가장 가까이에서 그들의 바램과 요구를 이해하고, 그들의 옹호자 역할을 수행할 수 있어야 한다.

한편 국제 유전 간호사회(ISONG: International Society of Nurses in Genetics)와 미국 간호사협회는 유전학과 관련된 문제를 전문적으로 상담하고 교육하는 유전 전문 간호사의 자격과 역량을 제시하고 있다. 유전 전문간호사는 유전과 관련이 있는 특정 질병과 관련된 건강력과 가족력과 복합적인 유전 검사 결과를 이해하고 해석할 수 있으며, 유전 상담을 하고, 유전질환 관리 방법을 교육할 수 있는 역량을 갖춘 전문가이다.[11]

이들 유전 전문간호사들은 다양한 분야에서 활동하고 있다. 병원에서는 임산부, 아동, 성인, 노인 등 특정 대상자 집단의 진료 부서 또는 유전학 부서에서 교육, 상담, 질병 관리, 연구 등의 업무를 하고 있다.[12] 유전 전문간호사들이 가장 많이 활동하는 분야 중 하나로 암환자와 가족 상담이 있다. 유전 전문간호사는 암과 관련된 유전자 검사 결과를 대상자가 이해하기 쉽게 설명하고, 이를 토대로 가능한 중재들에 대해 상담한다. 예를 들어 유전자 검사에서 유방암을 일으킬 수 있는 유전자 돌연변이를 가지고 있다고 판명된 여성이 유방절제술을 받을 것인가를 결정하는 과정에서 상담을 제공하거나, 악성 갑상선암을 일으킬 수 있는 유전자 돌연변이를 가진 소아가 갑상선 절제술을 받을 것인가를 결정하는 과정에서 소아 및 가족에게 상담을 제공한다. 또한 이러한 절제술 이외에도 발병 시 조기발견을 위한 주기적 검진에 대한 교육, 발생 가능성을 낮추기 위한 식이 요법 등의 생활관리 교육 등을 실시한다.[13] 한편 유전 전문간호사들이 많이 활동하는 분야로 산전 진단 분야가 있다. 유전자 검사 결과를 임산부와 가족들이 이해할 수 있도록 설명하고, 그들의 의사결정을 돕는다. 임신 중절이나 출산 모두의 경우에서 임산부와 가족과 함께하고 지지한다.[14] 또한 유전 전문간호사들은 암이나 선천성 유전질환 이외에도 만성 질환에 대한 유전자 검사와 이와 관련된 상담과 교육을 실시한다.

대상자의 유전정보를 관리하고, 유전학과 관련된 교육과 상담을 실시함에 있어, 모든 간호사는 윤리적으로 신중하게 생각하고 행동해야 한다. 다양한 윤리원칙들이 적용될 수 있다. 예를 들면 생명의료윤리의 4원칙인 자율성 존중의 원칙, 해악 금지의 원칙, 선행의 원칙, 정의의 원칙을 적용할 수 있다.[14] 또는 간호사 윤리강령의 행동규범들도 직접적으로 적용할 수 있다.[15] 여기에서는 몇 가지 중요 원칙들만 설명하고자 한다.

① **충분한 정보 제공에 근거한 동의:** 자율성 존중의 원칙을 실천하는데 필수적인 절차인 충분한 정보에 근거한 동의는 보건의료 환경에서 항상 지켜져야 한다. 건강관련

정보 가운데서도 유전정보는 이해하기에 특별히 더 복잡하고, 결과까지를 종합적으로 고려하여 판단하는 것은 매우 어려운 일이다. 따라서 대상자들이 충분한 설명 없이 유전자 검사 결과를 이해하는 것은 거의 불가능하다. 현재 임상에서는 실질적으로 수많은 유전자 검사들이 행해지고 있으나, 대상자들은 이를 이해하는데 어려움을 겪고 있으며, 간호사와 같은 의료인의 도움을 필요로 하고 있다.[14] 간호사는 대상자가 이러한 정보를 충분히 이해할 수 있도록 설명해야 하고, 필요하다면 대상자가 유전 전문가의 도움을 받을 수 있도록 도와야 한다. 또한 간호사는 대상자가 가진 가치와 신념에 대한 이해를 바탕으로 의사소통해야 한다. 이러한 과정은 대상자가 유전정보와 관련된 검사 및 처치를 받거나 또는 받지 않기로, 자율적 결정을 하는데 필수적이다.[16]

② **비밀보호**: 대상자의 건강정보는 모두 비밀보호의 대상이지만, 특히 그 가족 가운데 유전성 질환이 있다는 가족력이나 대상자에게 유전성 질환이 있다는 검사 결과가 다른 사람에게 알려졌을 때, 대상자와 그 가족에게 낙인이 될 수 있다.[14] 따라서 대상자의 가족력과 유전정보는 그 내용이 알려졌을 때, 대상자와 그 가족에게 큰 위해가 될 수 있는 위험한 정보이므로 간호사들은 항상 주의하며 철저히 비밀이 유지될 수 있도록 정보를 관리해야 한다.

③ **옹호**: 모든 대상자들이 자율적인 의사결정과 자발적인 행동을 할 수 있도록 대상자의 권리를 옹호해야 한다. 개별 유전 검사의 결과가 어떤 질병과 관련되어 있는가만을 이해하는 것으로는 대상자를 옹호하기 어렵다. 따라서 간호사들은 자신이 담당하는 간호대상자 집단에게 해당되는 유전정보에 대해 폭넓은 지식을 가짐으로써, 대상자의 삶이라는 관점에서 유전정보를 이해해야만 대상자를 옹호할 수 있다.[17]

④ **의료이용의 평등**: 모든 환자들은 유전자 관련 서비스를 평등하게 이용할 수 있어야 한다. 유전자 관련 서비스가 필요한 대상자는 누구든지 그가 원한다면 이용할 수 있어야 한다. 간호사들은 평등한 유전자 관련 서비스 이용에 장애가 되는 것이 무엇인지 파악하고 이를 극복하기 위한 방법을 모색해야 한다.[17]

한편 유전 상담에서는 자주 윤리적 딜레마가 발생한다. 다음은 유전 상담에서 발생할 수 있는 윤리적 딜레마의 예이다.

① 산전 진단의 위양성과 위음성

산전 진단 유전자 검사에서 위양성(가짜 양성)과 위음성(가짜 음성)이 있을 수 있다. 위양성이란 실제로는 태아가 해당 질병 유전자를 가지고 있지 않은데, 결과는 양성으로 나오는 경우를 말한다. 반대로 위음성이란 실제로는 태아가 해당 질병 유전자를 가지고 있는데, 결과는 음성으로 나오는 경우를 말한다. 예를 들어 임신 15주에서 20주 사이에 실시하는 다중표지자 선별검사는 임산부의 혈액을 뽑아서 검사하는데, 이는 다운증후군과 신경관 결손 등의 이상 여부를 알아내기 위한 검사이다. 그런데 이 다중표지자 선별검사의 경우 1.5~5%의 위양성률이 보고되고 있다.[18] 이는 혈액 검사에서 다운증후군 양성이라고 할지라도, 정상태아일 수 있다는 것이다. 이럴 때 더 침습적인 검사이며 산모나 태아에게 혈액검사보다는 위험이 될 수 있는 양수천자검사를 실시할 것인지 여부를 임산부 및 그 가족과 상의해야 한다. 한편 다중표지자 선별검사의 다운증후군에 대한 위음성률은 20~30%에 달한다.[18,19] 즉 혈액검사에서 다운증후군 음성이라고 했더라도, 실제 태어났을 때 다운증후군일 수 있다는 것이다. 유전 상담 시에는 유전자 검사에 있어서의 위양성과 위음성 가능성에 대해서도 설명해야 한다. 또한 외국의 경우 유전자 상담자는 산전 진단의 결과를 토대로 인공임신중절을 선택할 수 있고 그 과정에서 겪는 임산부와 가족의 어려움을 지지한다. 그러나 우리나라에서는 법적으로 태아의 이상 여부가 낙태의 기준이 될 수 없다(12장 인공임신중절의 법적 규정 참조). 이러한 법적 한계를 고려하여 상담하여야 한다.

② 효과적인 치료나 관리 방법이 없는 유전질환

어떤 유전질환은 현재까지 뚜렷한 치료방법이나 도움이 될 수 있는 방법은 없고, 오히려 알게 되었을 때 정신적 충격이나 낙인 등의 문제가 발생할 가능성이 크다. 이런 경우 증상이 있다면, 이를 확진하기 위해서는 유전자 검사를 받아야 하지만, 증상이 없다면 유전자 검사를 받거나 받지 않는 것은 온전히 대상자 본인의 선택에 달려 있다.

예를 들어 헌팅턴 무도병은 신경계 질환으로 운동기능, 인지기능 등 신경계 기능이 전반적으로 파괴되는 질병이다. 그러나 효과적인 치료방법은 아직 개발되어 있지 않다. 헌팅턴 무도병 유전인자가 원인이며, 이 유전인자가 있는 경우 100% 발병한다.[19] 부모 가운데 한 명이 헌팅턴 무도병 환자인 경우 그 자녀가 헌팅턴 무도병 유전인자를 가질 확률은 50%이다. 다시 말해 부모 중 한 명이 헌팅턴 무도병이면, 그 자녀에게 헌팅턴 무도병이 발병할 확률은 50%이다. 헌팅턴 무도병 유전자를 가지고 태어난 경우 발병하여 증상으로 나타나는 시기는 어린이에서 노인까지 다양하지만, 대체로 30대 이후에 발병한다. 부모가 헌팅턴 무도병 환자인 경우 자녀는 유전자 검사를 통해 쉽게 자신의 미래에 헌팅턴 무도병이 발병할 것인지를 알 수 있다. 즉 유전인자가 있다는 결과가 나오면 반드시 미래에 헌팅턴 무도병이 발병할 것이고, 유전인자가 없다는 결과가 나오면 미래에 헌팅턴 무도병은 발병하지 않는다. 다행히 유전인자가 없다는 결과가 나온다면 홀가분한 마음으로 살아갈 수 있을 것이다. 그러나 반대로 유전인자가 있다는 결과가 나온다면, 특별한 치료나 관리 방법도 없는 고통스러운 질병이 미래에 필수적으로 다가올 것이라는 사실을 받아들이는 일은 매우 충격적인 일일 것이다. 더군다나 대부분은 부모가 헌팅턴 무도병으로 고통 받거나 사망하는 과정을 보았기 때문에 그 질병을 가지고 살아간다는 것이 어떤 의미인지 잘 알고 있는 경우가 많다. 또한 이러한 유전인자를 가지고 있다는 이유로 직업이나 결혼 등 사회생활에서 차별을 당할 수 있다.

이렇게 특별한 치료법이 없는 질환에 대해서는 대상자가 유전자 검사 정보를 앎으로써 얻게 되는 이익과 해악을 고려하여 자율적 선택을 할 수 있도록 해야 한다. 대상자에게 정신적, 사회적 결과를 포함한 충분한 정보를 제공하여야 하고, 대상자가 자신의 가치와 신념을 바탕으로 선택할 수 있도록 도와야 한다. 또한 이 결정은 매우 개인적인 선택임을 인정하고, 이를 존중해야 한다[17] 단 간호사는 헌팅턴 무도병의 사례에서처럼 유전자 검사를 받거나 받지 않겠다고 결정할 때, 그리고 검사를 받아서 유전자가 있다고 판명되는 경우에 전 과정에서 대상자를 옹호하고 지지해야 하고, 대상자가 상담을 받을 수 있도록 도와야 한다.

③ 친척이나 가족의 유전질환 가능성

유전 상담 시 환자의 유전자 검사 결과와 함께 환자의 질병 가계도를 파악하게 된다. 질병 가계도란 환자의 질병을 기준으로 친척들의 질병 유무를 기록하는 그림이다(Box 11-3). 가계도를 파악하다보면, 종종 환자의 다른 친척이나 가족이 동일한 유전자 이상을 가지고 있을 가능성이 높음을 알 수 있게 된다. 그런데 그 친척이나 가족에게 이를 알렸을 때 그들에게 도움이 되는 경우 어떻게 해야 할까? 이 때 유전자 상담을 하는 상담자는 환자의 유전자 검사 결과를 비밀로 해야 하는 비밀보장의 의무와 유전자 이상을 가지고 있을 가능성이 있는 친척에게 결과를 알림으로써 친척에게 유익하도록 해야 한다는 윤리원칙 사이에서 윤리적 딜레마를 겪을 수 있다.

예를 들어 간호사가 유방암 유전자 돌연변이를 가진 유방암 환자의 가계도를 파악한 결과 이 환자의 사촌이 유전자 돌연변이를 가지고 있을 확률이 50%임을 알 수 있었다. 이 환자의 사촌이 이 사실을 안다면, 사촌도 유전자 검사를 받을 수 있을 것이다. 검사를 통해 사촌은 유방암이 발생하지는 않았지만, 유전자 돌연변이를 가지고 있다는 사실을 알게 될 수 있다. 그렇다면, 이 사촌은 유방암 검진을 자주 받아 조기에 발견하기 위한 노력을 할 수 있다. 유방암은 조기발견 여부가 치료방법, 생존율 등에 큰 영향을 미치므로 그 혜택은 매우 크다 하겠다. 유전자 돌연변이를 가지고 있다는 사실을 모르기 때문에, 검진을 정기적으로 받아야 한다는 생각을 하지 못하고, 이로 인해 유방암이 많이 진행된 후에 발견하게 되는 경우를 생각해보자. 조기발견보다 치료 과정에 많은 고통과 희생이 따르고 사망에까지 이를 확률이 커진다. 이는 예방할 수 있었던 위해라고 볼 수 있다. 또한 상황에 따라 유방절제술을 예방중재로 선택하기도 한다. 이렇게 사촌은 유전자 정보를 통해 유방암 가능성에 대해 미리 대비할 수 있을 것이다.

그런데 환자는 자신이 사촌과 친하지 않을 뿐만 아니라 간호사가 사촌에게 유방암 가능성을 설명하려면, 먼저 자신이 유방암으로 유방절제술을 받았다는 사실을 사촌에게 알려야 하는데, 이를 원하지 않는다고 하자. 이 때 간호사는 어떻게 해야 할까? 간호사의 일차적인 대상자는 현재 간호하고 있는 환자이므로 간호사는 환자의 허락 없이 사촌에게 그 사실을 알릴 수 없다. 미국 유전자 학회에 따르면,[20] 상담자는 유전자 검사 결과를 환자에게 알리면서, 동시에 동일한 유전자 이상을 가지고 있을 가능성이 있는 가족이나 친척에 대해 설명해야 한다. 환자에게 가능성을 설명했음에도 환자가 그 가족이나 친척에게 알리는 것을 계속 거부하는 경우 상담자 개인이 결정할 수 없는 문제가 된다. 이 경우에 상담자는 병원윤리위원회에 환자의 비밀보장이라는 의무와 해당 가족이나 친척이 받게 되는 위해 또는 혜택을 고려한 윤리적, 법적 검토를 요청해야 한다.

Box 11-3 질병가계도 예시

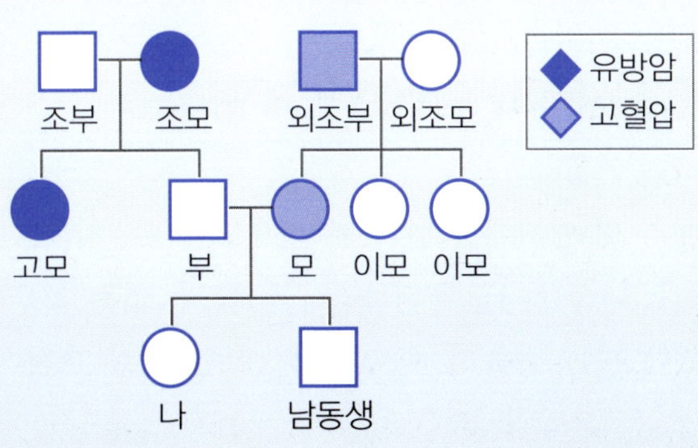

④ 현재 건강한 어린이의 유전자 검사

부모가 현재 건강한 어린이의 유전자 검사를 원하는 경우를 생각해보자. 가족 중에 특정 질병이 있지만, 현재는 건강한 어린이가 있는데, 부모는 어린이에게 그 질병에 대한 유전자 이상이 있는지를 알고자 한다. 이 때 상담자는 부모가 어린이를 대신하여 유전자 검사를 선택할 권리가 있는지에 대해서 주의를 기울여야 한다. 기본 원칙은 어린이에게 최대의 이익이 되도록 해야 한다는 것이다.[21]

미국 소아과학회와 미국 의료 유전학회는 다음의 가이드라인을 제시하고 있다.[22,23] 유방암, 파킨슨 병, 성인 심장질환 등 성인이 된 이후에 발병하는 질병들에 대해서는 현재 건강한 어린이에게 유전자 검사를 실시하지 않는다.[22] 성인기 초반에도 발병 가능한 질병들은 사춘기에, 성인기 중반 이후 발병 가능한 질병들은 성인기가 된 이후 검사를 실시하도록 하고 있다. 되도록 이성적으로 자율적 판단이 가능한 시기에 부모가 아닌 스스로의 결정에 의해 검사를 실시해야 한다는 것이다. 어린이에게 실시하는 경우, 유전자 이상을 가지고 있다고 판명되는 경우, 이로 인해 어린이는 정신적인 피해를 입을 수 있다. 또한 전문가들은 가정에서 이로 인한 자녀 사이의 차별도 우려하고 있다.[21]

한편, 현재 건강한 어린이인 경우에도, 성인기 이전에 발생하는 질병들에 대해서는 미리 가능성을 알았을 때의 이익과 피해를 비교해서 신중히 고려해야 한다. 가이드라인에 따르면, 취학 전 아동에게 발병하는 듀켄씨근이영양증(Duchenne's muscular dystrophy)과 같은 질병에 대해서는 발병 가능성을 아는 것이 부모가 자녀의 질병에 대한 준비를 하는데 도움이 된다고 보고, 부모가 요청하는 경우 유전자 검사를 실시할 수 있다. 미리 아는 것이 치료에 직접적으로 도움이 되지는 않지만, 집을 마련할 때 휠체어가 다니기 쉬운 집으로 한다거나, 임상 실험들을 찾아보는 등의 일에 도움이 될 수 있기 때문이다.[22]

3. 생명공학(유전공학)과 관련된 법적 규정

우리나라의 '생명윤리 및 안전에 관한 법률' 제6장은 '유전자치료 및 검사 등'에 대한 내용을 명시하고 있다(Box 11-4). 유전자검사를 할 수 없는 경우를 명시하는 조항으로 '생명윤리 및 안전에 관한 법률'의 제50조 1항이 있다. 이 조항은 "누구든지 과학적 증명이 불확실하여 검사대상자를 오도할 우려가 있는 신체 외관이나 성격에 관한 유전자검사 또는 그 밖에 국가위원회의 심의를 거쳐 대통령령으로 정하는 유전자검사를 하여서는 아니 된다"라고 명시하고 생명윤리 및 안전에 관한 법률 시행령에서 구체적으로 금지된 유전자 검사 항목을 제시하고 있다. 또한 생명윤리 및 안전에 관한 법률 제50조 2항에서는 "유전자검사기관은 근이영양증이나 그 밖에 대통령령으로 정하는 유전질환을 진단하기 위한 목적으로만 배아 또는 태아를 대상으로 유전자검사를 할 수 있다."라고 하고 생명윤리 및 안전에 관한 법률 시행령에서 구체적으로 허용된 유전자 검사 항목을 제시하고 있다.[24] 이렇게 우리나라는 유전자 검사의 범위를 법적으로 명시하고 있다.

한편 유전자 치료에 대해서는 임상에서 환자를 대상으로 사용하는 것을 법적으로 금지하고 있다. 단, 연구목적으로만 허용되고 있는데, 이조차도 체세포 유전자 치료에 대한 연구는 가능하지만, 생식세포 유전자 치료에 대한 연구는 금지되어 있다. 또한 난자, 정자, 배아 및 태아를 이용한 유전자 연구는 실시할 수 없음을 명시하고 있다.[24]

유전정보에 의한 차별을 금지하는 법률로는 생명윤리 및 안전에 관한 법률 제46조(유전정보에 의한 차별 금지 등) 제1항이 있는데 "누구든지 유전정보를 이유로 교육·고용·승진·보험 등 사회활동에서 다른 사람을 차별하여서는 아니 된다"라고 명시하고 있다.[24] 또한 제2항은 누구든지 유전자검사를 강요할 수 없음을 명시하고 있다. 따라서 보험에 가입하려면 유전자 검사를 받아야 한다거나, 취업을 위해 유전자 검사를 받도록 한다거나 하는 것은 모두 불법이다. 한편 어떤 공장에서 발생하는 유해물질이 있는데, 특정 유전자를 가진 사람은 이 유해물질에 노출되었을 때 질병을 일으키기 쉽다고 가정해 보자. 이 공장은 근로자를 채용할 때, 유전자 검사를 실시해 이 유해물질에 취약한 사람들은 고용하지 않는 방안을 생각해 볼 수 있을 것이다. 이는 이 유해물질에 취약한 사람을 보호한다는 측면에서 바람직한 것으로 보일 수 있으나, 이 역시 불법이며, 윤리적으로도 논란의 여지가 있다. 취업을 하려는 사람들에게 이와 같은 위험성을 알리고, 개별적으로 유전자 검사를 받아보도록 안내해야 하지만, 회사는 그 결과를 알려고 해서도, 알아서도 안 된다. 개인적으로 검사받고, 개인적으로 판단하도록 해야 한다. 근로자들에게 의무적으로 유전자 검사를 실시하고, 그 결과를 아는 것은 개인의 비밀을 누설하도록 하는 행위이며, 이로 인해 개인은 낙인 찍히고 차별받게 된다.

Box 11-4 생명윤리 및 안전에 관한 법률 제6장

생명윤리 및 안전에 관한 법률(약칭: 생명윤리법)

[시행 2024.8. 21.] [법률 제20327호, 2024. 2. 20., 일부개정]

제6장 유전자치료 및 검사 등

제46조(유전정보에 의한 차별 금지 등) ① 누구든지 유전정보를 이유로 교육·고용·승진·보험 등 사회활동에서 다른 사람을 차별하여서는 아니 된다.

② 다른 법률에 특별한 규정이 있는 경우를 제외하고는 누구든지 타인에게 유전자검사를 받도록 강요하거나 유전자검사의 결과를 제출하도록 강요하여서는 아니 된다.

③ 의료기관은 「의료법」 제21조제3항에 따라 환자 외의 자에게 제공하는 의무기록 및 진료기록 등에 유전정보를 포함시켜서는 아니 된다. 다만, 해당 환자와 동일한 질병의 진단 및 치료를 목적으로 다른 의료기관의 요청이 있고 개인정보 보호에 관한 조치를 한 경우에는 그러하지 아니하다. 〈개정 2016. 12. 20.〉

제47조(유전자치료 및 연구) ① 유전자치료에 관한 연구는 다음 각 호의 어느 하나에 해당하는 경우에만 할 수 있다. 〈개정 2015. 12. 29., 2020. 12. 29.〉

1. 유전질환, 암, 후천성면역결핍증, 그 밖에 생명을 위협하거나 심각한 장애를 불러일으키는 질병의 치료를 위한 연구
2. 현재 이용 가능한 치료법이 없거나 유전자치료의 효과가 다른 치료법과 비교하여 현저히 우수할 것으로 예측되는 치료를 위한 연구

② 제1항에 따라 유전자치료에 관한 연구를 하는 자는 연구계획서를 기관위원회에 제출하여 심의를 받아야 한다. 이 경우 기관위원회는 제출된 연구계획서가 위험성 및 신규성이 높은 연구 등 보건복지부령으로 정하는 연구에 해당하는 때에는 국가위원회에 자문을 하고, 자문 이후 심의 결과를 국가위원회에 보고하여야 한다. 〈개정 2020. 12. 29.〉

③ 제2항 후단에 따른 보고를 받은 국가위원회는 기관위원회에 해당 연구의 진행과정 및 결과에 대한 자료의 제출을 요청할 수 있다. 〈신설 2020. 12. 29.〉

④ 제2항 및 제3항에 따른 기관위원회의 심의 기준과 절차, 국가위원회에 대한 자문 요청 절차 등에 관하여 필요한 사항은 보건복지부령으로 정한다. 〈신설 2020. 12. 29.〉

⑤ 유전자치료는 배아, 난자, 정자 및 태아에 대하여 시행하여서는 아니 된다. 〈개정 2015. 12. 29., 2020. 12. 29.〉

[제목개정 2020. 12. 29.]

제48조(유전자치료기관) ① 유전자치료를 하고자 하는 의료기관은 보건복지부장관에게 신고하여야 한다. 대통령령으로 정하는 중요한 사항을 변경하는 경우에도 또한 같다.

② 보건복지부장관은 제1항에 따른 신고 또는 변경신고를 받은 경우 그 내용을 검토하여 이 법에 적합하면 신고를 수리하여야 한다. 〈신설 2020. 12. 29.〉

③ 제1항에 따라 보건복지부장관에게 신고한 의료기관(이하 "유전자치료기관"이라 한다)은 유전자치료를 하고자 하는 환자에 대하여 다음 각 호의 사항에 관하여 미리 설명한 후 서면동의를 받아야 한다. 〈개정 2020. 12. 29.〉

1. 치료의 목적
2. 예측되는 치료 결과 및 그 부작용
3. 그 밖에 보건복지부령으로 정하는 사항
④ 유전자치료기관의 신고 요건 및 절차, 동의서의 서식, 그 밖에 필요한 사항은 보건복지부령으로 정한다. 〈개정 2020. 12. 29.〉

제49조(유전자검사기관) ① 유전자검사를 하려는 자는 유전자검사목적에 따라 보건복지부령으로 정하는 시설 및 인력 등을 갖추고 보건복지부장관에게 신고하여야 한다. 다만, 국가기관이 유전자검사를 하는 경우에는 그러하지 아니하다. 〈개정 2020. 12. 29.〉
② 제1항에 따라 신고한 사항 중 대통령령으로 정하는 중요한 사항을 변경하는 경우에도 신고하여야 한다.
③ 보건복지부장관은 제1항 및 제2항에 따른 신고를 받은 경우 그 내용을 검토하여 이 법에 적합하면 신고를 수리하여야 한다. 〈개정 2020. 12. 29.〉
④ 제1항에 따라 신고한 유전자검사기관(이하 "유전자검사기관"이라 한다)은 유전자검사의 업무를 휴업하거나 폐업하려는 경우에는 보건복지부령으로 정하는 바에 따라 보건복지부장관에게 신고하여야 한다. 〈개정 2020. 12. 29.〉
⑤ 보건복지부장관은 유전자검사기관이 「부가가치세법」 제8조에 따라 관할 세무서장에게 폐업 신고를 하거나 관할 세무서장이 사업자등록을 말소한 경우에는 신고 사항을 직권으로 말소할 수 있다. 〈개정 2017. 12. 12.〉
⑥ 보건복지부장관은 제5항의 직권말소를 위하여 필요한 경우 관할 세무서장에게 유전자검사기관의 폐업여부에 대한 정보 제공을 요청할 수 있다. 이 경우 요청을 받은 관할 세무서장은 「전자정부법」 제36조제1항에 따라 유전자검사기관의 폐업여부에 대한 정보를 제공하여야 한다. 〈신설 2017. 12. 12.〉

제49조의2(유전자검사기관의 평가 및 인증) ① 유전자검사기관의 장은 보건복지부령으로 정하는 바에 따라 숙련도 평가를 받아야 하며, 보건복지부장관은 그 결과를 공개할 수 있다.
② 제50조제3항제2호에 따른 검사(이하 "소비자 대상 직접 시행 유전자검사"라 한다)를 하려는 유전자검사기관의 장은 보건복지부령으로 정하는 시설 및 인력 등을 갖추고 보건복지부장관으로부터 검사항목별 숙련도, 검사결과의 분석·해석·전달, 검사대상자와 개인정보의 보호방안 등 해당 기관의 검사역량에 대하여 인증을 받아야 한다. 이 경우 인증받은 기관은 인증 유효기간 동안 제1항에 따른 숙련도 평가를 받지 아니할 수 있다.
③ 제2항에 따른 인증의 유효기간은 인증을 받은 날부터 3년으로 하며, 인증의 유효기간이 끝난 후에도 계속하여 그 인증을 유지하려는 경우에는 재인증을 받아야 한다.
④ 보건복지부장관은 제2항에 따라 인증을 받은 유전자검사기관이 다음 각 호의 어느 하나에 해당하는 경우에는 그 인증을 취소할 수 있다. 다만, 제1호에 해당하는 경우에는 그 인증을 취소하여야 한다.
1. 거짓이나 부정한 방법으로 인증을 받은 경우
2. 유전자검사기관의 검사역량에 시설·인력·장비 등 중요한 변동사항이 발생하여 제2항에 따른 인증기준에 맞지 아니하게 된 경우
3. 인증받은 항목 외에 소비자 대상 직접 시행 유전자검사를 수행한 경우

4. 검사대상자의 개인정보를 유출하거나 검사의 효용성을 왜곡하는 등 검사대상자를 현저하게 오도(誤導)하는 방식으로 소비자 대상 직접 시행 유전자검사를 수행한 경우
5. 그 밖에 보건복지부령으로 정하는 기준을 위반하여 소비자 대상 직접 시행 유전자검사를 수행한 경우

⑤ 제1항부터 제4항까지의 규정에 따른 평가, 인증, 재인증, 인증 취소의 기준과 절차 등에 관하여 필요한 사항은 보건복지부령으로 정한다.

[본조신설 2020. 12. 29.]

제49조의3(유전자검사교육) ① 유전자검사기관의 종사자는 유전자검사 및 그 정보의 안전한 관리 등을 위하여 필요한 교육(이하 "유전자검사교육"이라 한다)을 받아야 한다.

② 보건복지부장관은 유전자검사교육을 효율적으로 실시하기 위하여 유전자검사교육기관을 지정할 수 있다. 이 경우 예산의 범위에서 유전자검사교육에 소요되는 비용을 지원할 수 있다.

③ 제2항에 따른 지정을 받은 유전자검사교육기관은 보건복지부장관의 승인을 받아 유전자검사교육에 필요한 비용을 교육대상자로부터 징수할 수 있다.

④ 유전자검사교육의 내용·방법, 제2항에 따른 유전자검사교육기관의 지정 등에 필요한 사항은 보건복지부령으로 정한다.

[본조신설 2020. 12. 29.]

제50조(유전자검사의 제한 등) ① 누구든지 과학적 증명이 불확실하여 검사대상자를 오도할 우려가 있는 신체 외관이나 성격에 관한 유전자검사 또는 그 밖에 국가위원회의 심의를 거쳐 대통령령으로 정하는 유전자검사를 하여서는 아니 된다. 〈개정 2020. 12. 29.〉

② 유전자검사기관은 근이영양증이나 그 밖에 대통령령으로 정하는 유전질환을 진단하기 위한 목적으로만 배아 또는 태아를 대상으로 유전자검사를 할 수 있다.

③ 의료기관이 아닌 유전자검사기관에서는 다음 각 호를 제외한 경우에는 질병의 예방, 진단 및 치료와 관련한 유전자검사를 할 수 없다. 〈개정 2015. 12. 29.〉

1. 의료기관의 의뢰를 받은 경우
2. 질병의 예방과 관련된 유전자검사로 보건복지부장관이 필요하다고 인정하는 경우

④ 누구든지 유전자검사에 관하여 거짓표시 또는 과대광고를 하여서는 아니 된다. 이 경우 거짓표시 또는 과대광고의 판정 기준 및 절차, 그 밖에 필요한 사항은 보건복지부령으로 정한다. 〈개정 2020. 12. 29.〉

제51조(유전자검사의 동의) ① 유전자검사기관이 유전자검사에 쓰일 검사대상물을 직접 채취하거나 채취를 의뢰할 때에는 검사대상물을 채취하기 전에 검사대상자로부터 다음 각 호의 사항에 대하여 서면동의를 받아야 한다. 다만, 장애인의 경우는 그 특성에 맞게 동의를 구하여야 한다.

1. 유전자검사의 목적
2. 검사대상물의 관리에 관한 사항
3. 동의의 철회, 검사대상자의 권리 및 정보보호, 그 밖에 보건복지부령으로 정하는 사항

② 유전자검사기관이 검사대상물을 인체유래물연구자나 인체유래물은행에 제공하기 위하여는 검사대상자로부터 다음 각 호의 사항이 포함된 서면동의를 제1항에 따른 동의와 별도로 받아야 한다.

1. 개인정보의 보호 및 처리에 대한 사항
2. 검사대상물의 보존, 관리 및 폐기에 관한 사항
3. 검사대상물의 제공에 관한 사항

4. 동의의 철회, 동의 철회 시 검사대상물의 처리, 검사대상자의 권리, 그 밖에 보건복지부령으로 정하는 사항

③ 유전자검사기관 외의 자가 검사대상물을 채취하여 유전자검사기관에 유전자검사를 의뢰하는 경우에는 제1항에 따라 검사대상자로부터 서면동의를 받아 첨부하여야 하며, 보건복지부령으로 정하는 바에 따라 개인정보를 보호하기 위한 조치를 하여야 한다.

④ 검사대상자가 동의 능력이 없거나 불완전한 경우의 대리인 동의에 관하여는 제16조제2항을 준용한다. 이 경우 "연구대상자"는 "검사대상자"로, "연구"는 "검사"로 각각 본다.

⑤ 다음 각 호의 어느 하나에 해당하는 경우에는 동의 없이 유전자검사를 할 수 있다.

1. 시체 또는 의식불명인 사람이 누구인지 식별하여야 할 긴급한 필요가 있거나 특별한 사유가 있는 경우
2. 다른 법률에 규정이 있는 경우

⑥ 제1항부터 제4항까지의 규정에 따라 서면동의를 받고자 하는 자는 미리 검사대상자 또는 법정대리인에게 유전자검사의 목적과 방법, 예측되는 유전자검사의 결과와 의미 등에 대하여 충분히 설명하여야 한다.

⑦ 유전자검사의 동의 방식, 동의 면제 사항, 그 밖에 필요한 사항은 보건복지부령으로 정한다.

제52조(기록 보관 및 정보의 공개) ① 유전자검사기관은 다음 각 호의 서류를 보건복지부령으로 정하는 바에 따라 기록·보관하여야 한다.

1. 제51조에 따른 동의서
2. 유전자검사 결과
3. 제53조제2항에 따른 검사대상물의 제공에 관한 기록

② 유전자검사기관은 검사대상자나 그의 법정대리인이 제1항에 따른 기록의 열람 또는 사본의 발급을 요청하는 경우에는 그 요청에 따라야 한다.

③ 제2항에 따른 기록의 열람 또는 사본의 발급에 관한 신청 절차 및 서식 등에 관하여 필요한 사항은 보건복지부령으로 정한다.

제53조(검사대상물의 제공과 폐기 등) ① 유전자검사기관은 제51조제2항에 따라 검사대상자로부터 검사대상물의 제공에 대한 서면동의를 받은 경우에는 인체유래물연구자나 인체유래물은행에 검사대상물을 제공할 수 있다.

② 제1항에 따른 검사대상물의 제공에 관하여는 제38조제2항부터 제5항까지의 규정을 준용한다. 이 경우 "인체유래물등"은 "검사대상물"로, "인체유래물 기증자"는 "검사대상자"로 각각 본다.

③ 유전자검사기관은 제1항에 따라 검사대상물을 제공하는 경우 외에는 검사대상물을 유전자검사 결과 획득 후 즉시 폐기하여야 한다.

④ 유전자검사기관은 검사대상물의 폐기에 관한 사항을 기록·보관하여야 한다.

⑤ 유전자검사기관은 휴업 또는 폐업이나 그 밖에 부득이한 사정으로 인하여 검사대상물을 보존할 수 없는 경우에는 보건복지부령으로 정하는 바에 따라 검사대상물을 처리하거나 이관하여야 한다.

⑥ 검사대상물의 폐기, 폐기에 관한 기록·보관 및 검사대상물의 처리 또는 이관에 필요한 사항은 보건복지부령으로 정한다.

국가법령정보센터. 생명윤리 및 안전에 관한 법률. http://www.law.go.kr/main.html

토의 문제

1. 다음은 실제 미국 뉴저지 주에서 있었던 사건입니다. 다음의 사건에서 서로 충돌이 발생하는 윤리원칙들에는 어떤 것이 있을까요? 주치의 펙에게 윤리적 책임이 있다고 생각합니까?

> • 세이퍼 대 펙 사건(Safer vs. Pack case)[25]
>
> 도나 세이퍼의 아버지는 25년 전 대장암으로 사망하였다. 세이퍼의 아버지는 사망 전 유전자 검사를 받았고, 자신의 딸이 대장암 발생 유전자를 가지고 있을 확률이 50%라는 결과를 받았다. 아버지는 아직 어린이였던 딸에게 그 사실을 알리지 않았다. 세이퍼는 36세의 나이에 대장암 진단을 받았고, 난소까지 암세포가 전이되어서 대장절제술과 난소절제술을 받았다. 세이퍼는 자신에게 위험을 알리지 않았다는 이유로 아버지의 담당의사였던 펙을 대상으로 소송을 제기하였다.

2. 다음의 사례에서[26] 서로 충돌이 발생하는 윤리원칙들에는 어떤 것이 있을까요? A의 동의만으로 A의 유전자 검사를 실시해도 될까요? 유전상담 간호사는 어떻게 행동해야 할 것인지 생각해 봅시다.

> 40세 여성 A는 자신이 헌팅턴 무도병 유전인자를 가지고 있는지 알고 싶어 한다. A의 어머니는 헌팅턴 무도병으로 몇 년 전 사망하였다. A가 헌팅턴 무도병 유전인자를 가지고 있을 확률은 50%이다. A는 집을 구매해야 할지 결정하던 중 자신에게 헌팅턴 무도병이 발병할 것인지 알아야겠다고 생각하게 되었다고 하였다. 유전상담 간호사는 가족력을 조사하던 중 A에게는 일란성 쌍둥이 자매 B가 있음을 알 수 있었다. A는 B와 별로 친하게 지내지 않고 있다고 하였다. 만일 A의 유전자 검사 결과에서 A가 헌팅턴 무도병 유전인자를 가지고 있다는 결과가 나온다면, A의 검사 결과만으로 B도 헌팅턴 무도병 유전인자를 가지고 있음을 자동적으로 알게 된다. 그러나 B는 헌팅턴 무도병 유전자를 가지고 있는지 알고 싶지 않다고 한다. 따라서 A가 검사 받는 것을 원하지 않는다고 하였다.

참고문헌

1. 존 브라이언트, 린다 바곳 라 벨, 존 설(2005). 생명과학의 윤리. 이원봉 옮김. 아카넷.
2. 로날드 문손(2001). 의료문제의 윤리적 성찰. 박석건 외 옮김. 단국대학교출판부.
3. 피터 싱어, 헬가 커스(2005). 생명윤리학 I. 변순용 외 옮김. 인간사랑.
4. 두산백과. 배아. http://www.doopedia.co.kr/doopedia/master/master.do?_method=view&MAS_IDX=101013000805642
5. 서울대학교병원 의학정보. 착상. http://terms.naver.com/entry.nhn?docId=927599&cid=51007&categoryId=51007
6. 두산백과. 착상. http://www.doopedia.co.kr/doopedia/master/master.do?_method=view&MAS_IDX=101013000888561
7. 산업일보(2015.5.27). 올해 대상 기술 '유전체 편집기술'과 '인공지능'. http://www.kidd.co.kr/news/179997
8. 서울신문(2017.2.20). 세계 최초 '유전자 편집' 치료로 백혈병 완치된 아기. http://nownews.seoul.co.kr/news/newsView.php?id=20170220601006&wlog_tag3=daum
9. 대한간호협회. 한국 간호사 윤리지침. http://www.koreanurse.or.kr/about_KNA/ethics.php#a22
10. Lea, D, (January 31, 2008). Genetic and genomic healthcare: ethical issues of importance to nurses. OJIN: The Online Journal of Issues in Nursing, 13(1), Manuscript 4.
11. Lea, D. Cooksey, J. A., Flanagan, P. A., Williams, J. K., & Forte, G. (2005). Innovations in United States genetics nursing: Practice and research. Japan Journal of Nursing Science, 2, 71-83.
12. Lea, D., Williams, J. K., Cooksey, J. A., Flanagan, P A., Forte, G., & Blitzer, M. G. (2006). U.S. Genetics nurses in advanced practice, Journal of Nursing Scholarship, 38(3), 213-218.
13. Incollingo, B. F. (March, 6, 2012). Genetic counseling in cancer care: What is the role of oncology nurses? Oncology Nursing News.
14. Barnoy, S., Appel, D., Peretz, C., Meiraz, H., & Ehrenfeld, M. (2006). Genetic testing, genetic information, and the role of maternal-child health nurses in

Israel. Journal of Nursing Scholarship, 38(3), 219–224.
15. Dugas, R. (2005). Nursing and genetics: Applying the American Nurses Association's Code of Ethics. Journal of Professional Nursing, 21(2), 103–113.
16. Lowrey, K. M. (2004). Legal and ethical issues in cancer genetics nursing. Seminars in Oncology Nursing, 20(3), 203–208.
17. Hamilton, R. (2009). Nursing advocacy in a post-genomic age. Nursing Clinics of North Korea, 44(4), 435–446.
18. Yi, D. Y., Jung, B., Kang, M. S., Huh, J. Y., Paek, J. Y., Cha, D. H., & Kang, S. H. (2011). The evaluation of integrated test as an antenatal screening test for Down's Syndrome in Korea. Lab Med Online, 1(1), 10–18.
19. Lea, D. (2005). Ethical issues in genetic testing. Journal of Midwifery and Women's Health, 50(3), 234–240.
20. Lachman, V. D. (2006). Applied Ethics in Nursing. Springer Publishing Company. New York.
21. Edgar, D. A. (2004). Advances in genetics: Implications for children, families and nurses. Paediatric Nursing,16(6), 26–29.
22. Rochman, B. (Feb. 21, 2013). New Guidelines for Genetic Testing in Children. Time.
23. Caga-anan, E. C. F., Smith, L., Sharp, R. R., & Lantos, J. D. (2012). Testing children for adult-onset genetic diseases. Pediatrics, 129(1), 163–167.
24. 국가법령정보센터. 생명윤리 및 안전에 관한 법률. http://www.law.go.kr/main.html
25. Lowrey, K. M. (2004). Legal and ethical issues in cancer genetics nursing. Seminars in Oncology Nursing, 20(3), 203–208.
26. Kromberg, J. G. R. (2013). Ethical issues and Huntington's disease. The South African Medical Journal, 103(12 Suppl 1), 1023–1026.

제12장

인공임신중절

| 학습목표 |

- 임신중절의 사회적 배경을 설명한다.
- 인공임신중절과 관련된 간호윤리 문제를 설명한다.
- 인공임신중절과 관련된 법적 규정을 설명한다.

1. 인공임신중절의 사회적 배경

1970년대 중반에 있었던 로우 대 웨이드 판결은 기존의 미국의 낙태 금지법을 뒤집고 낙태를 허락한 획기적 사건이었다(8장 참조). 로우 대 웨이드 판결로 사람들은 사회가 인공임신중절을 허용하는 방향으로 급격히 변화할 것이라고 생각하였다. 그러나 현실은 달랐다. 1970년대 중반 이후부터 현재까지 40년 넘게 인공임신중절은 끊임없이 논쟁의 대상이 되어 왔다. 인공임신중절을 반대하는 사람들과 인공임신중절을 찬성하는 사람들 사이의 첨예한 대립이 지속되어 왔다.[1,2] 인공임신중절을 찬성하는 사람들을 '선택 옹호론자(Pro-choice, 프로-초이스)'라고 부르고, 인공임신중절을 반대하는 사람들을 '생명 옹호론자(Pro-life, 프로-라이프)'라고 부른다.[1,2] 프로-초이스와 프로-라이프에서 접두어 '프로(pro)'는 찬성과 지지를 의미한다.

미국의 2015년 갤럽 여론조사에서도 일반인의 50%가 자신을 '선택 옹호론자'라고 하였고, 44%는 자신을 '생명 옹호론자'라고 하였다. 지난 10년 간의 추세를 보아도 어느 쪽이 우세한 지 알 수 없을 만큼 서로 비슷한 수를 보여 왔다.[3] 또한 미국에서는 정치적인 이슈로까지 확대되어 대통령 후보들에게 낙태를 찬성하는가 또는 반대하는가는 주요 쟁점 중의 하나이다. 한 예로 워싱턴 포스트지의 기사에 따르면 도널드 트럼프 대통령이 선거운동 과정에서 여러 차례 '생명 옹호론자'에서 '선택 옹호론자'로, 또 다시 '생명 옹호론자'로 말을 바꾸고 있다고 보도하기도 하였다.[4]

인공임신중절에 대한 논쟁은 언제부터가 인간 생명의 시작인가라는 질문과 맞물려 있다. 태아를 인간이라고 간주해야 하는가에 대한 논의에서, 태아를 인간으로 본다면 임신중절은 살인 행위로 볼 수 있고, 태아를 인간으로 보지 않는다면 인공임신중절은 살인으로 간주할 필요가 없다. 인공임신중절을 찬성하는 입장에서는 태아는 단지 인간일 가능성이 있을 뿐이며, 여성은 자신의 생식기능에 대해 독점적인 권리를 가진다고 본다. 반면 인공임신중절을 반대하는 입장에서는 임신 중 어느 단계에서도 태아는 인간으로서 생명을 보호받아야 한다고 여기며, 여성이 임신을 하면 태아의 생명을 보호할 의무를 가진다고 본다.[5] 극단적인 '선택 옹호론자'는 임신의 어느 단계에서든지 여성은 원하지 않는 임신을 중단할 권리를 가진다고 주장한다. 한편 극단적인 '생명 옹호론자'는 신경구조가 생기기 이전의 초기 배아상태부터 인간이라고 여겨, 임신 첫 주의 낙태도 살인과 마찬가지라고 여긴다.[6] 한편 양 극단의 사이에는 낙태를 허용할 수 있는 조건(모체의 건강, 태아의 결함 등)과 낙태 시기 등에 따라 다양한 입장과 절충안들이 존재하고 있다.

한편 난자와 정자가 처음 만들어진 수정란과 이후 10개월의 임신 기간을 거쳐 탄생하는 아기는 형태나 기능에서 전혀 다른 것이라고 볼 만큼 어머어마한 차이가 있다. 그런데 그러한 차이를 만들어내는 과정 즉, 수정란이 배아(난자와 정자가 결합하여 만들어진 한 개의 세포가 두 개의 세포로 분화하는 순간부터 배아라고 부름)가 되고, 배아가 자궁벽에 성공적인 착상을 한 후 계속 분화하여, 다시 태아(임신 8주부터 배아가 아니라 태아라고 부름)로 성장해가는 과정은 연속적인 과정이다. 임신 8주부터 배아를 태아라고 부르기 시작하는 것처럼 인위적으로 시점을 정하기는 하였으나, 수정란에서 배아, 배아의 착상, 배아에서 태아로의 변화는 모두 연속적이므로 딱 잘라 어느 시점을 중심으로 인간 전 단계와 인간 단계를 구분한다는 것은 어렵다.[5] 임신이 되었다는 것은 자궁벽에 성공적으로 배아가 착상을 한 상태를 말한다. 그런데 착상 직후 배아는 여전히 수정란이나 착상 전 초기 배아의 모습과 유사하고, 출산 시 아기의 모습과는 큰 차이가 있다.

시험관 아기 시술이나 배아 연구에서 배아는 인간 생명으로 간주되지 않는다. 시험관 아기 시술에서는 여러 개의 배아를 만들고 그 중 건강한 몇 개만을 여성의 자궁에 삽입하고, 나머지는 폐기한다. 배아를 인간으로 인정한다면 시험관 아기 시술에서 사용하지 않는 배아의 폐기는 살인이 된다.

이렇게 연속적인 과정인 인간 개체 발달 중 어디서부터 인간인가 아닌가를 구분하는 인위적인 기준을 제시하는 것은 매우 어려운 일이다. 이는 법적 낙태 허용 시기를 규정할 때, 자궁 밖에서 태아가 생존 가능한 시기 이전으로 할 것인지, 심장 박동이나 뇌파가 발생되기 이전으로 할 것인지 등을 이유로 결정하게 되는데, 그 기준을 윤리적으로 정당화하는 것이 매우 어렵다는 것이다.

치료적 인공임신중절

치료적 인공임신중절은 임신으로 인해 어머니의 생명이 위협을 받는 경우 또는 아이가 태어났을 때 심각한 장애의 위험이 있는 경우에 실시하는 임신중절을 말한다.[5] 이에 대해서도 모체의 생명이 위험한 경우에도 모체 대신 태아를 죽게 하는 것은 한 사람을 위해 다른 사람을 살해하는 행위와 같다고 주장하며 낙태를 반대하는 의견도 있다. 아이가 산전 검사를 통해 심각한 장애의 위험이 있는 경우에도 장애가 있는 아이라도 태어날 권리가 있다고 주장하며 낙태를 반대하는 의견도 있다. 그러나 많은 국가들이 이러한 경우에 임신중절을 허용하고 있다. 임신중절 허용을 정당화하는 논리로는 여성의 몸에 대한 권리와 자율성, 태아가 태어났을 때 아기의 고통과 삶의 질을 고려한다.

2. 인공임신중절과 간호윤리

규범윤리 이론의 관점에서 보면, 자연법적 관점에서는 낙태를 인간이 인위적으로 생명을 중단하는 행위로 보고 낙태에 반대한다. 반면 칸트와 로스의 의무론적 측면에서는 자율성이라는 측면에서 여성은 자신의 신체와 생명에 대한 권리를 가지므로, 여성의 임신중절 권리에 찬성할 수 있다. 또한 공리주의 이론에서는 임신과 출산이 임신중절보다 더 불행한 상황을 초래한다면 여성은 임신중절을 할 수 있다고 볼 것이다.[5]

자연법적 관점에서는 치료적 인공임신중절도 해서는 안 된다. 자연법적 관점에서는 어떤 형태의 낙태도 반대한다. 모체가 위협을 받더라도 또는 아이가 치명적인 장애를 가지고 태어나더라도, 생명에 대한 인위적인 인간의 개입은 옳지 못하다는 것이다. 반면, 칸트와 로스의 의무론적 관점에서는 모체가 위협을 받는 경우, 어머니는 자기 자신의 생명을 보호할 권리를 가진다는 측면에서 임신중절을 정당화할 수 있다. 또한 심각한 장애를 가지고 태어날 수 있는 아기의 고통을 고려하면, 임신중절이 태아에게 발생할 해악을 막는다는 측면, 그리고 그것이 태아의 존엄성을 인정하는 방법이라고 볼 수 있다. 또한 공리주의적 관점에서는 태아와 가족의 고통을 최소화하고, 심각한 장애에 투여되어야 하는 사회적 자원을 보존한다는 측면에서 임신중절을 정당화할 수 있다.[5]

국제간호협의회의 간호사 윤리강령의 서문에 다음과 같은 구절이 있다.[7]

"간호에는 문화적 권리, 생명권과 선택권, 존엄성과 존중받을 권리를 포함한 인권에 대한 존중이 내재되어 있다. 간호는 나이, 피부색, 문화, 인종, 장애 또는 질병, 성별, 성적 취향, 국적, 정치적 견해, 언어, 인종, 종교적 또는 영적 신념, 법적, 경제적 또는 사회적 지위를 존중하며 이에 제한되지 않는다."

이렇게 국제간호협의회 윤리강령은 간호사가 대상자의 생명 옹호의 권리와 선택 옹호의 권리를 모두 존중해야 함을 명시하고 있다. 한편 간호사는 실무에서 인공임신중절의 국내 법적 허용 범위를 이해하고 대상자에게도 이를 설명할 수 있어야 한다. 법적으로 허용되는 인공임신중절에 대해서 간호사는 자신의 편견을 배제하고 대상자의 권리를 존중해야 한다. 간호사 자신이 생명 옹호론자이기 때문에 인공임신중절을 하겠다는 대상자의 결정을 비난한다거나, 반대로 간호사 자신이 선택 옹호론자이기 때문에, 인공임신중절이 법적으로 허용됨에도 출산을 하겠다는 대상자의 결정을 비난해서는 안 된다는 것이다. 간호사는 대상자의 가치와 신념 그리고 자율적 선택의 권리를 존중해야 한다.

또한 환자의 비밀보장은 항상 지켜져야 하는 원칙이나, 인공임신중절과 관련해서는 환자의 사생활 보호에 대해 더욱 민감하게 생각하고 환자정보를 보호해야 한다.[8] 간호사는 인공임신중절에 대한 정보가 의료인과 병원 근무자들 사이에서 '알 필요가 있는 것(need-to-know)' 원칙(10장 참조)에 의해 반드시 알아야 하는 사람들만이 공유하도록 관리해야 한다.

간호사는 임산부와 그 가족이 동의과정에서 임산부와 태아의 현재 상황, 그리고 인공임신중절의 결과에 대해 충분히 이해할 수 있도록 도와야 한다. 임산부는 여러 가지 정보들 사이에서 혼란스러울 수 있다. 간호사는 임산부의 충분한 정보에 근거한 동의 과정을 통해 자율적 결정이 이루어질 수 있도록 지지해야 한다.

한편 의료인 개인의 신념과 의료행위와의 괴리가 너무 커서 어떤 의료행위에 참여하는 것을 거부하는 경우가 있다. 자신에게 깊게 자리 잡은 신념으로는 받아들일 수 없는 어떤 행동을 해야 할 때 도덕적 통합성(moral integrity)이 깨지며, 자기 배반과 자신에 대한 존중감 손상으로 이어질 수 있다.[9] 우리나라에서 '신념에 따른 병역 거부'라는 용어가 있는데, 자신의 종교적 신념 등으로 인해 병역의 의무를 거부하는 경우를 말한다. 이와 같은 맥락으로 의료인이 자신의 종교적 신념이나 도덕적 신념에 의해 특정 의료행위 참여를 거부하는 경우에 이를 '신념에 따른 거부'라고 부른다. 보건의료서비스에서 양심적 거부는 임신과 관련된 경우가 많다. 인공임신중절, 불임수술, 특정한 피임 방법, 시험관 아기 시술 등과 같은 인공임신시술 등에 대한 거부가 이에 해당된다.[9]

인공임신중절과 관련하여 영국의 '인간의 수정 및 배아발생에 관한 법률'은 의료인의 신념에 따른 거부에 대해 명시하고 있다. 이 법률에 따르면 의료인은 자신의 신념에 따라 직접적인 인공임신중절 시술 절차에 참여하지 않을 권리가 있다. 단 응급상황인 경우에는 해당되지 않는다. 또한 인공임신중절의 시술 전 간호와 시술 후 간호는 거부할 수 없다.[10] 영국 간호사 및 조산사 협회는 인공임신중절에 대해 신념에 따른 거부자는 가능한 한 빨리 간호 관리자에게 이 사실을 알리고, 인공임신중절에 참여하는 업무에 배치되지 않도록 해야 한다고 명시하고 있다.[11] 또한 응급하게 인공임신중절이 일어날 수 있는 곳에도 배치되어서는 안 된다. 또한 신념에 따른 거부자인 간호사는 인공임신중절에 참여하는 업무에서 다른 업무로 변경되기 전까지는 대상자에 대한 직업적 법적 의무를 다하기 위해 최선을 다해야 한다.[8]

한편, 인공임신중절에 대한 의료인의 신념에 따른 거부가 여성의 의료접근성을 저해하여 건강에 위해가 될 수 있으므로 거부권을 인정해서는 안 된다는 주장이 있다. 많은 의료인들이 케어를 거부한다면, 여성이 인공임신중절과 관련된 양질의 의료서비스를 받을 수 없다는 것이다. 세계보건기구에서도 의료인의 신념에 따른 거부가 인공임신중절을 받으려는 여성들의 건강에 부정적인 영향을 미칠 수 있으므로 주의해야 한다고 하였다.[12]

3. 인공임신중절과 관련된 법적 규정

우리나라에서 인공임신중절은 특정한 경우를 제외하고는 불법이었다. 그러나 1970~80년대 인구증가 억제정책의 비호 아래 많은 불법 낙태가 이루어졌고, 정부는 이를 단속하지 않았다. 이후에도 낙태는 불법적으로 이루어져 왔으며, 실질적으로 수많은 인공임신중절 건수에 비교해 연간 재판을 받는 건수는 극소수이었다.[13] 2017년 음성적으로 이루어진 인공임신중절 건수는 약 5만건 정도로 추정된다.[14] 이런 배경에서 2019년 4월 11일 헌법재판소는 형법상의 낙태죄가 헌법에 합치하지 않는다는 역사적인 결정을 내렸다. 2020년 10월에는 정부가 낙태 허용을 위한 형법 및 모자보건법 개정안을 입법예고하였으며 법률 개정은 아직 이루어지지 않은 상태이다.

토의 문제

1. 다음 사례를 읽고 질문에 답하시오.[8] 이 사례에 나타난 윤리적 갈등은 무엇이고, 관련된 윤리원칙은 무엇인가?

> 김OO님은 열이 나고 온몸에 붉은 반점이 나타나 병원을 찾았다. 검사 결과 풍진 감염 진단을 받았다. 그런데 동시에 임신 여부 검사에서 임신 12주임을 알게 되었다. 최근 직장에서의 업무가 매우 바빴고, 평소 월경이 불규칙하여 임신인지 모르고 있었던 것이다. 추가 검사를 통해 주치의는 태아에게 심장 기형, 청력 손상, 백내장을 특징으로 하는 선천성 풍진증후군이 발생할 수 있음을 설명하였다. 김OO님은 고민 끝에 인공임신중절술을 받기를 원하지만, 남편은 정상아로 태어날 가능성도 있고, 장애아로 태어나더라도 인공임신중절은 원하지 않는다는 입장이다.

참고문헌

1. 피터 싱어(1994). 삶과 죽음. 장동익 옮김. 철학과 현실사.
2. 앨버트 존슨(2013). 의료윤리의 역사. 이재담 옮김. 로도스.
3. Gallop(2015. 5. 29). Americans Choose "Pro-Choice" for First Time in Seven. http://www.gallup.com/poll/183434/americans-choose-pro-choice-first-time-seven-years.aspx
4. The Washington Post(2016. 4. 3). Donald Trump took 5 different positions on abortion in 3 days. https://www.washingtonpost.com/news/the-fix/wp/2016/04/03/donald-trumps-ever-shifting-positions-on-abortion/?utm_term=.44fb3eda9ed4

5. 로날드 문손(2001). 의료문제의 윤리적 성찰. 박석건 외 옮김. 단국대학교출판부.
6. 존 브라이언트 외(2008). 생명과학의 윤리. 이원봉 옮김. 아카넷.
7. ICN(2021). The ICN Code of Ethics for Nurses. http://www.icn.ch/who-we-are/code-of-ethics-for-nurses/
8. Jones, K., & Chaloner, C. (2007). Ethics of abortion: the arguments for and against. Nursing Standard, 21(37), 45-48.
9. Lachman, V. D. (2014). Conscientious objection in nursing: Definition and criteria for acceptance. MedSurg Nursing, 23(3), 196-198.
10. Royal College of Nursing(2013). Termination of Pregnancy: An RCN Nursing Framework. https://www2.rcn.org.uk/__data/assets/pdf_file/0004/529654/Termination_of_pregnancy_WEB.pdf
11. Nursing and Midwifery Council. Conscientious objection by nurses and midwives. https://www.nmc.org.uk/standards/code/conscientious-objection-by-nurses-and-midwives/
12. World Health Organization (2012). Safe abortion: technical and policy guidance for health systems. 2nd ed. Geneva: WHO.
13. 김현철, 고봉진, 박준석, 최경석 (2014). 생명윤리법론. 박영사.
14. 한국보건사회연구원 (2018). 정책보고서 2018-66. 인공임신중절실태조사.

제13장

생애 말 의사결정과 안락사

| 학습목표 |

- 생애 말 의사결정 및 안락사의 사회적 배경을 설명한다.
- 생애 말 의사결정 및 안락사와 관련된 간호윤리 문제를 설명한다.
- 생애 말 의사결정 및 안락사와 관련된 법적 규정을 설명한다.

1. 생애 말 의사결정과 안락사의 사회적 배경

1) 생애 말 의사결정

환자는 자신에 대한 의사결정을 할 권리를 가지고 있다. 생애 말에도 동일하게 의사결정에 참여할 권리를 갖는다. 그러나 생애 말에 환자는 쇠약하고, 위태로운 상태에서 의학적 결정, 특히 연명의료에 관한 결정을 하게 된다. 일반적으로 생애 말에는 생명연장보다는 편안함, 삶의 질, 존엄성 유지 등에 더 관심을 갖는 경우가 많다. 그러나 어느 지점에서 생명을 연장하는 연명의료가 더 이상 무의미하다고 말할 수 있는지는 정해져 있지 않으며, 환자 개인의 가치와 판단에 따라서만 결정할 수 있다.[1]

연명의료란 환자의 생명을 연장시키는 모든 처치를 말하며, 이 처치가 없으면 환자는 죽음에 이르게 된다. 연명의료에는 대표적으로 심정지가 일어났을 때 실시하는 심폐소생술이 있다. 심장이 정지되었을 때 심폐소생술을 실시하면 생명이 연장될 가능성이 있지만, 심폐소생술을 실시하지 않으면 사망하게 되므로, 심폐소생술은 연명의료에 해당된다. 심폐소생술 이외에도 인공호흡기, 신장투석기, 체외 혈액 순환장치(에크모)와 같은 기계들을 사용하는 것도 대표적인 연명의료 기술들이다. 숨을 쉬지 못하거나 충분한 산소가 공급되지 못할 때 인공호흡기를 사용하는 것, 신장이 노폐물을 걸러내지 못할 때 신장투석기를 사용하는 것, 심장이 제대로 뛰지 못해서 혈액을 산소화시키지 못할 때 체외 혈액 순환장치인 에크모를 사용하는 것, 이 모든 경우에 그 기계를 사용하면 생명을 어느 정도 연장시킬 수 있지만, 사용하지 않는다면 환자는 사망에 이르게 된다. 이러한 연명의료기계들을 사용하는 것 이외에도 수혈, 수술, 항생제 사용, 경관영양 공급(코로부터 위장으로 관을 삽입하거나 직접 위에 관을 삽입해 영양액을 주입하는 것), 수분 공급(정맥주사나 위장관을 통해 수분을 공급하는 것) 등도 사용하면 생명이 유지되지만, 사용하지 않으면 사망하게 되므로 연명의료에 포함된다.

일반적으로 연명의료에 사용되는 처치들은 생명을 구하고 유지하는 중요한 기술이다. 예를 들어 갑작스런 심근경색으로 쓰러졌을 때 빨리 심폐소생술을 실시함으로써 생명을 구할 수 있다. 또한 심장 수술 등의 큰 수술을 받은 직후에 인공호흡기, 신장투석기, 에크모 등을 일시적으로 사용하여 생명을 연장함으로써, 수술을 받은 장기가 다시 자기 기능을 할 때까지 기다릴 수 있다. 뿐만 아니라 위에서 나열한 수혈, 수술, 항생제 사용, 경관영양 공급, 수분 공급 등은 환자의 질병 치료 및 회복 과정에서 꼭 필요한 것들이다.

그러나 어떤 시기를 정의할 수는 없지만, 죽음을 앞둔 생애 말에는 위의 연명의료 방법들을 사용하여 생명을 연장하는 것의 의미에 대해 생각할 필요가 있다. 인공호흡기, 심폐소생술, 신장투석기, 에크모 등 기기를 사용하는 것은 환자에게 고통을 준다. 환자가 조금이라도 생명을 연장하기 위해 연명의료를 받는 일로 생애 말의 시간들을 보낼 것인지, 아니면 연명의료를 받지 않고 고통 경감과 편안함 위주의 의료서비스를 받으며 생애 말의 시간들을 보낼 것인지에 대해 고민하고 결정할 수 있도록 기회를 주고 도울 필요가 있다. 한편 고통 받는 중증 환자들에게 고통 경감과 편안함 위주의 서비스를 제공하는 것이 완화의료이다.

환자가 고통스럽더라도 끝까지 모든 연명의료를 받고, 생명을 연장하고자 한다면 그 결정을 존중해야 한다. 또한 고통스러운 생명 연장을 중단하고 편안함 위주의 생애 말을 보내고자 한다면 그 결정을 존중해야 한다. 어느 시기에 환자에게 연명의료를 중단하고 완화의료를 제공할 것인지, 또는 연명의료 가운데 어떤 것은 중단하고 어떤 것은 실시할 것인지에 대해서는 환자 개인의 결정이 존중되어야 한다. 다만 의료진은 환자에게 충분한 정보를 제공하고, 설명해야 한다. 또한 환자와의 의사소통을 통해 환자의 바램이 무엇인지를 경청해야 한다.

환자가 결정할 수 있는 의식과 판단 능력이 있을 경우, 환자는 연명의료의 다양한 처치들과 완화의료 사이의 이익과 부담을 평가하고, 그 가운데 결정을 하게 된다. 예를 들어 말기 암환자가 의식이 있는 상태에서 폐기능이 저하되어 몸에 산소 공급이 잘 안 되는 상태가 되었다고 하자. 환자는 의식이 있는 상태에서 인공호흡기를 삽입하고 중환자실 케어를 받을 것인지, 아니면 인공호흡기를 삽입하지 않고 편안함을 위한 통증 및 증상 관리를 받으며, 죽음을 맞을 것인지를 스스로 결정한다.

그러나 환자가 무의식이거나 인지기능 장애로 스스로 결정할 수 없는 경우가 있다. 연명의료를 받을 것인지 아닌지를 결정해야 할 때는 건강상태가 심각하게 좋지 않은 경우이므로, 의식이 있는 경우보다 오히려 의식이 없는 경우가 더 많다. 이러한 경우를 대비해 환자는 사전에 자신의 의사를 미리 밝혀 놓을 수 있다. 이렇게 연명의료에 대한 사전의사를 작성해 놓는 문서를 사전연명의료의향서라고 한다.[1]

사전연명의료의향서는 사전의료의향서 또는 사전의료지시서 등 다양한 이름으로 불리고 있으나, 우리나라에서 2016년 제정된 '호스피스·완화의료 및 임종과정에 있는 환자의 연명의료결정에 관한 법률'에서 사용하는 법적 용어는 사전연명의료의향서이다. 사전연명의료의향서는 '호스피스·완화의료 및 임종과정에 있는 환자의 연명의료결정에 관한 법률 시행규칙'의 별지 제10호 서식이 법정 양식이다(Box 13-1).[2]

역사적으로 사전연명의료의향서에 대한 사람들의 관심을 불러일으키고 더 나아가 사전연명의료의향서에 대한 법이 마련되는데 기여한 사건들이 있다. 1983년 미국의 25세 여성이었던 낸시 크루전 사건이 있다.[3] 낸시 크루전은 교통사고로 뇌손상을 입었고, 의식이 돌아올 가능성이 없다고 판정받았다. 의식은 돌아오지 않으나 다른 장기들은 모두 회복되어, 인공호흡기가 없어도 스스로 호흡을 할 수 있고, 심장 기능도 정상이었다. 담당 의사는 낸시 크루전은 위로 연결된 관을 통해 영양만 공급받는다면, 의식이 없는 상태로 30년 이상 살 수 있다고 하였다. 가족은 영양공급을 중단하길 원했으나 병원은 이를 허락하지 않았고, 오랜 법정 공방 끝에 법원은 영양공급을 중단하도록 허락하였다. 이 때 '사전의사'라는 개념이 등장한다. 법원은 가족이 낸시 크루전의 생명을 중단할 수 있는 권리를 가지고 있다고 인정한 것이 아니라, 주변 사람들의 증언과 기록들을 통해 낸시 크루전이 사고를 당하기 전 건강하던 시절에 무의미한 생명연장을 원하지 않는다는 의견을 가지고 있었다는 점을 인정한 것이었다. 법정 공방에서 낸시 크루전의 가족은 낸시 크루

Box 13-1 사전연명의료의향서 법정 서식

■ 호스피스·완화의료 및 임종과정에 있는 환자의 연명의료결정에 관한 법률 [별지 제10호서식] <개정 2018. 2. 2.>

연명의료중단등결정에 대한 환자의사 확인서(사전연명의료의향서)

※ 색상이 어두운 부분은 작성하지 않으며, [ ]에는 해당되는 곳에 √표시를 합니다.

등록번호		※ 등록번호는 의료기관에서 부여합니다.
환자	성 명	주민등록번호

[ ] 환자가 의사능력이 있는 경우

사전연명의료의향서	[ ] 등록된 의향서 있음	
	조회 일자	등록번호

위 환자에 대하여 「호스피스·완화의료 및 임종과정에 있는 환자의 연명의료결정에 관한 법률」 제17조에 따라 조회된 사전연명의료의향서의 내용을 환자 본인에게 확인하였습니다.

년 월 일

담당의사 성명 소속 의료기관 (서명 또는 인)

면허번호

[ ] 환자가 의사능력이 없는 경우

사전연명의료의향서	[ ] 등록된 의향서 있음	
	조회 일자	등록번호

「호스피스·완화의료 및 임종과정에 있는 환자의 연명의료결정에 관한 법률」 제17조에 따라 해당 환자가 사전연명의료의향서의 내용을 확인하기에 충분한 의사능력이 없다는 의학적 판단 하에 조회된 사전연명의료의향서가 같은 법 제2조제4호의 범위에서 같은 법 제12조에 따라 작성되었다는 사실을 확인하였습니다.

년 월 일

담당의사 성명 소속 의료기관 (서명 또는 인)

면허번호

해당 분야의 전문의 성명 소속 의료기관

전문과목 전문의 자격 인정번호 (서명 또는 인)

210mm×297mm[백상지(80g/㎡) 또는 중질지(80g/㎡)]

전이 이런 상황에서 무의미한 연명의료를 원하지 않았을 것이라는, 즉 낸시 크루전의 사전 의사를 추정할 만한 근거들을 제시하였다. 이 사건에서 만일 사전연명의료의향서와 같은 문서가 한 장만 있었다면 법원에서 낸시 크루전의 사전의사가 무엇이었는지를 쉽게 확인할 수 있었을 것이고, 오랜 법정 공방으로 가족들이 고통 받을 필요가 없었을 것이다. 1977년 이미 캘리포니아 주에서 처음으로 사전연명의료의향서가 법제화 되었으나, 낸시 크루전 사건으로 사전연명의료의향서에 대한 사회적 관심이 더욱 커졌다. 현재 미국 전역에서 사전의료의향서는 법적으로 인정되고 있으며, 적극적으로 활용되고 있다. 대부분의 의료기관들은 입원 수속 및 외래 접수 과정 중에 환자가 사전연명의료의향서를 가지고 있는지 확인하고, 작성을 원하는 경우 담당 직원에게 의뢰하여 환자의 사전연명의료의향서 작성을 돕는다.

한편 우리나라에서는 2008년 세브란스 병원의 '김할머니' 사례가 있다.[3] 김할머니는 자발적으로 숨을 쉴 수 없는 상태로 인공호흡기를 가지고 있었다. 무의식 상태가 지속되고 있었고 회생불가능하였다. 가족은 할머니가 편안하게 돌아가실 수 있도록 인공호흡기를 제거해달라고 병원에 요구하였다. 그러나 병원에서는 허락하지 않았다. 이에 가족은 소송을 제기하였고, 법원은 인공호흡기 제거를 허락하였다. 우리나라에서 인공호흡기 제거를 허용한 최초의 법적 판결이었다. 그런데 우리나라 법원도 미국의 낸시 크루전 사건과 마찬가지로, 가족이 김할머니의 생명을 중단할 수 있는 결정권을 가지고 있다고 인정한 것이 아니다. 김할머니가 평소 무의미한 생명연장을 원하지 않았다는 증거들을 인정하여, 김할머니의 사전의사를 추정하여 판결한 것이었다. '김할머니' 사례에서도 할머니의 사전연명의료의향서가 있었더라면 할머니의 사전의사를 법원이 확인하는 과정은 훨씬 쉬웠을 것이고, 법원이나 가족 모두 할머니의 뜻이 무엇인지를 명확히 알고 그 뜻을 받드는 일에 큰 도움이 되었을 것이다.

한편 현재 미국에서는 환자 및 일반인들에게 사전연명의료의향서 작성을 적극 권장하는 한편, 사전연명의료의향서가 없는 경우에는 환자의 대리인이 환자 대신 결정할 수 있도록 허용하고 있다. 우리나라에서는 '호스피스·완화의료 및 임종과정에 있는 환자의 연명의료결정에 관한 법률'에 따라 2018년부터 환자의 사전연명의료의향서가 없더라도 가족 전원이 동의하는 경우 연명의료중단이 가능하다.

만일 환자가 스스로 판단할 능력이 없고, 사전연명의료의향서도 없을 때, 대리인이 환자를 대신해 결정하게 된다. 대리인의 판단 원칙은 만일 환자가 의식이 있다면 그 상황에서 어떤 결정을 했을까를 기준으로 하는데, 이 때 대리인은 환자에 대한 모든 지식을 사용하여 환자의 가치와 판단을 추정해야 한다. 한편 심각한 발달장애를 가진 사람과 같이 과거에 스스로 판단할 수 있는 능력이 한 번도 없었던 환자의 경우, 대리인은 환자의 최선의 이익이 무엇인지를 고려하여 판단해야 한다.[1]

일반적으로 대리인은 환자가 판단 능력이 있을 때 미리 지정해 놓았다면, 그 사람이 대리인 역할을 맡게 되고, 만일 미리 지정해 놓지 않았다면 가족이 대리인 역할을 하게 된다. 의료 관행상으로 가족에게 대리인 역할을 부여하는 이유로는 다음의 세 가지를 들 수 있다.[1] 첫째, 보통 환자 자신이 가족이 대리인이 되어주길 원한다. 둘째, 가족이 환자가 무엇을 원하는지 가장 잘 알고 있으며, 그 환자를 가장 염려하는 사람이다. 셋째, 사회적으로 의식이 없어 타인이 돌보아야 하는 사람에 대한 일차적인 책임은 가족에게 있다.

2) 안락사

자살과 살인은 자신이나 타인에게 큰 해를 가하는 것으로, 윤리적으로 해서는 안 되는 행동이다. 그러나 오랜 고통으로 견디기 힘들 때, 만일 스스로를 편안한 죽음에 이르게 한다면 이것은 자살이라고 할 수 있을까? 또는 오랜 고통으로 견디기 힘들어하는 누군가를 편안한 죽음에 이르도록 돕는다면 이를 살인이라고 할 수 있을까? 안락사는 자기 자신이나 다른 사람의 삶을 편안하게 끝내도록 하는 것으로 이는 도덕적으로 자살이나 살인과 다르게 인식되고 있으며, 법적으로도 부분적, 또는 전면적으로 허용되고 있다.[4]

안락사는 일반적으로 소극적 안락사(수동적 안락사)와 적극적 안락사(능동적 안락사)로 분류한다(표 13-1). 일부 철학자들은 죽음의 방법을 기준으로 하는 이러한 구분은 도덕적으로 합당하지 못하며, 그보다 죽음을 가져온 상황이 중요하다라고 주장한다. 그러나 소극적 안락사와 적극적 안락사의 구분은 일반인들이 안락사를 인식하는 데 중요한 기준이 되고 있으며, 법적 허용범위를 정하는데도 기준으로 사용되고 있다.

소극적 안락사는 죽음의 진행을 지연시킬 수 있는 방법이 있지만 이를 시행하지 않음으로써 죽음에 이르게 하는 것이다.[5] 즉 인공호흡기, 신장투석기 등 연명의료를 시행하지 않음으로써 사망하게 되는 것이다. 한편 소극적 안락사에는 다시 연명의료 유보와 연명의료 중단이 있다.

연명의료 유보는 연명의료를 시작하지 않는 것을 말한다. 예를 들면, 호흡이 곤란하여 호흡이 멈출 위기에 있는데, 인공호흡기를 사용하지 않는 것이다. 또는 호흡과 맥박이 중단될 위기에 놓인 환자를 중환자실로 이송하여 여러 가지 연명의료 방법을 통해 생명을 유지

[표 13-1] 소극적 안락사와 적극적 안락사

안락사의 종류		설명	법적 허용 여부
소극적 안락사	연명의료 유보	• 연명의료를 시작하지 않는 것 (예: 호흡이 곤란하지만 환자에게 인공호흡기를 삽입하지 않는 것)	• 유럽 국가들 및 미국 허용 (영양공급 및 수액공급을 포함한 모든 연명의료의 유보 및 중단 허용) • 우리나라 허용 (심폐소생술, 혈액 투석, 항암제 투여, 인공호흡기 착용만 유보 및 중단 허용. 영양공급 및 수액공급 유보 및 중단은 불가)
	연명의료 중단	• 이미 시행하고 있는 연명의료를 중지하는 것(예: 이미 인공호흡기에 의존해 호흡하고 있는 환자에게서 인공호흡기를 제거하는 것)	
적극적 안락사	의사조력 자살	• 환자의 요청에 의해 의사가 환자에게 치사량의 약물을 처방하여 편안하게 죽는 것을 돕는 것	• 네덜란드 등 유럽 6개국과 미국 일부 주 허용 • 우리나라 불가
	비의료인 조력자살	• 환자의 요청으로 가족이나 지인이 환자의 생명을 끊는 것 • 가족 등의 타인이 환자에게 자살할 수 있는 무기나 약물을 가져다 주는 것	• 세계적으로 불가. 법적 처벌 대상

하는 것이 아니라 중환자실로 이송하지 않고 일반 병실에서 죽음을 맞도록 하는 것이다.

반면 연명의료 중단은 이미 시행하고 있는 연명의료를 중지하는 것이다. 예를 들면, 김할머니 사례에서처럼 이미 인공호흡기를 이용하여 생명을 연장하고 있는데, 사용하고 있던 인공호흡기를 중지하는 것을 말한다.

외국에서는 연명의료 유보와 중단 모두 윤리적, 법적으로 차이가 없다고 보고 있다. 과거에는 연명의료 유보는 인공적인 생명연장을 하지 않은 자연스러운 죽음이라고 보는 반면, 연명의료의 중단은 인위적으로 생명을 끊는 행위라고 보고 꺼려하기도 하였다. 그러나 연명의료라는 것 자체가 인위적인 생명연장이므로, 이를 끊는 중단 행위는 인위적인 연장을 자연스러운 죽음으로 바꾸는 것일 뿐이라는 것이 의료계의 지배적인 입장이다. 또한 세계적으로 이러한 관점에서 윤리학자 및 종교인들도 연명의료의 유보와 중단을 윤리적으로 동일하게 보고 있다.

우리나라에서는 최근까지도 연명의료 유보는 어느 정도 허용되어 왔으나 연명의료 중단은 금기시되어 왔다. 특히 1998년에 있었던 '보라매병원 사건'은 의료계에 연명의료 중단은 절대 해서는 안 된다는 인식을 심어준 중대 사건이었다.

1997년 보라매병원에 한 남성이 시멘트 바닥에 넘어져 응급실로 실려 왔다.[6] 머리에 큰 출혈이 있어, 출혈로 인한 혈종(피덩어리) 제거 수술을 시행했다. 그러나 뇌손상으로 무의식 상태가 되었고 의식 회복 가능성이 없었다. 연명의료 방법들을 사용하면 의식이 없는 상태로 생명을 연장할 수는 있었다. 수술 후 환자의 부인은 치료비를 걱정하며 반복하여 퇴원시켜 줄 것을 요구하였다. 의사는 '의사의 지시에 반한 퇴원'이라는 기록을 하고, 부인의 뜻에 따라 환자를 집으로 이송하였고, 환자는 집에서 사망하였다. 그러나 이후 환자의 친형제들이 병원을 방문하여 항의하고 소송을 제기하였고, 담당 의사는 실형을 받았다. 이 사건은 의료계에 연명의료의 중단은 형사처벌의 대상이라는 강한 메시지를 주었고, 이에 약 10여 년간 연명의료의 중단은 금기시되어 왔다. 이미 세계적으로는 완화의료가 보편화되고, 편안한 죽음에 대한 공감이 형성되어 가는 상황이었음에도 우리나라의 의사들은 연명의료중단에 대해 매우 방어적일 수 밖에 없었다.

이후 2008년 '김할머니' 사례는 연명의료중단에 새로운 시대를 열게 되었다. 연명의료중단을 형사처벌 대상으로 판단했던 보라매병원 사건 이후 10여 년 만에 처음으로 연명의료중단이 법원에 의해 허용된 것이다. 2008년 '김할머니' 사례를 계기로 사회적으로 존엄한 죽음에 대한 관심이 크게 증폭되었고, 드디어 2016년 호스피스·완화의료 및 임종과정에 있는 환자의 연명의료결정에 관한 법률(약칭: 연명의료결정법)이 제정되었다. 이 법으로 인해 법적으로도 연명의료 유보와 중단은 동일하게 인정받게 되었고, 절차에 따라 허용되게 되었다.

한편 유보 또는 중단이 가능한 연명의료의 항목들을 살펴보면, 유럽 국가들과 미국에서는 일반적으로 연명의료에 해당되는 모든 항목들에 대해 유보 또는 중단이 가능하다. 위에서 언급한 인공호흡기, 신장투석기, 에크모 등의 생명연장 기기 사용, 심폐소생술, 수술, 수혈 등의 처치, 각종 강심제, 항암제, 항생제 등의 각종 치료약물 투약, 그리고 영양공급 및 수액공급까지 모든 연명의료의 유보 및 중단이 가능하다. 통증을 감소시키고 편안함을 증가시키는 약물이나 처치는 생명을 연장하는 것이 아니므로 연명의료에 해당되지 않는다. 따라서 연명의료를 중단하더라도, 환자는 통증감소와 편안함 증진 위주의 의료를 지속적으로 받게 된다. 완화의료는 환자의 통증감소와 편안함 증진을 전문적으로 다루는 분야이다.

영양공급과 관련해서는 미국 낸시 크루전 사건을 다시 생각해 보자. 낸시 크루전은 생명을 유지하는데 인공호흡기 등 다른 연명의료는 필요치 않을 만큼 신체가 건강했고, 뇌만 손상된 상태였다. 의사는 영양공급만으로 30년까지도 더 생명이 연장될 수 있다고 보았다. 결국 법원의 허락을 받고 영양공급을 중단함으로써 낸시 크루전은 사망하게 되었다. 크루전 사건으로 영양공급 중단을 연명의료중단에 포함시킬 것인가에 대한 사회적 법적 논의가 이루어졌고, 이후로 연명의료중단이 생명유지장치나 약물 뿐 아니라 영양공급 중단까지를 포함하게 되었다.[7] 그리하여 이미 미국 의사협회는 1988년에 "회생 불가능한 혼수 상태의 환자에서 인공 영양 공급을 포함한 모든 형태의 생명연장을 위한 의학적 치료를 보류하는 것이 도덕적으로 정당하다는 입장을 밝혔다".[4,p.173]

우리나라에서 유보 또는 중단이 가능한 연명의료는 심폐소생술, 혈액 투석, 항암제 투여, 인공호흡기 착용, 체외생명유지술(에크모), 수혈, 혈압상승제 투여가 있으며, 그 밖에 담당의사가 환자의 최선의 이익을 보장하기 위해 시행하지 않거나 중단할 필요가 있다고 의학적으로 판단하는 시술(대통령령 제33112호)이 있다. 한편 영양공급 및 수액공급은 유보 또는 중단할 수 없다.

한편 적극적 안락사는 고통 받고 있는 환자를 적극적인 의도적 행위로 죽음에 이르게 하는 것을 말한다. 적극적 안락사는 다양한 형태가 있을 수 있다. 심각한 질병으로 고통받고 있는 환자의 요청으로 가족이 환자의 생명을 끊는 경우가 있고, 또는 조력자살의 한 형태로 가족이 환자에게 자살할 수 있는 무기나 약물을 가져다 주는 경우도 있다.[8] 이러한 형태의 적극적 안락사는 법적으로 대부분의 국가에서 법적으로 허용되지 않으므로, 이러한 행동을 한 사람은 법적 처벌을 받게 된다(Box 13-2).

Box 13-2 가족 조력자살의 예[9]

2005년 7월 10일 캐나다 몬트리올에서 44세 여성 마리엘 울이 사망하는 사건이 발생하였다. 마리엘 울은 프리드리히 운동실조증이라는 유전성 중증 질환을 앓고 있었다. 마리엘 울은 이 질환으로 팔과 다리의 운동 조절을 상실해 걸을 수 없었고, 근력이 약화되어 팔다리를 제대로 움직일 수 없었다.

마리엘 울의 남편 앙드레 베르게론은 비닐 봉지를 이용해 아내가 질식사 하는 것을 도와 사망에 이르게 하였고, 아내 살인 혐의로 체포되었다. 그러나 마리엘 울의 형제자매들은 마리엘 울이 13년간 이 질환을 앓아 왔으며, '신체의 감옥'에 갇혀 괴로워하였고, 생을 끝내고 싶어 했다고 밝혔다. 가족들은 헌신적으로 마리엘 울을 간병해온 남편 앙드레 베리게론에 대한 처벌을 반대하였다.

그러나 적극적 안락사의 유형들 가운데 외국에서 법적으로 일부 허용되는 형태로 의사조력자살이 있다(Box 13-3). 의사조력자살이란 환자의 요청에 의해 의사가 환자에게 치사량의 약물을 처방하여 편안하게 죽는 것을 돕는 것이다. 세계적으로 2002년 네덜란드를 시작으로 2024년 현재까지 벨기에, 룩셈부르크, 스위스, 콜롬비아, 캐나다, 스페인, 뉴질랜드, 오스트리아, 포르투갈 그리고 미국의 일부 주가 의사조력자살을 법적으로 허

용하고 있다.[10,11]

우리나라에서는 의사조력자살을 포함하여 모든 형태의 적극적 안락사는 불법이다. 일부 국가가 허용하기는 하지만, 현재까지 세계적으로 적극적 안락사를 허용할 것인가, 허용해서는 안 되는 것인가, 또는 만일 허용한다면 적용 범위와 조건은 어떠해야 하는가에 대한 윤리적 논쟁이 첨예하다.

Box 13-3 의사조력자살의 예[12,13,14]

2014년 11월 1일 미국의 29세 여성 브리타니 메이나드는 의사가 처방한 약을 먹고 숨을 거두었다. 즉 의사조력자살을 선택하였다. 그 날은 그녀가 정한 죽음예정일이었다.

브리타니 메이나드는 자살하기 전 악성 뇌종양으로 6개월 밖에 살 수 없다는 선고를 받았다. 그녀는 뇌종양이 매우 고통스러운 질병이라는 것을 알게 되었고, 죽음을 기다리는 고통보다 스스로 죽음을 선택하기로 하였다. 그녀는 캘리포니아 주에 살고 있었으나, 2014년 당시 캘리포니아 주는 의사조력자살을 허용하지 않았다. 따라서 이를 허용하는 오레곤 주로 이주하였다. 그리고 자신의 선택과 그 과정을 유튜브에 동영상으로 올렸고, 이 동영상은 1000만건이 넘는 조회수를 나타냈고, 이는 미국 전역에 큰 반향을 일으켰다. 사회적으로 의사 조력자살에 대한 논의가 적극적으로 이루어지게 되었고, 그 결과로 2015년 캘리포니아 주도 의사조력자살을 허용하게 되었다.

의사조력자살의 조건으로 다음을 제시하기도 한다. 현재의 고통을 견딜 수 없으며, 이 고통은 앞으로도 줄어들지 않을 것이고, 환자가 자발적으로 요청하는 경우이다. 이런 경우에만 허용하는 것을 조건으로 의사조력자살에 찬성하는 사람들이 있다. 그들의 찬성 이유는 다음과 같다.[1,15] 첫째로 이미 의사들은 죽어가는 환자를 편안하게 해주려는 목적으로 몰핀과 같은 안정제를 투약하고 있으며, 이 약물에 의해 잠든 상태에서 호흡곤란으로 사망하는 경우들이 많이 있다는 것이다. 따라서 음성적으로 이루어지고 있는 이러한 의료를 양성화하는 것뿐이라는 것이다. 둘째, 큰 통증과 고통을 겪고 있는 말기 환자가 있다면 계속 고통을 겪게 하는 것은 잔인한 일이라는 것이며, 따라서 죽음을 도와주어야 한다는 것이다. 이러한 동기는 동정심에 기인한다. 마지막 이유는 자율성의 문제로, 인간에게 자신의 삶의 끝을 결정할 권리가 있다는 것이다.

한편 이러한 의사조력 자살을 반대하는 논리는 다음과 같다.[1,15] 첫째, 통증을 제어하거나 편안하게 해주려고 약물을 투여하다가 사망에 이르는 것은, 사망에 이르게 하려고 치사량의 약물을 투여하는 것과 다르다는 것이다. '이중 결과의 원리'(Box 13-4)에 따르면 나쁜 결과(환자의 죽음)를 만든 어떤 행위(진통안정제 투약)가 결코 나쁜 결과를 만들고자 의도한 것이 아니고, 좋은 결과(통증 경감)를 달성하기 위해 필요하여 한 행위라면 도덕적으로 정당화될 수 있다는 것이다. 그러나 나쁜 결과(환자의 죽음)를 의도하여 한 행위는 도덕적으로 정당화될 수 없다고 주장한다. 둘째, 환자의 통증과 고통을 줄일 방법이 죽음밖에 없는가 하는 의문이다. 완화의료의 발달로 통증과 증상들을 감소시키고, 생애 말 삶을 의미 있게 도울 방법이 있다는 것이다. 셋째, 자신의 생명을 결정할 자율성을 인정하는 것이 다른 사람이 자신의 생명을 결정하는 자유까지 인정하는 결과가 될 수 있다는 것이다. 예를 들면, 네덜란드에서는 해마다 약 2,000~4,000건이 환자의 자발적인 요청에 의해 이루어지는데, 동시에 해마다 약 1,000건의 안락사가 환자의 요청이 아닌 가족 등 주변 사람들이 환자의 고통을 줄이기 위해 대신 결정하였다는 것이다.[1,15] [표 13-2]는 의사조력자살에 대한 찬반 논쟁을 정리한 것이다.

Box 13-4 이중 결과의 원리[16]

이중 결과의 원리는 신학자이자 철학자인 토마스 아퀴나스가 처음 제시한 윤리원칙이다. 이중 결과의 원리란 어떤 행위의 부작용으로 심각한 해로움이 발생할 수 있더라도 본래의 목적이 선한 결과를 위한 것이었다면 허용가능하다는 것이다. 다시 말하면 동일한 행위가 두 개의 결과, 즉 작용(의도한 결과)과 부작용(의도하지 않은 결과)을 동시에 나타낼 수 있을 때, 이를 이중 결과라고 한다. 그리고 이때 부작용이 심각하더라도 의도한 결과가 선하다면 이 행위는 허용가능하다는 것이다.

예를 들어 이 원리에 따르면 환자의 통증감소를 목적으로 말기 환자에게 많은 양의 몰핀을 주입하는 행위는 부작용으로 환자가 사망할 수 있다고 하더라도 허용된다는 것이다. 왜냐하면 이 행위가 환자의 통증감소라는 선한 결과를 목적으로 하는 것이고 환자의 사망은 부작용일 뿐이기 때문이다.

그러나 어떤 의사가 말기 환자에게 똑같은 양의 몰핀을 주입하는데, 그 목적이 환자를 빨리 사망하도록 하는 것이라면 이 행위는 허용되지 않는다. 왜냐하면 행위의 목적이 환자의 사망이라는 나쁜 결과이기 때문이다.

거꾸로 말하면, 어떤 의사가 말기 환자에게 많은 양의 몰핀을 주입하여, 결과적으로 환자가 사망했다는 동일한 결과가 발생했을 때, 의사의 본래 의도에 따라 윤리적 판단이 달라진다는 것이다. 환자가 사망했더라도 의사가 환자의 통증감소라는 선한 결과를 목적으로 했다면 허용가능한 행위이고, 의사가 환자의 사망이라는 나쁜 결과를 목적으로 했다면 허용할 수 없는 행위라는 것이다.

[표 13-2] 의사조력자살에 대한 찬반 논쟁

찬성 의견	반대 의견
이미 통증완화를 위한 안정제 투약에 의한 환자 사망은 이루어지고 있음. 의사조력자살 허용은 이러한 음성적인 의사들의 행위를 양성화하는 것일 뿐임	'이중 결과의 원리'에 따라, 안정제 투약에 의한 말기 환자 사망이라는 동일한 결과라도, 환자 사망이라는 나쁜 결과를 목적으로 하는 안정제 투약은 도덕적으로 정당화될 수 없음

말기 환자가 계속 고통을 겪게 하는 것인 잔인한 일이므로, 동정심에 기인해 환자의 죽음을 도와야 함	환자의 고통을 줄일 방법이 죽음 외에도 있음. 호스피스-완화케어의 발달로 생애 말 삶을 의미 있게 도울 방법이 있음
자율성의 문제로, 인간은 자신의 삶의 끝을 결정할 권리가 있음	환자가 자신의 생명을 결정할 자율성을 인정하다 보면, 다른 사람이 환자의 생명을 결정하는 자유까지 인정하는 결과로 발전될 수 있음

존엄사는 일반적으로 "포괄적으로 인간으로서 존엄을 유지한 채 자연스럽게 죽음을 맞이하도록 하는 것"[5,p.1166]을 의미하며, 이를 위한 방법은 국가나 사회에 따라 다를 수 있다. 예를 들어 미국 오레곤주의 존엄사 법에서는 소극적 안락사와 적극적 안락사인 의사조력자살 모두를 존엄사의 방법에 포함시키는 반면, 일본과 우리나라는 소극적 안락사 방법만을 존엄사 방법으로 인정한다.[5] 일명 존엄사법이라고도 부르는 '호스피스·완화의료 및 임종과정에 있는 환자의 연명의료결정에 관한 법률'을 보면 '환자에 대한 연명의료를 시행하지 아니하거나 중단'만을 명시하고, 적극적 안락사는 포함하지 않는다.[17] 또한 외국의 경우에 연명의료는 수액 공급 및 영양 공급도 포함한다. 즉 연명의료중단에는 수액 공급과 영양 공급의 중단도 포함된다.[7] 그러나 우리나라의 존엄사법에서의 연명의료에는 수액 공급과 영양 공급이 포함되지 않는다. 즉 우리나라에서는 수액 및 영양 공급을 중단하는 것은 법으로 금지되어 있다.

2. 생애 말 의사결정 및 안락사와 간호윤리

국제간호협의회와 한국 간호사 윤리강령은 공통적으로 간호사 윤리강령 서문에서 간호사의 기본적인 책무로, 건강 증진, 질병 예방, 건강 회복과 함께 고통 경감을 제시하고 있다.[18,19] 간호사는 환자의 생애 말 고통에 대해 동정심을 가지고 공감하며, 이를 덜어주기 위한 노력을 기울여야 한다. 또한 미국 간호사협회는 미국 간호사 윤리강령에서 간호사는 생애 말의 환자와 그 가족이 경험할 수 있는 수많은 증상과 고통을 예방하고 경감시키기 위해 노력해야 함을 명시하고 있다.[8]

한국 간호사 윤리지침은 제18조(연명의료와 간호)와 제19조(말기 및 임종 과정의 간호)에서 생애 말 간호사의 윤리적 행동으로 다음을 제시하고 있다.[19]

제18조(연명의료와 간호)

① 간호사는 간호 대상자의 존엄성 유지와 최선의 이익을 위한 연명 의료 결정이 될 수 있도록 간호 대상자를 지지하고 간호 대상자와 가족, 의료진과의 의사소통을 촉진해야 한다.
② 간호사는 간호 대상자의 연명 의료 결정과 이행의 과정에서 윤리적 갈등이 발생했을 때, 적절한 해결책을 마련하기 위해 병원 윤리위원회 등 자원을 연계하고 관련 활동에 참여할 수 있다.

제19조(말기 및 임종 과정의 간호)

① 간호사는 말기 및 임종 과정에 있는 간호 대상자에게 동반자 역할을 수행함으로써 인간의 존엄성을 유지할 수 있도록 돌본다.
② 간호사는 말기 및 임종 과정에 있는 간호 대상자나 가족, 대리인이 호스피스 · 완화 간호를 요구할 때 이를 제공해야 한다.
③ 간호사는 임종 과정에 있는 간호 대상자에게도 수분과 영양공급 등 생명 유지에 필요한 기본적인 간호와 적절한 돌봄을 제공해야 한다.

한편 소극적 안락사, 즉 연명의료 유보 및 중지에 대한 간호사의 윤리적 행동에 대한 지침을 보면, 미국 호스피스 완화케어 간호사 협회의 입장문을 예로 들 수 있다.[7,p.2]

- 연명의료는 유보되거나 중단될 수 있다. 이롭지 않은 의료처치를 시작하지 않겠다고 결정하는 유보와 이롭지 않은 의료처치 또는 더 이상 원치 않는 의료처치를 그만 받겠다고 결정하는 중단에는 윤리적, 법적 관점 모두에서 차이가 없다.
- 모든 사람에게는 합리적으로 이롭다고 생각되는 의료처치를 받기 시작할 권리가 있는 동시에, 어떤 의료처치든 유보하거나 거절할 권리가 있다.
- 환자들은 자신이 스스로 의사결정을 할 수 없을 때에 대비하여 의사결정 대리인을 지정할 권리가 있다.

또한 미국의 호스피스 완화케어 간호사 협회는 실무에서 보건의료팀은 환자의 사전의사와 환자가 미리 지정해 놓은 의사결정 대리인의 의견을 존중해야 할 의무가 있음을 명시하고 있다. 그리고 호스피스 완화케어 간호사는 연명의료 유보와 중단 과정에서 간호가 지속적으로 제공될 수 있도록 해야 하고, 이를 환자와 가족이 확신할 수 있도록 해야 한다고 제언한다. 환자와 가족은 연명의료 유보 또는 중단 결정으로 인해 적절한 간호가 중단되거나 환자에 대한 방임이 일어날 것을 걱정하기 때문이다.[7] 우리나라에서 소극적 안락사(연명의료 유보 및 중지)는 2018년부터 허용된다. 우리나라 간호사들도 연명의료의 유보 및 중단과 관련된 윤리적 의무가 무엇인지를 인식하고 행동해야 할 것이다.

연명의료 유보 및 중단과 관련된 주요 윤리원칙들을 간략히 요약하면 다음과 같다.[20]

- **환자의 자율성** : 자율적인 의사결정을 할 수 있는 환자는 충분한 정보를 이해한 상태에서 연명의료를 유보하거나 중단할 권리가 있다. 환자에게 충분한 정보를 제공하고 설명하는 것은 환자의 자율적 의사결정에 필수적인 조건이다.
- **선행** : 연명의료를 시작하는 것, 또는 연명의료를 중단하지 않고 계속 유지하는 것이 환자에게 어떤 이로움을 주는지 고려해야 한다. 동시에 그 이로움이라는 것이 과연 궁극적으로 환자가 원하는 것인지에 대해 깊이 생각해 본다. 만일 연명의료가 궁극적으로 환자가 원하는 이로운 것이라면 환자에게 연명의료를 제공해야 한다.
- **해악 금지** : 연명의료로 인한 해로움, 고통, 불편감은 무엇인지 생각해 본다. 동시에 연명의료를 시작하지 않거나 중단함으로써 나타나는 고통은 없는지 고려해야 한다.

3. 생애 말 의사결정 및 안락사와 관련된 법률

1) 생애 말 의사결정 관련 법률

2016년 제정되고, 2018년부터 시행되는 '호스피스·완화의료 및 임종과정에 있는 환자의 연명의료결정에 관한 법률'(약칭 연명의료결정법)[17]에서는 "사전연명의료의향서"를 "19세 이상인 사람이 자신의 연명의료중단등결정 및 호스피스에 관한 의사를 직접 문서(전자문서를 포함)로 작성한 것"이라고 정의하고 있으며, 제12조에서 "사전연명의료의향서"의 작성과 등록 방법을 명시하고 있다. 법률에 따르면 사전연명의료의향서는 건강한 일반인을 포함한 모든 성인들이 자신이 의식 상실 등 만약의 경우에 대비해 자신의 의견을 표현하는 문서이다.

반면 '연명의료계획서'는 "말기환자등의 의사에 따라 담당의사가 환자에 대한 연명의료중단등결정 및 호스피스에 관한 사항을 계획하여 문서(전자문서를 포함)로 작성한 것"으로 사전연명의료의향서와의 차이는 말기환자만을 대상으로 하며, 만일의 경우에 대비하는 것이 아니라 실질적으로 환자가 처한 말기 상황에서 필요한 선택들을 문서로 기록하는 것이다.

Box 13-5 사전연명의료의향서, 연명의료계획서, 연명의료 등의 법적 정의[17]

호스피스·완화의료 및 임종과정에 있는 환자의 연명의료결정에 관한 법률(약칭: 연명의료결정법)

[시행 2024.6.14.] [법률 제19466호, 2023.6.13., 일부개정]

제2조(정의) 이 법에서 사용하는 용어의 뜻은 다음과 같다. 〈개정 2018. 3. 27〉

1. "임종과정"이란 회생의 가능성이 없고, 치료에도 불구하고 회복되지 아니하며, 급속도로 증상이 악화되어 사망에 임박한 상태를 말한다.
2. "임종과정에 있는 환자"란 제16조에 따라 담당의사와 해당 분야의 전문의 1명으로부터 임종과정에 있다는 의학적 판단을 받은 자를 말한다.
3. "말기환자(末期患者)"란 적극적인 치료에도 불구하고 근원적인 회복의 가능성이 없고 점차 증상이 악화되어 보건복지부령으로 정하는 절차와 기준에 따라 담당의사와 해당 분야의 전문의 1명으로부터 수개월 이내에 사망할 것으로 예상되는 진단을 받은 환자를 말한다.
   가. 삭제 〈2018. 3. 27.〉
   나. 삭제 〈2018. 3. 27.〉
   다. 삭제 〈2018. 3. 27.〉
   라. 삭제 〈2018. 3. 27.〉
   마. 삭제 〈2018. 3. 27.〉
4. "연명의료"란 임종과정에 있는 환자에게 하는 심폐소생술, 혈액 투석, 항암제 투여, 인공호흡기 착용 및 그 밖에 대통령령으로 정하는 의학적 시술로서 치료효과 없이 임종과정의 기간만을 연장하는 것을 말한다.
5. "연명의료중단등결정"이란 임종과정에 있는 환자에 대한 연명의료를 시행하지 아니하거나 중단하기로 하는 결정을 말한다.
6. "호스피스·완화의료"(이하 "호스피스"라 한다)란 다음 각 목의 어느 하나에 해당하는 질환으로 말기환자로 진단을 받은 환자 또는 임종과정에 있는 환자(이하 "호스피스대상환자"라 한다)와 그 가족에게 통증과 증상의 완화 등을 포함한 신체적, 심리사회적, 영적 영역에 대한 종합적인 평가와 치료를 목적으로 하는 의료를 말한다.
   가. 암
   나. 후천성면역결핍증
   다. 만성 폐쇄성 호흡기질환
   라. 만성 간경화
   마. 그 밖에 보건복지부령으로 정하는 질환
7. "담당의사"란 「의료법」에 따른 의사로서 말기환자 또는 임종과정에 있는 환자(이하 "말기환자등"이라 한다)를 직접 진료하는 의사를 말한다.
8. "연명의료계획서"란 말기환자등의 의사에 따라 담당의사가 환자에 대한 연명의료중단등결정 및 호스피스에 관한 사항을 계획하여 문서(전자문서를 포함한다)로 작성한 것을 말한다.
9. "사전연명의료의향서"란 19세 이상인 사람이 자신의 연명의료중단등결정 및 호스피스에 관한 의사를 직접 문서(전자문서를 포함한다)로 작성한 것을 말한다.

2) 소극적 안락사 관련 법률

'호스피스·완화의료 및 임종과정에 있는 환자의 연명의료결정에 관한 법률'의 제1장에서 제3장이 소극적 안락사와 관련된 부분이다.[17] 이 법 제정 이전에는 연명치료중단에 대하여 보라매 병원 사건이나 '김할머니' 사건과 같은 특정 사건에 대한 판례만 존재하였다. 따라서 '호스피스·완화의료 및 임종과정에 있는 환자의 연명의료결정에 관한 법률'은 최초로 연명치료중단에 대해 명시한 법률로 그동안 혼란스러웠던 생애말 환자들의 의사결정에 명확한 지침을 제시한다는 점에서 큰 의의가 있다. 한편 이 법으로 우리나라에서 소극적 안락사가 허용되게 되었으나, 적극적 안락사는 여전히 법적으로 허용되지 않는다.

'호스피스·완화의료 및 임종과정에 있는 환자의 연명의료결정에 관한 법률' 제2조 제5호를 보면, "연명의료중단등결정"이란 임종과정에 있는 환자에 대한 연명의료를 시행하지 아니하거나 중단하기로 하는 결정을 말한다라고 명시하고 있다(Box 13-5). 이 조항을 보면, '연명의료를 시행하지 아니하거나'는 연명의료의 유보를 말하고, '중단하기로'는 연명의료의 중단을 말한다. 이 조항은 소극적 안락사의 두 형태, 즉 연명의료의 유보와 중단이 우리나라 법에서 동일하게 취급됨을 명시하고 있다.

또한 이 법률 제2조 제4호를 보면, 이 법에서 연명의료란 심폐소생술, 혈액 투석, 항암제 투여, 인공호흡기 착용의 네 가지 의학적 시술과 대통령령으로 정하는 의학적 시술을 말한다. 대통령령(대통령령 제33112호, 2022.12.20 개정)의 의학적 시술로는 체외생명유지술(ECLS, Extracorporeal membrane oxygenation), 수혈, 혈압상승제 투여가 있다. 한편 영양공급과 물 공급은 중단할 수 없음을 제19조 제2항에 명시하고 있다.

한편 이 법률 제2조 제1호를 보면 "임종과정"이란 회생의 가능성이 없고, 치료에도 불구하고 회복되지 아니하며, 급속도로 증상이 악화되어 사망에 임박한 상태를 말한다고 하였다. 또한 제15조에서는 연명의료중단등결정은 환자가 임종과정에 있을 때만 가능하도록 되어 있다.

이 법률은 연명의료중단이 가능한 조건을 다음과 같이 제시하고 있다. ① 환자가 사전연명의료의향서나 연명의료계획서에 중단 의사를 명시한 경우, ② 사전의료의향서나 연명의료계획서가 없고, 현재 의식 불명 등으로 의사표현이 불가능한 경우에는 가족 2명 이상이 연명의료중단이 평소 환자의 일관된 뜻이었다는 진술을 하는 경우, ③ 그래도 환자의 뜻을 알 수 없을 때는 가족 모두가 연명의료중단에 동의하는 경우.

이는 환자의 명확한 의사가 문서화되어 있는 경우에는 환자의 의사를 따르고, 문서화되어 있지 않더라도 가족들의 진술을 통해 환자의 사전의사를 추정하거나, 추정이 어려울 때는 가족 모두의 동의가 있으면 연명의료중단이 가능한 것이다. 즉 환자의 자기결정권 뿐 아니라 가족 모두가 동의하는 경우에는 가족들의 대리인 자격을 인정한 것이라고 볼 수 있다.

또한 담당의사가 전문의사 1인과 함께 환자가 임종과정임을 확인한 후 연명의료중단등결정을 이행할 수 있다고 하고 있다. 뇌사의 판정은 '장기등 이식에 관한 법률'에 의해 뇌사판정위원회의 결정에 따라 가능하도록 되어 있으나 연명의료중단등결정은 결정과정에 갈등(예: 담당의사가 연명의료중단등결정의 이행을 거부하는 경우)이 없는 한 위원회의 판단이 필요 없이 담당의사와 전문의사 1인의 동의하에 이루어질 수 있도록 되어 있다.

단 해당 의료기관은 연명의료중단등결정 및 이행 과정을 심의 및 상담하기 위하여 필수적으로 '의료기관윤리위원회'를 설치하고 보건복지부에 등록하여야 한다. 구체적인 업무는 연명의료중단등결정 및 그 이행에 관하여 환자, 환자가족 또는 의료인이 요청한 사항에 대한 심의, 담당의사의 교체에 관한 심의, 연명의료중단등결정 관련 상담, 의료인 윤리교육이다.

Box 13-6 연명의료결정법률[17]

호스피스·완화의료 및 임종과정에 있는 환자의 연명의료결정에 관한 법률(약칭: 연명의료결정법)

[시행 2024.6.14.] [법률 제19466호, 2023.6.13., 일부개정]

제3장 연명의료중단등결정의 이행

제15조(연명의료중단등결정 이행의 대상) 담당의사는 임종과정에 있는 환자가 다음 각 호의 어느 하나에 해당하는 경우에만 연명의료중단등결정을 이행할 수 있다.

1. 제17조에 따라 연명의료계획서, 사전연명의료의향서 또는 환자가족의 진술을 통하여 환자의 의사로 보는 의사가 연명의료중단등결정을 원하는 것이고, 임종과정에 있는 환자의 의사에도 반하지 아니하는 경우
2. 제18조에 따라 연명의료중단등결정이 있는 것으로 보는 경우

제16조(환자가 임종과정에 있는지 여부에 대한 판단) ① 담당의사는 환자에 대한 연명의료중단등결정을 이행하기 전에 해당 환자가 임종과정에 있는지 여부를 해당 분야의 전문의 1명과 함께 판단하고 그 결과를 보건복지부령으로 정하는 바에 따라 기록(전자문서로 된 기록을 포함한다)하여야 한다. 〈개정 2018. 3. 27.〉

② 제1항에도 불구하고 제25조에 따른 호스피스전문기관에서 호스피스를 이용하는 말기환자가 임종과정에 있는지 여부에 대한 판단은 담당의사의 판단으로 갈음할 수 있다. 〈신설 2018. 3. 27.〉

제17조(환자의 의사 확인) ① 연명의료중단등결정을 원하는 환자의 의사는 다음 각 호의 어느 하나의 방법으로 확인한다.

1. 의료기관에서 작성된 연명의료계획서가 있는 경우 이를 환자의 의사로 본다.

2. 담당의사가 사전연명의료의향서의 내용을 환자에게 확인하는 경우 이를 환자의 의사로 본다. 담당의사 및 해당 분야의 전문의 1명이 다음 각 목을 모두 확인한 경우에도 같다.
   가. 환자가 사전연명의료의향서의 내용을 확인하기에 충분한 의사능력이 없다는 의학적 판단
   나. 사전연명의료의향서가 제2조제4호의 범위에서 제12조에 따라 작성되었다는 사실
3. 제1호 또는 제2호에 해당하지 아니하고 19세 이상의 환자가 의사를 표현할 수 없는 의학적 상태인 경우 환자의 연명의료중단등결정에 관한 의사로 보기에 충분한 기간 동안 일관하여 표시된 연명의료중단등에 관한 의사에 대하여 환자가족(19세 이상인 자로서 다음 각 목의 어느 하나에 해당하는 사람을 말한다) 2명 이상의 일치하는 진술(환자가족이 1명인 경우에는 그 1명의 진술을 말한다)이 있으면 담당의사와 해당 분야의 전문의 1명의 확인을 거쳐 이를 환자의 의사로 본다. 다만, 그 진술과 배치되는 내용의 다른 환자가족의 진술 또는 보건복지부령으로 정하는 객관적인 증거가 있는 경우에는 그러하지 아니하다.
   가. 배우자
   나. 직계비속
   다. 직계존속
   라. 가목부터 다목까지에 해당하는 사람이 없는 경우 형제자매

② 담당의사는 제1항제1호 및 제2호에 따른 연명의료계획서 또는 사전연명의료의향서 확인을 위하여 관리기관에 등록 조회를 요청할 수 있다.

③ 제1항제2호나 제3호에 따라 환자의 의사를 확인한 담당의사 및 해당 분야의 전문의는 보건복지부령으로 정하는 바에 따라 확인 결과를 기록(전자문서로 된 기록을 포함한다)하여야 한다. 〈개정 2018. 3. 27.〉

제18조(환자의 의사를 확인할 수 없는 경우의 연명의료중단등결정) ① 제17조에 해당하지 아니하여 환자의 의사를 확인할 수 없고 환자가 의사표현을 할 수 없는 의학적 상태인 경우 다음 각 호의 어느 하나에 해당할 때에는 해당 환자를 위한 연명의료중단등결정이 있는 것으로 본다. 다만, 담당의사 또는 해당 분야 전문의 1명이 환자가 연명의료중단등결정을 원하지 아니하였다는 사실을 확인한 경우는 제외한다. 〈개정 2018. 12. 11.〉

1. 미성년자인 환자의 법정대리인(친권자에 한정한다)이 연명의료중단등결정의 의사표시를 하고 담당의사와 해당 분야 전문의 1명이 확인한 경우
2. 환자가족 중 다음 각 목에 해당하는 사람(19세 이상인 사람에 한정하며, 행방불명자 등 대통령령으로 정하는 사유에 해당하는 사람은 제외한다) 전원의 합의로 연명의료중단등결정의 의사표시를 하고 담당의사와 해당 분야 전문의 1명이 확인한 경우
   가. 배우자
   나. 1촌 이내의 직계 존속·비속
   다. 가목 및 나목에 해당하는 사람이 없는 경우 2촌 이내의 직계 존속·비속
   라. 가목부터 다목까지에 해당하는 사람이 없는 경우 형제자매

② 제1항제1호·제2호에 따라 연명의료중단등결정을 확인한 담당의사 및 해당 분야의 전문의는 보건복지부령으로 정하는 바에 따라 확인 결과를 기록(전자문서로 된 기록을 포함한다)하여야 한다. 〈개정 2018. 3. 27.〉

제19조(연명의료중단등결정의 이행 등) ① 담당의사는 제15조 각 호의 어느 하나에 해당하는 환자에 대하여 즉시 연명의료중단등결정을 이행하여야 한다.

② 연명의료중단등결정 이행 시 통증 완화를 위한 의료행위와 영양분 공급, 물 공급, 산소의 단순 공급은 시행하지 아니하거나 중단되어서는 아니 된다.

③ 담당의사가 연명의료중단등결정의 이행을 거부할 때에는 해당 의료기관의 장은 윤리위원회의 심의를 거쳐 담당의사를 교체하여야 한다. 이 경우 의료기관의 장은 연명의료중단등결정의 이행 거부를 이유로 담당의사에게 해고나 그 밖에 불리한 처우를 하여서는 아니 된다.

④ 담당의사는 연명의료중단등결정을 이행하는 경우 그 과정 및 결과를 기록(전자문서로 된 기록을 포함한다)하여야 한다. 〈개정 2018. 3. 27.〉

⑤ 의료기관의 장은 제1항에 따라 연명의료중단등결정을 이행하는 경우 그 결과를 지체 없이 보건복지부령으로 정하는 바에 따라 관리기관의 장에게 통보하여야 한다.

제20조(기록의 보존) 의료기관의 장은 연명의료중단등결정 및 그 이행에 관한 다음 각 호의 기록을 연명의료중단등결정 이행 후 10년 동안 보존하여야 한다.

1. 제10조에 따라 작성된 연명의료계획서
2. 제16조에 따라 기록된 임종과정에 있는 환자 여부에 대한 담당의사와 해당 분야 전문의 1명의 판단 결과
3. 제17조제1항제1호 및 제2호에 따른 연명의료계획서 또는 사전연명의료의향서에 대한 담당의사 및 해당 분야 전문의의 확인 결과
4. 제17조제1항제3호에 따른 환자가족의 진술에 대한 자료·문서 및 그에 대한 담당의사와 해당 분야 전문의의 확인 결과
5. 제18조제1항제1호·제2호에 따른 의사표시에 대한 자료·문서 및 그에 대한 담당의사와 해당 분야 전문의의 확인 결과
6. 제19조제4항에 따라 기록된 연명의료중단등결정 이행의 결과
7. 그 밖에 연명의료중단등결정 및 그 이행에 관한 중요한 기록으로서 대통령령으로 정하는 사항

토의 문제

1. 다음의 사례를 읽고 적극적 안락사에 대한 찬성과 반대 이유를 논의해 봅시다.[21]

[벨마 하워드 판례]

1995년 미국 미저리 주에 거주하는 벨마 하워드는 76세 여성으로 루게릭병이라고도 불리는 근위축성축삭경화증을 앓고 있었다. 이 병에 걸린 환자들은 근육신경들이 침범되어 점차 움직일 수 없게 되고, 호흡근육의 마비로 사망하게 된다. 벨마 하워드는 급격한 증상 악화로, 점점 근육들을 움직이기 힘들어졌다. 이제 두 팔은 전혀 움직일 수 없게 되었고

다리도 점차 움직이기 어려워졌다. 벨마 하워드는 죽음이 다가오고 있으며, 하루하루 삶의 질이 급격히 나빠짐을 느끼게 되었다. 긴 고민 끝에 그녀는 더 이상 이런 상태로 살고 싶지 않다고 생각하였다. 그녀는 3분 가량의 유언을 녹음하였고, 자신의 결정이 자유로운 자신의 의지에 의한 것임도 녹음하였다. 그녀는 자신의 결혼 50주년 기념일인 1995년 12월 8일 가족들과 한 호텔에서 모임을 가졌고, 그 곳에서 수면제가 섞인 술을 마시고 비닐 봉지를 머리에 쓴 상태로 사망한 채로 발견되었다. 그 자리에 있었던 벨마 하워드의 남편과 아들은 살인죄로 기소되었다. 벨마 하워드는 팔을 움직일 수 없으므로, 남편과 아들이 자살을 도왔다는 것이다.

참고문헌

1. 피터 싱어, 헬가 커스(2005). 생명윤리학 II. 변순용 외 옮김. 인간사랑.
2. 국가법령정보센터(2022). 호스피스·완화의료 및 임종과정에 있는 환자의 연명의료결정에 관한 법률 시행규칙. 별지 제10호 서식. https://www.law.go.kr/LSW/main.html
3. McGuire, J. M. (2009). The right to refuse life-sustaining medical treatment in South Korea: The case of Ms. Kim. Korean Journal of Medical Ethics, 12(1), 77-95.
4. 로날드 문손(2001). 의료문제의 윤리적 성찰. 박석건 외 옮김. 단국대학교출판부.
5. 이윤성(2012). 아직도 안락사인가? J Korean Med Assoc 2012 December; 55(12): 1163-1170
6. 아시아경제(2015.12.9). '웰다잉' 논란 부른 보라매병원 사건은? http://view.asiae.co.kr/news/view.htm?idxno=2015120909090909325
7. HPNA(2016). HPNA Position Statement. Withholding and/or Withdrawing Life-Sustaining Therapies. http://advancingexpertcare.org/wp-content/uploads/2016/01/Withholding-and-or-Withdrawing-Life-Sustaining-Therapies.pdf
8. ANA(2013). Position Statement: Euthanasia, Assisted Suicide, and Aid in Dying. http://www.nursingworld.org/euthanasiaanddying
9. 연합뉴스(2005.7.13). 캐나다서 중증 장애 아내 안락사 도운 남편 체포. http://v.media.daum.net/v/20050713110115383?f=o

10. 한겨레(2023.6.19). 세계의 안락사 현황과 논란. 한겨레. https://www.hani.co.kr/arti/international/international_general/1132842.html
11. BBC 뉴스(2021.3.19). 스페인도 안락사 합법화... 올해 6월부터 시행. https://www.bbc.com/korean/international-56454155
12. 아시아경제(2015.3.5). [과학을 읽다]존엄사…법과 과학 사이http://www.asiae.co.kr/news/view.htm?idxno=2015030409093878359
13. 뉴스1(2015.10.6) 캘리포니아, 미국 주로는 5번째로 안락사 인정. http://news1.kr/articles/?2450123
14. 뉴시스(2014.11.4) 메이나드 죽음으로 존엄사 논란 재가열. http://www.newsis.com/ar_detail/view.html/?ar_id=NISX20141104_0013275047&cID=10104&pID=10100
15. 존 브라이언트 외(2008). 생명과학의 윤리. 이원봉 옮김. 아카넷.
16. Stanford Encyclopedia of Philosophy. Doctrine of Double Effect https://plato.stanford.edu/entries/double-effect/
17. 국가법령정보센터. 호스피스·완화의료 및 임종과정에 있는 환자의 연명의료결정에 관한 법률 http://www.law.go.kr/main.html
18. ICN(2021). The ICN Code of Ethics for Nurses. https://icn.ch/resources/publications-and-reports/icn-code-ethics-nurses
19. 대한간호협회. 한국간호사윤리강령. http://www.koreanurse.or.kr/about_KNA/ethics.php
20. MBPHEN(2014). withholding and withdrawing life-sustaining treatments: Ethics issue quick reference guide. http://www.mb-phen.ca/files/WithholdWithdrwQuick.pdf
21. The New York Times(1996). Missouri Drops an Assisted-Suicide Case. http://www.nytimes.com/1996/12/27/us/missouri-drops-an-assisted-suicide-case.html

제14장

뇌사와 장기이식

| 학습목표 |

- 뇌사 및 장기이식의 사회적 배경을 설명한다.
- 뇌사 및 장기이식과 관련된 간호윤리 문제를 설명한다.
- 뇌사 및 장기이식과 관련된 법적 규정을 설명한다.

1. 뇌사와 장기이식의 사회적 배경

1) 뇌사

비록 성공적이지는 못했으나 1967년 최초의 심장이식 수술이 이루어졌다.[1] 심장은 정지되는 순간부터 심장 세포 파괴가 일어나므로, 정지되기 전에 적출해야만 이식이 가능하다. 그런데 1960년대의 일반적인 사망선고 기준은 심정지이었다. 따라서 심장이 멈추기 전에 심장을 적출한다는 것은 살아 있는 사람을 심장 적출로 사망에 이르게 한다는 것이 된다.

또한 신장, 간 등 여러 장기를 이식하는 기술이 시도되고 급속히 발전하기 시작하였으나, 이러한 장기들도 심장이 일단 정지되면 혈액 공급을 받지 못하기 때문에 급속히 손상되어 다른 사람에게 이식할 수 없는 상태가 되었다. 따라서 심장이 뛰고 있는 상태에서 신장이나 간 등을 적출해야만 이식이 가능한데 심정지가 사망의 기준이다 보니, 장기 적

출에 문제가 발생하였다.[1]

한편 1950년대부터 인공호흡기가 사용되었고, 이는 곧 뇌는 완전히 손상되었으나 심장이 뛰고 있는 환자들이 생기기 시작하였다는 것이다.[1] 뇌의 손상으로 회복이 불가능하고 인공호흡기에 의존하다 결국은 사망하게 되는 이들이 장기기증자가 될 수 있는 사람들이었다. 이에 심장 정지가 아닌 뇌기능의 정지를 사망으로 인정하는 것에 대한 논의가 이루어졌다. 뇌기능의 정지를 뇌사라고 하고 뇌사의 기준에 대한 논의가 시작되었다. 그리고 마침내 1968년 처음으로 하버드 의과대학의 하버드 뇌사위원회가 뇌사 기준을 발표하였다.[1,2] 인공호흡기와 같은 기술들의 발명 이전에는 뇌의 정지, 심장의 정지, 호흡의 정지 이런 장기들의 기능 정지가 동시다발적으로 이루어졌기 때문에 가장 쉽게 보이는 심장의 정지를 사망의 기준으로 하면 되었다. 이렇게 단순했던 사망의 기준이 현대 기술로 인해 복합적으로 해석해야 하는 상황이 되었다.

현재 의학적으로 뇌사는 사망기준으로 널리 사용되고 있다. 이러한 사망기준은 법에 의해 정해져야만 실제 사용할 수 있다. 뇌사라는 사망기준이 없이 심정지를 사망기준으로 하는 국가에서는 심장이 뛰는 상태에서 장기를 적출하여 사망하게 되면, 장기를 적출한 행위가 곧 살인이 되기 때문이다. 우리나라는 여전히 심정지가 사망의 기준이 되고 있으나, 장기기증의 경우에만 뇌사판정위원회가 뇌사를 판정한 시각을 사망시각으로 한다고 명시하고 있다.[3]

우리나라에서는 전뇌사, 즉 뇌 전체(대뇌, 소뇌, 간뇌 등)의 기능이 불가역적으로 소실된 상태를 뇌사라고 하지만, 대뇌사, 즉 다른 뇌 부분의 기능은 살아 있어도 대뇌의 기능이 소실된 경우를 뇌사라고 판단하는 국가도 있다.[3] 대뇌사는 인간의 의식, 인지, 기억, 사고, 자발적인 행위의 시도 등을 담당하는 뇌의 부분이다. 대뇌사를 기준으로 사망을 이야기할 때의 정당성은 인간이 생각할 수 있다는 것이 다른 생물과 인간을 구분하는 특징이라는 것이다. 따라서 대뇌기능이 상실되어 스스로 생각하지 못한다는 것을 죽음이라고 보는 것이다. 대뇌사를 기준으로 하면, 대뇌 기능이 정지되어 반사적 반응만 보이는 식물인간 상태인 경우에도 장기기증자가 될 수 있다.[4] 한편 전뇌사에서 대뇌사로 사망의 기준을 변경하지 못하는 국가들은 그 이유로 대뇌 기능의 불가역적인 정지를 판단하는 기준이 확고하게 정립되어 있지 않아 의사들이 부정확하게 결정할 수도 있다는 우려를 제시한다. 또 다른 이유로는 인간이 살아있을 자격을 결정하는 데 있어 전뇌사에서 대뇌사로 기준을 약화하면, 결국 이것이 미끄러운 경사길(4장 참조)의 시작이 되어 기준이 더 약화되어 점점 많은 사람들을 사망선고 대상에 포함시킬 수 있다는 우려가 있다.[3,4]

한편 죽음의 기준에 대한 서로 다른 도덕적 관점이 있다. 생명 자체의 신성함을 강조하며 사망 기준을 확대해서는 안 된다고 주장하는 입장과 스스로 판단할 수 있는 자율적인 인격이 있어야만 인간이라고 여기며, 전뇌사나 대뇌사 상태는 이미 인간이 아닌 사망 상태라고 주장하는 입장이 있다.[4]

2) 장기기증자

장기기증자는 장기이식을 필요로 하는 사람의 수에 비해 매우 부족하다. 장기기증자는 뇌사자와 살아 있는 기증자로 나눌 수 있다. 미국의 경우 장기기증을 원하는지 여부를 운전면허증에 기록하게 함으로써 장기이식 카드를 많은 사람들이 가지고 있다.[4] 그럼에도 뇌사자의 경우 장기이식 카드와 함께 가족들의 동의가 있어야 기증을 하게 된다. 미국의 경우 개인의 자유 및 종교적 자유를 침해할 수 있으므로 장기기증에 대한 개인과 가족의 의사결정 권리를 최대한 반영해야 한다는 입장이다.[4]

한편 벨기에, 프랑스, 오스트리아와 같은 국가에서는 뇌사자가 이전에 장기이식 거부의사를 공식적으로 밝힌 적이 없으면 동의한 것으로 간주한다거나 가족들이 장기이식을 거부하는 권리를 행사하지 않으면 동의한다고 간주한다. 이를 '추정된 동의'라고 한다. 일부 국가에서는 '추정된 동의'를 넘어 필수기증으로 전환해야 한다는 주장도 있다.[4]

우리나라에서 뇌사자 장기기증은 기증희망자 본인이 사전에 장기기증 증서와 같은 문서나 유언을 작성해 놓은 경우, 즉 뇌사자 본인의 사전 동의에 따라 이루어질 수 있다. 또는 사전에 작성한 문서가 없는 경우 뇌사자 가족의 동의에 의해서 이루어질 수 있다.[5]

한편 뇌사자에 의한 기증은 장기이식이 필요한 사람에 비해 부족하므로, 살아있는 기증자에 의한 기증도 이루어진다. 그러나 살아있는 기증자에 의한 장기기증은 기증자에게도 어느 정도 해를 입힐 수밖에 없다. 기증자는 기증을 위한 수술로 통증과 불편함 등의 피해를 입어야 하고, 수술과정이나 수술 후에 부작용으로 건강상의 피해를 입을 수 있고, 극단적으로는 사망할 수도 있다. 따라서 장기기증자에게 가해지는 해가 정당화되기 위해서는 이로 인한 이익이 그보다 커야 한다.[4] 장기를 이식받는 사람은 사망하지 않고 생명을 얻는다는 큰 이익을 갖게 된다. 한편 장기기증자는 자신이 사랑하는 사람의 생명을 구할 수 있다는 것에 만족감을 느끼거나 또는 사랑하는 사람을 위해 아무것도 하지 않았다는 죄책감에서 벗어난다는 측면에서 심리적 이익을 얻을 수 있을 것이다.[4]

살아 있는 사람의 장기기증 과정에서는 기증자의 동의에 윤리적 문제가 없는지 살펴야 한다. 기증은 기증자의 자율적 동의에 의해 이루어져야 한다.[4] 장기기증은 자발적인 선택이어야 하지만, 어린이나 정신질환자의 경우 자율적 판단이 불가능하다. 또한 가족들에 의해 기증 압력을 받는 청소년이라면 이들의 자율성에 대해서도 윤리적 차원에서 접근해야 한다. 장기기증자에게 심각한 피해 없이 최소한의 피해만 주도록 노력하는 것, 그리고 수혜자가 아닌 기증자의 건강과 이익이라는 측면에서 기증자를 옹호하고 대변하는 일은 윤리적으로 반드시 필요하다.[4]

3) 장기 분배

장기의 공급은 제한되어 있으므로 공정한 분배가 이루어져야 한다. 따라서 대부분의 국가들은 국가 분배체계를 가지고 있다. 미국에서는 국가장기분배조직(the United Network for Organ Sharing Networks: UNOS)을 운영하고 있다. 우리나라는 질병관리본부에서 장기이식관리센터를 운영하고 있으며, 이곳에서 기증자와 이식 대상자를 관리하고 있다.

장기이식 우선순위는 국가마다 차이는 있으나 일반적으로 절박함과 대기시간을 고려한다.[4] 즉 이식이 빨리 이루어져야 하는 정도와 오래 기다린 정도를 고려한다는 것이다. 그런데 절박함은 병이 위중할수록 빨리 이식이 필요하게 되는데, 이 때 절박할수록 병이 위중하고 건강상태가 나쁘다는 것이므로, 이식이 성공하여 건강한 삶을 살 가능성이 낮아진다. 다시 말하면 절박함만을 기준으로 한다면 이식 받은 사람 중에 소수만이 생존할 수도 있는 것이다. 그러나 이식 받은 후에 생존가능성을 우선으로 두게 되면, 당장 이식이 필요한 위중한 사람들에 대한 치료를 거부하는 것이 된다. 또한 한 번의 이식이 실패하여 재이식이 필요한 환자는 한 번 이식을 받았다는 사실을 기준에 반영해야 하는지 아니면 똑같이 절박함과 대기시간을 기준으로 해야 하는지도 논의의 대상이 된다. 따라서 분배기준을 만들고 적용하는 것은 매우 어려운 일이다.[4]

한편 대부분의 국가에서는 이러한 의학적 기준만을 장기이식 우선순위의 기준으로 제시하고 있지만, 의학적 기준 이외에 다른 조건들을 반영해야 하는가에 대한 논쟁이 있다.[4] 예를 들어 자신의 잘못 없이 우연히 병에 걸린 사람과 자신의 행위(폭음, 약물 중독, 위험한 행동 등)로 장기가 손상되어 이식을 받아야 되는 사람에게 똑같은 장기이식 기회를 제공해야 하는가라는 문제를 생각해 볼 수 있다. 또는 장기기증을 허용하지 않는 종교집단에 속한 사람이 장기기증을 받을 자격이 있는가라는 문제도 있다.[4]

그러나 장기이식이 일반적으로 시행되기 이전 신장투석기가 처음 발명되어 사용되었을 때 이미 누가 먼저 치료를 받을 것인가, 누구를 먼저 살릴 것인가는 큰 사회적 윤리적 이슈였다. 1962년 미국 시애틀에서 투석기 치료를 받을 환자를 선별했던 위원회가 자신들의 인종, 사회적 계층 등에 편향되어 기준을 선정했고 그것이 잘못된 일이었음이 밝혀졌다(8장 참조). 이 역사적 사건에서 보듯이 의학적 기준이 아닌 다른 사회적인 요소를 장기이식 우선순위에 반영한다는 것은 많은 사회적 요소 중 어떤 요소가 더 윤리적으로 우선시되어야 하는지를 결정하는 것이 거의 불가능하기 때문에, 오히려 공정하지 못한 편향된 결과를 만들어 낼 수 있다.

우리나라 국립장기조직혈액관리원의 장기이식관리과는 이식대상자 선정기준이라는 것이 결국 누구를 먼저 살릴 것이냐에 대한 중대한 결정이므로 이 기준을 부서에서 자의적으로 만들지 않는다. 법에 따라 보건복지부에 '장기등이식윤리위원회'를 설치하고 이 위원회에서 이식대상자 선정기준을 수립하고 있다(장기등 이식에 관한 법률 제8조).[6] 현재 사용하고 있는 이식대상자 선정기준을 보면, 가족에 대한 이식을 제외하고는 국가 데이터에 등록되어 있는 불특정한 기증자의 장기를 이식받도록 되어 있다. 즉 기증자와 이식대상자는 서로 알지 못하고 순서에 따라 이식이 결정된다. 선정기준은 각 장기별로 다르며, 의학적 응급도, 혈액형, 지리적 근접도, 대기시간, 항목별 점수 등을 고려하여 장기이식정보시스템에 의해 객관적이고 체계적이며 공정한 기준에 의해 선정되고 있다(Box 14-1).[7] 또한 나이가 어린 경우 가산점을 받는데, 이는 젊은 층이 이식 성공률이 높다는 점을 반영하고 있다고 볼 수 있다.[8] 한편 과거 자신의 장기 기증 경험(골수 포함), 그리고 배우자, 직계존비속, 형제자매, 4촌 이내 친족까지 뇌사자로 장기기증을 한 경우에 각각 정해진 가산점을 받도록 되어 있다. 국가는 개인이나 단체가 장기의 이식에 관여하지 못하도록 하고, 국가 차원에서 국민들이 공정하게 장기를 이식받도록 하고 있다.

Box 14-1 우리나라 장기이식대상자 선정기준[6]

이식대상자의 선정기준

이식대상자는 「장기등 이식에 관한 법률 」 제26조, 시행령 제26조 별표 5 '이식대상자의 선정기준'에 따라 공정하게 국립장기이식관리기관에서 선정하고 있습니다.

선정기준은 각 장기별로 다르며, 의학적 응급도, 혈액형, 지리적 근접도, 대기기간, 항목별 점수 등을 고려하여 장기이식정보시스템에 의해 객관적이고 체계적이며 공정한 기준에 의해 선정하게 됩니다.

보건복지부 국립장기조직혈액관리원

https://konos.go.kr/page/subPage.do?page=sub1_1_2_6

•「장기등 이식에 관한 법률」 제26조 및 같은법 시행령 제26조 [별표 5](개정 2024. 6. 4) 이식대상자의 선정기준 참고

제26조(이식대상자의 선정기준) ① 국립장기이식관리기관의 장은 법 제26조제1항 전단에 따라 이식대상자를 선정할 때에는 이식대상자의 의학적 응급도, 항목별 점수 등을 기준으로 하여 선정하며, 구체적인 선정기준은 별표 5와 같다.

② 제1항에 따른 의학적 응급도, 항목별 점수 등의 산정에 필요한 세부적인 사항은 국립장기이식관리기관의 장이 보건복지부장관의 승인을 받아 정한다.

Box 14-1 장기등 이식에 관한 법률 시행령 [별표 5] 〈개정 2024. 6. 4.〉

이식대상자의 선정기준(제26조제1항 관련)

1. 일반기준

가. 이식대상자의 혈액형이 장기등기증자(이하 이 표에서 "기증자"라 한다)의 혈액형과 같거나 기증자로부터 수혈이 가능한 혈액형이어야 한다. 다만, 골수 등 수혈 가능 여부와 관계없이 의학적으로 이식이 가능한 경우에는 그렇지 않다.

나. 이식대상자는 다음의 순위에 따라 선정한다.

1) 1순위 : 기증자의 배우자, 직계존속·비속, 형제자매 또는 4촌 이내의 친족인 장기등이식대기자(이하 이 표에서 "이식대기자"라 한다)

2) 2순위 : 기증자가 19세 미만인 경우 19세 미만인 전국의 신장 이식대기자. 다만, 뇌사판정대상자관리전문기관이 19세 미만의 기증자를 관리하고 있는 경우에는 해당 기관에 등록된 19세 미만의 신장 이식대기자 1명을 우선하여 선정한다.

3) 3순위 : 기증자를 관리하고 있는 뇌사판정대상자관리전문기관[2)의 단서에 따른 뇌사판정대상자관리전문기관은 제외한다]에 등록된 신장 이식대기자 1명

4) 4순위 : 기증자가 발생한 이식의료기관[2)의 단서 및 3)에 따른 뇌사판정대상자관리전문기관은 제외한다]에 등록된 신장 이식대기자 1명

5) 5순위 : 다음의 권역 구분에 따라 기증자와 같은 권역에 있는 이식대기자

가) 제1권역 : 서울특별시, 인천광역시, 경기도, 강원특별자치도 및 제주특별자치도

나) 제2권역 : 대전광역시, 광주광역시, 세종특별자치시, 충청북도, 충청남도, 전라북도 및 전라남도

다) 제3권역 : 부산광역시, 대구광역시, 울산광역시, 경상북도 및 경상남도

6) 6순위 : 5)의 권역 구분에 따라 기증자와 다른 권역에 있는 이식대기자

다. 나목에도 불구하고 살아있는 기증자가 법 제26조제3항에 따라 자신의 장기 등의 이식대상자를 선정하지 않은 경우에는 국립장기이식관리기관의 장이기증자와 협의하여 기증자가 등록된 이식의료기관에 등록된 이식대기자 중에서 선정할 수 있다.

라. 나목5) 및 6)에도 불구하고 제2호에서 권역 구분 없이 이식대상자를 선정할 수 있는 기준을 별도로 정한 경우 또는 제2호라목의 경우에는 권역 구분 없이 전국의 이식대기자 중에서 선정한다.

마. 제2호에 따라 이식대상자를 선정한 결과 동일 순위에 해당하는 사람이 2명 이상이면 다음의 순위(이하 "동일순위내선정기준"이라 한다)에 따라 선정한다.

1) 1순위 : 과거에 장기등을 기증한 사실이 있는 사람 또는 그 배우자, 직계존속·비속, 형제자매 또는 4촌 이내의 친족 중에 뇌사자로서 장기등을 기증한 사실이 있는 사람(이하 "기증전력자등"이라 한다)

2) 2순위 : 미성년자. 미성년자가 2명 이상이면 나이가 어린 사람

3) 3순위 : 이식대기자로 등록한 기간(이하 "대기기간"이라 한다)이 오래된 사람

2. 장기별 기준

가. 신장 및 췌장

1) 사람백혈구항원검사(A, B, DR 항원 검사를 말한다. 이하 같다) 결과 기증자와 모든 항원의 조직형이 각각 일치하고, 기증자와의 사람백혈구항원교차 검사 결과가 음성인 이식대기자를 선정한다. 이 경우에는 권역 구분 없이 선정한다.

2) 1)에 해당하는 사람이 2명 이상이면 다음의 순위에 따라 선정한다.

가) 1순위 : 기증자와 혈액형이 같은 사람

나) 2순위 : 기증자로부터 수혈이 가능한 혈액형인 사람

3) 2)에 해당하는 사람이 2명 이상이면 동일순위내선정기준에 따라 선정한다.

4) 1)에 해당하는 사람이 없으면 사람백혈구항원검사 결과 기증자와 모든 항원의 조직형이 각각 일치하지 않으나 기증자와의 사람백혈구항원교차검사 결과가 음성인 이식대기자를 선정한다.

5) 4)에 해당하는 사람이 2명 이상이면 다음의 순위에 따라 선정한다.

가) 1순위 : 기증자와 혈액형이 같은 사람

나) 2순위 : 기증자로부터 수혈이 가능한 혈액형인 사람

6) 5)에 해당하는 사람이 2명 이상이면 다음의 항목별 점수의 합계가 가장 높은 사람을 선정한다.

가) 사람백혈구항원검사 결과

나) 나이

다) 대기기간

라) 과거에 사람백혈구항원교차검사 결과 2회 이상 양성반응이 나타났는지 여부

마) 과거에 신장을 이식받았는지 여부

바) 기증전력자등인지 여부

7) 6)에 해당하는 사람이 2명 이상이면 동일순위내선정기준에 따라 선정한다.

8) 신장 및 췌장을 동시에 이식받으려는 이식대기자가 다음의 기준에 모두 적합하면 신장 또는 췌장 중 어느 하나만을 이식받으려는 이식대기자에 우선하여 선정한다. 다만, 신장 및 췌장을 동시에 이식받으려는 이식대기자가 1)에 해당하지 않고 신장 또는 췌장 중 어느 하나만을 이식받으려는 이식대기자 중에 1)에 해당하는 사람이 있으면 그에 해당하는 사람을 선정한다.

가) 기증자와 같은 권역에 있을 것

나) 6)에 따른 항목별 점수의 합계가 신장 이식대기자 중에서 상위 25% 이내에 해당할 것

다) 기증자와 혈액형이 같을 것
라) 기증자와 사람백혈구항원교차검사 결과가 음성일 것

9) 8)에 해당하는 사람이 2명 이상이면 동일순위내선정기준에 따라 선정한다.

10) 기증자가 19세 미만이면 19세 미만의 이식대기자 중에서 1)부터 9)까지의 규정에 따라 선정한다.

나. 간장

1) 기증자 체중의 0.5배부터 2.0배까지에 해당하는 이식대기자 중에서 우선 선정한다.

2) 1)에 해당하는 사람이 2명 이상이면 의학적 응급도(국립장기이식관리기관의 장이 정한 기준에 따라 결정한 이식대기자의 의학적 이식필요성 수준을 말한다. 이하 "응급도"라 한다)가 최고 응급등급(국립장기이식관리기관의 장이 정한 기준에 따라 응급도를 일정한 범위로 나누어 구분한 등급체계를 말한다. 이하 같다)에 속하는 사람 중에서 선정한다.

3) 2)에 해당하는 사람이 2명 이상이면 다음의 순서에 따라 선정한다.
가) 기증자와 같은 권역에 있고, 해당 기증자와 혈액형이 같은 사람
나) 기증자와 다른 권역에 있고, 해당 기증자와 혈액형이 같은 사람
다) 기증자와 같은 권역에 있고, 해당 기증자로부터 수혈이 가능한 혈액형인 사람
라) 기증자와 다른 권역에 있고, 해당 기증자로부터 수혈이 가능한 혈액형인 사람

4) 응급도가 최고 응급등급에 해당하는 사람이 없으면 다음의 순서에 따라 선정한다.
가) 두 번째 응급등급에 해당하는 사람은 다음의 순서에 따른다.
(1) 해당 응급등급에서 응급도가 가장 높은 사람을 선정한다.
(2) (1)에 해당하는 사람이 2명 이상이면 3)가)부터 라)까지의 순서에 따라 선정한다.
나) 두 번째 응급등급을 제외한 나머지 응급등급에 해당하는 사람은 다음의 순서에 따른다.
(1) 응급등급이 가장 높은 사람을 선정한다.
(2) (1)에 해당하는 사람이 2명 이상이면 해당 응급등급에서 3)가)부터 라)까지의 순서에 따라 선정한다.
(3) (2)에 해당하는 사람이 2명 이상이면 해당 응급등급에서 응급도가 가장 높은 사람을 선정한다.

5) 3) 또는 4)에 해당하는 사람이 2명 이상이면 다음의 항목별 점수의 합계가 가장 높은 사람을 선정한다.
가) 나이
나) 대기기간
다) 기증전력자등인지 여부
라) 삭제 〈2016. 4. 26.〉
마) 기증자와의 지리적 근접도

6) 5)에 해당하는 사람이 2명 이상이면 동일순위내선정기준에 따라 선정한다.

7) 1)부터 6)까지의 규정에 따라 이식대상자를 선정한 결과 기증자의 간장의 크기와 이식대상자의 간장의 크기를 고려할 때 간장을 분할하여 이식할 수 있는 경우에는 이식대상자를 추가로 선정할 수 있다. 이 경우 국립장기이식관리기관의 장은 이식대상자의 이식수술을 담당하는 이식의료기관의 장과 협의해야 한다.

다. 심장 및 폐

1) 심장 이식대상자, 폐 이식대상자 또는 심장 및 폐의 동시 이식대상자는 응급도가 가장 높은 이식대기자를 선정한다. 이 경우 심장 및 폐의 동시 이식대상자의 응급도는 심장을 기준으로 한 응급도와 폐를 기준으로 한 응급도 중 더 높은 응급도를 말한다.

2) 심장 또는 폐 중 어느 하나만을 이식받으려는 이식대기자의 응급도와 심장과 폐를 동시에 이식받으려는 이식대기자의 응급도가 같은 경우에는 심장 또는 폐 중 어느 하나만을 이식받으려는 이식대기자를 우선하여 선정한다.

다만, 응급도가 같은 경우라도 심장만을 이식받으려는 이식대기자가 없고 폐만을 이식받으려는 이식대기자 중에서 응급도가 최고 응급등급에 해당하는 이식대기자가 없는 경우에는 심장과 폐를 동시에 이식받으려는 이식대기자를 우선하여 선정한다.

3) 1) 및 2)에 따라 선정된 사람이 2명 이상이면 다음의 순서에 따라 선정한다.
   가) 기증자와 같은 권역에 있고, 해당 기증자와 혈액형이 같은 사람
   나) 기증자와 다른 권역에 있고, 해당 기증자와 혈액형이 같은 사람
   다) 기증자와 같은 권역에 있고, 해당 기증자로부터 수혈이 가능한 혈액형인 사람
   라) 기증자와 다른 권역에 있고, 해당 기증자로부터 수혈이 가능한 혈액형인 사람

4) 3)에 따라 선정된 사람이 2명 이상이면 다음의 항목별 점수의 합계가 가장 높은 사람을 선정한다.
   가) 대기기간
   나) 기증전력자등인지 여부
   다) 나이

5) 4)에 따라 선정된 사람이 2명 이상이면 동일순위내선정기준에 따라 선정한다.

라. 골수 및 말초혈

1) 사람백혈구항원검사 결과 기증자와 모든 항원의 조직형이 각각 일치하는 이식대기자를 선정한다.
2) 1)에 해당하는 사람이 2명 이상이면 동일순위내선정기준에 따라 선정한다.
3) 1)에 해당하는 사람이 없으면 조직형이 일치하는 항목이 가장 많은 이식대기자를 선정한다. 이 경우 국립장기이식관리기관의 장은 이식대기자의 이식수술을 담당하는 의사 및 기증자와 협의해야 한다.
4) 질환 상태를 고려하여 이식수술이 가능한 사람을 선정한다.

마. 췌도

1) 췌장 이식대상자가 없는 경우에만 췌도 이식대상자를 선정한다.
2) 기증자와의 사람백혈구항원교차검사 결과가 음성인 이식대기자를 선정한다.
3) 대기기간이 가장 긴 이식대기자를 선정한다.
4) 한 번 이식대상자로 선정된 사람은 최대 3회까지 이식대상자로 선정될 수 있다.
5) 신장 이식대상자로 이미 선정된 사람으로서 췌도를 동시에 이식받으려는 이식대기자는 췌도만을 이식받으려는 이식대기자에 우선하여 선정한다. 이 경우 췌장 이식대상자가 없어야 한다.

바. 소장

1) 응급도가 최고 응급등급에 속하는 이식대기자 중에서 응급도가 높은 사람을 선정한다.
2) 1)에 해당하는 사람이 2명 이상이면 다음의 순위에 따라 선정한다.
   가) 1순위 : 기증자와 같은 권역에 있는 사람

나) 2순위 : 기증자와 다른 권역에 있는 사람

3) 1)에 해당하는 사람이 없으면 기증자와 같은 권역에 있는 이식대기자 중에서 응급도가 높은 사람을 선정한다.

4) 2) 또는 3)에 해당하는 사람이 2명 이상이면 다음의 항목별 점수의 합계가 가장 높은 사람을 선정한다.

가) 나이

나) 대기기간

다) 기증전력자등인지 여부

라) 기증자와 혈액형이 같은지 여부

마) 기증자와의 지리적 근접도

5) 4)에 해당하는 사람이 2명 이상이면 동일순위내선정기준에 따라 선정한다.

사. 손·팔 또는 발·다리

1) 기증자와 사람백혈구항원 교차검사 결과가 음성인 이식대기자를 선정한다.

2) 1)에 따라 선정된 사람이 2명 이상이면 양쪽 팔(손을 이식하는 경우에는 양손을 말한다) 또는 양쪽 다리(발을 이식하는 경우에는 양발을 말한다)가 모두 없는 이식대기자를 한쪽 팔(손을 이식하는 경우에는 한쪽 손을 말한다) 또는 한쪽 다리(발을 이식하는 경우에는 한쪽 발을 말한다)가 없는 이식대기자에 우선하여 선정한다.

3) 2)에 따라 선정된 사람이 2명 이상이면 이식대기자의 피부색, 손·팔 또는 발·다리의 크기, 대기기간, 삶의 질 개선 정도 등을 종합적으로 고려하여 가장 적합하다고 판단되는 이식대기자를 선정한다.

아. 다장기 동시 이식

1) 간장, 심장, 소장 또는 폐의 이식대상자로 이미 선정된 사람으로서 신장 또는 췌장을 동시에 이식받으려는 이식대기자(이하 1)에서 "동시이식대기자"라 한다)가 다음의 기준에 모두 적합하면 신장, 췌장 또는 신장·췌장만을 이식받으려는 이식대기자(이하 1)에서 "단독이식대기자"라 한다)에 우선하여 신장 또는 췌장의 이식대상자로 선정하며, 그에 해당하는 사람이 2명 이상이면 가목1)에 해당하는 사람, 동일순위내선정기준에 따른 사람의 순위에 따라 선정한다. 다만, 동시이식대기자는 가목1)에 해당하지 않고 단독이식대기자 중에는 가목1)에 해당하는 사람이 있으면 그에 해당하는 사람을 선정한다.

가) 기증자와의 사람백혈구항원교차검사 결과가 음성일 것

나) 기증자와 혈액형이 동일할 것

2) 심장, 폐 또는 소장의 이식대상자로 이미 선정된 사람으로서 간장을 동시에 이식받으려는 이식대기자나 간장 이식대상자로 이미 선정된 사람으로서 심장, 폐 또는 소장을 동시에 이식받으려는 이식대기자가 다음의 기준에 모두 적합하면 심장, 폐, 심장·폐, 소장 또는 간장만을 이식받으려는 이식대기자(이하 2)에서 "단독이식대기자"라 한다)에 우선하여 선정하며, 그에 해당하는 사람이 2명 이상이면 동일순위내선정기준에 따라 선정한다.

가) 나목1)에 해당할 것

나) 동시에 이식받으려는 심장, 폐, 소장 또는 간장을 기준으로 한 응급도가 단독이식대기자의 응급도보다 높거나 같을 것

3) 1) 및 2)에 해당하는 사람이 2명 이상이면 동일순위내선정기준에 따라 선정한다.

2. 뇌사 및 장기이식과 간호윤리

장기이식과 관련된 업무를 하는 간호사는 다음의 사항들을 질문해 보아야 한다. 첫째, 장기를 기증하는 환자의 죽음을 재촉한 것은 아닌가? 이식할 수 있는 장기를 확보하려는 목적이 생애 말 의사결정에 영향을 주어서는 안 된다. 연명의료 장치의 유보 및 중단 결정은 장기기증과 상관 없이 온전히 환자를 위한 최선이라는 관점에서 이루어져야 한다. 연명의료 장치의 유보 또는 중단이 결정되면, 이후에 장기기증에 대한 논의를 시작해야 한다.[9]

둘째, 충분한 정보 제공에 근거한 동의가 이루어졌는가? 가족은 연명의료가 환자에게 미치는 영향 및 연명의료중단이 가져오는 결과를 충분히 이해해야 한다. 동시에 가족은 장기기증에 동의한 이후에 장기기증자로서 환자가 받게 되는 절차에 대해서도 충분히 이해해야 한다.[9] 이 과정에서 간호사는 가족의 고통에 공감하고, 섬세한 배려와 존중을 실천해야 한다.[10]

셋째, 죽음의 순간에 가족들이 함께 할 수 있는가? 중환자실이나 수술실에서 연명의료 장치가 중단되고 사망에 이르는 순간에 가족이 그 곳에서 함께 있을 수 있도록 해야 한다. 간호사는 환자가 죽음을 맞이하는 순간에 환자의 가족들을 지지하고 돌봐야 한다.[9]

간호사는 환자가 뇌사판정을 받아 더 이상 살아 있는 것이 아니고, 장기기증자로 여겨지는 상황에서도 인간 존엄의 원칙에 따라 그를 인간으로 대해야 한다.[11] 또한 동정심과 성실함으로 환자와 그 가족을 돌봐야 한다.

한편 한국간호사 윤리지침 제17조 제3항은 장기이식 관련 윤리적 행동을 제시하고 있다. "간호사는 장기 및 조직 이식 과정에서 장기 및 조직 등을 매매하거나 이러한 행위의 교사·알선·방조 사실을 알게 된 경우, 이를 관련 부서나 기관에 신고해야 한다."라고 하여, 비윤리적, 불법적 장기이식 절차에 대해 감시하고 보고해야 함을 명시하고 있다.[12]

3. 뇌사 및 장기이식과 관련된 법률

뇌사 및 장기이식에 대한 법률로는 '장기등 이식에 관한 법률'이 있다(Box 14-2).[6] 먼저 장기이식을 위해 뇌사자로부터 장기를 적출하려는 의료기관은 반드시 그 의료기관 내에 뇌사판정위원회를 설치하여야 한다(제16조). 이 뇌사판정위원회는 4명 이상 6명 이하로 구성되는데 여기에는 전문의사 2명과 의료인이 아닌 1명이 포함되어야 한다(제16조 제3항). 뇌사는 전문의사 한 명이 판정할 수 있는 것이 아니라 전문의사 2명 이상이 포함된 위원회의 판정이 필수적이다. 이렇게 구성된 뇌사판정위원회가 뇌사자라고 판단한 후에 장기를 적출할 수 있다.

또한 이 법률 제4조에서 "뇌사자"란 "이 법에 따른 뇌사판정기준 및 뇌사판정절차에 따라 뇌 전체의 기능이 되살아날 수 없는 상태로 정지되었다고 판정된 사람을 말한다"고 정의하였다.[6] 또한 제21조에는 뇌사자의 사망시각을 뇌사판정위원회가 뇌사를 판정한 시각으로 한다고 되어 있다. 앞의 제4조에서 '뇌 전체의 기능' 정지를 뇌사라고 한다고 함으로써, 우리나라에서 뇌사판정의 기준이 대뇌사가 아닌 전뇌사, 즉 뇌 전체의 불가역적 기능 상실로 보고 있음을 알 수 있다.

우리나라 법체계 전체에서 심정지가 여전히 사망의 기준이지만, 이 법조항을 근거로 뇌사자는 예외적으로 사망기준을 뇌기능 상실로 한다라고 해석할 수도 있겠으나, 그렇게 해석할 수 없다는 것이 법조계의 설명이다.[3] 그 이유로 이 법률에서 '뇌사자 또는 사망한 자'라는 표현이 반복되고 있어, 뇌사자를 사망자로 보고 있지 않다고 할 수 있다. 또한 제21조에는 "뇌사자가 이 법에 따른 장기등의 적출로 사망한 경우에는 뇌사의 원인이 된 질병 또는 행위로 인하여 사망한 것으로 본다"라고 하고 있어, 뇌사자가 사망한 경우라는 표현은 결국 뇌사자는 사망자가 아니라는 것이다.[3] 그렇다면 우리나라 법은 심정지를 사망 기준으로 하기 때문에 이를 근거로 한다면 심장이 멈추기 전 장기를 적출하는 것은 살인이다. 따라서 장기이식을 위한 뇌사자 장기적출 행위를 보호할 수 있도록 '장기 등 이식에 관한 법률'이 2010년 개정되면서 21조에 뇌사 판정시각이 사망시각이라는 규정을 추가했다고 볼 수 있다. 예를 들면, 2010년 형사사건 판례에 따르면, 친구에게 구타당해 뇌출혈이 발생하였고, 전뇌사 판정을 받아 장기기증을 한 사건이 있었다.[3] 그런데 가해자는 폭행이 직접적인 사망의 원인이 아니라 심장의 정지를 직접적으로 일으킨 장기적출이 사망의 원인이므로 살인죄가 성립되지 않는다고 주장하였다. 판결은 폭행이 사망원인이라고 하였으나 법리의 다툼이 있었다. 검사는 전뇌사인 환자의 경우 2주 이내에 자연사하는 것이 확실하므로 폭행이 직접적 사망 원인이라고 하였으나 현재 인공호흡기 등 연명치료 기술을 사용하면 훨씬 장기간 생존이 가능하다. 이런 논란 때문에 '장기 등 이식에 관한 법률' 제21조에서 뇌사자가 장기적출로 심장이 정지하는 경우에는 사망의 원인을 뇌사의 원인이 된 행위나 질병으로 한다는 규정을 두었다. 이렇게 우리나라 법 전체에서 죽음의 기준은 심정지인데, 뇌사와 장기이식은 법적으로 인정하고 있다 보니, 법의 해석과 적용에 모호성이 있다.[3]

Box 14-2 뇌사와 관련된 법률(일부)[6]

장기등 이식에 관한 법률(약칭: 장기이식법)
[시행 2024.2.20.][법률 제20329호, 2024.2.20., 일부개정]

제3절 뇌사의 판정

제16조(뇌사판정의료기관 및 뇌사판정위원회) ① 장기등의 적출 및 이식을 위한 뇌사판정업무를 하려는 의료기관은 보건복지부령으로 정하는 바에 따라 국립장기이식관리기관의 장에게 알려야 한다.

② 뇌사판정업무를 하려는 의료기관은 제1항에 따른 통보 전까지 보건복지부령으로 정하는 시설·장비·인력 등을 갖추고, 해당 의료기관에 뇌사판정위원회를 설치하여야 한다.

③ 제2항에 따른 뇌사판정위원회는 대통령령으로 정하는 바에 따라 전문의사 2명 이상과 「의료법」 제2조제1항에 따른 의료인(이하 "의료인"이라 한다)이 아닌 위원 1명 이상을 포함한 4명 이상 6명 이하의 위원으로 구성한다.

④ 제1항에 따라 통보한 의료기관(이하 "뇌사판정기관"이라 한다)이 아니면 장기등의 적출 및 이식을 위한 뇌사판정업무를 할 수 없다. 다만, 뇌사판정기관이 아닌 의료기관에서 뇌사판정을 수행하고자 할 때는 제2항에 따른 뇌사판정위원회를 활용하여 업무를 수행할 수 있다.

⑤ 제4항 단서에 따라 뇌사판정기관이 아닌 의료기관에서 뇌사판정을 수행하기 위하여 제2항에 따른 뇌사판정위원회를 활용하는 경우 뇌사조사서 작성 및 뇌사판정서, 회의록 제출 등 뇌사판정 절차에 관한 구체적 사항은 대통령령으로 정한다.

⑥ 뇌사판정위원회의 운영 등에 관하여 필요한 사항은 대통령령으로 정한다.

제17조(뇌사추정자의 신고 및 뇌사판정의 신청) ① 뇌사로 추정되는 사람(이하 "뇌사추정자"라 한다)을 진료한 의료기관의 장은 제20조에 따른 장기구득기관의 장에게 알려야 하고, 통보를 받은 장기구득기관의 장은 국립장기이식관리기관의 장에게 그 사실을 신고하여야 한다.

② 뇌사추정자의 장기등을 기증하기 위하여 뇌사판정을 받으려는 사람은 보건복지부령으로 정하는 바에 따라 뇌사추정자의 검사기록 및 진료담당의사의 소견서를 첨부하여 뇌사판정기관의 장에게 뇌사판정 신청을 하여야 한다.

③ 제2항에 따라 뇌사판정을 신청할 수 있는 사람은 다음 각 호의 어느 하나에 해당하는 사람으로 한다.

1. 뇌사추정자의 가족
2. 뇌사추정자의 가족이 없는 경우에는 법정대리인 또는 진료담당의사. 이 경우 뇌사추정자가 제15조의 장기등기증희망자인 경우로 한정한다.

④ 제1항에 따라 통보하여야 하는 뇌사추정자의 기준 및 장기구득기관의 장이 국립장기이식관리기관의 장에게 신고하는 데 필요한 절차 및 방법 등은 보건복지부령으로 정한다.

제18조(뇌사판정 등) ① 뇌사판정기관의 장은 제17조제2항에 따른 뇌사판정 신청을 받으면 지체 없이 현장에 출동하여 뇌사판정 신청이 된 뇌사추정자(이하 "뇌사판정대상자"라 한다)의 상태를 파악한 후 보건복지부령으로 정하는 바에 따라 전문의사 2명 이상과 진료담당의사가 함께 작성한 뇌사조사서를 첨부하여 뇌사판정위원회에 뇌사판정을 요청하여야 한다.

② 제1항에 따라 뇌사판정의 요청을 받은 뇌사판정위원회는 전문의사인 위원 2명 이상과 의료인이 아닌 위원 1명 이상을 포함한 과반수의 출석과 출석위원 전원의 찬성으로 뇌사판정을 한다. 이 경우 뇌사판정의 기준은 대통령령으로 정한다.

③ 뇌사판정위원회는 뇌사판정을 위하여 필요하다고 인정하면 뇌사조사서를 작성한 전문의사와 진료담당의사를 뇌사판정위원회에 출석시켜 의견을 진술하게 할 수 있다.

④ 뇌사판정위원회는 제2항에 따라 뇌사판정을 한 경우에는 대통령령으로 정하는 바에 따라 출석위원 전원이 서명하거나 기명날인한 뇌사판정서 및 회의록을 작성하여 뇌사판정기관의 장에게 제출하여야 한다.

⑤ 뇌사판정기관의 장은 제4항에 따라 뇌사판정서 및 회의록을 제출받으면 그 사본과 보건복지부령으로 정하는 자료를 국립장기이식관리기관의 장에게 보내야 하고, 뇌사판정 신청자에게는 뇌사판정서 사본을 보내야 한다.

제19조(뇌사판정대상자관리전문기관) ① 국립장기이식관리기관의 장은 뇌사판정대상자에 대하여 장기등 기증, 뇌사판정, 장기등 적출·이식 등에 관한 일련의 업무를 통합하여 수행할 수 있는 뇌사판정대상자관리전문기관을 지정할 수 있다.

② 제1항에 따라 뇌사판정대상자관리전문기관으로 지정될 수 있는 기관은 다음 각 호의 요건을 모두 갖추어야 한다.

1. 제13조제1항에 따라 지정된 등록기관일 것
2. 제16조에 따라 통보된 뇌사판정기관일 것
3. 제25조에 따라 지정된 장기이식의료기관일 것
4. 보건복지부령으로 정하는 시설·장비 및 인력 등을 갖출 것

③ 뇌사판정대상자관리전문기관의 지정 절차·업무, 그 밖에 필요한 사항은 보건복지부령으로 정한다.

제20조(장기구득기관) ① 보건복지부장관은 뇌사추정자 및 뇌사판정대상자의 파악과 관리, 뇌사판정 및 장기 적출 절차의 진행 지원, 장기등 기증 설득 및 장기등기증자와 그 유족에 대한 관리 및 지원 등의 업무를 수행하는 장기구득기관을 지정할 수 있다. 〈개정 2023. 6. 13〉

② 장기구득기관으로 지정받을 수 있는 기관은 다음 각 호와 같다.

1. 의료기관
2. 장기등의 기증 및 이식에 관련된 사업을 주된 목적으로 설립된 비영리법인

③ 장기구득기관은 다음 각 호의 사항을 준수하여야 한다.

1. 뇌사추정자 통보를 받으면 신속하게 현장에 출동하는 등 장기구득을 위한 적절한 조치를 취할 것
2. 장기등 기증을 유도하기 위하여 뇌사자의 가족에게 거짓된 사실을 알리거나 장기등 기증을 강요하지 아니할 것

3. 그 밖에 보건복지부령으로 정하는 사항

④ 장기구득기관은 관할 지역이 설정되어야 하고, 해당 관할 지역의 뇌사판정기관과 잠재 뇌사자를 발굴하기 위하여 협약을 맺어야 한다. 이 경우 장기구득기관의 관할 지역은 보건복지부령으로 정한다.

⑤ 장기구득기관은 뇌사판정대상자를 관리할 수 있는 장기구득 전문 의료인을 두어야 한다. 이 경우 장기구득 전문 의료인의 자격 등에 관한 내용은 대통령령으로 정한다.

⑥ 제5항에 따른 장기구득 전문 의료인은 제17조제1항에 따라 통보받은 뇌사추정자 및 뇌사판정대상자에 한하여 의무기록을 열람하고 대통령령으로 정하는 검사와 처치 업무를 수행할 수 있다.

⑦ 장기구득기관으로 지정받으려는 자는 대통령령으로 정하는 시설·장비 및 인력 등을 갖추어야 한다.

⑧ 장기구득기관의 지정 절차, 업무, 그 밖에 필요한 사항은 보건복지부령으로 정한다.

제21조(뇌사자의 사망원인 및 사망시각) ① 뇌사자가 이 법에 따른 장기등의 적출로 사망한 경우에는 뇌사의 원인이 된 질병 또는 행위로 인하여 사망한 것으로 본다.

② 뇌사자의 사망시각은 뇌사판정위원회가 제18조제2항에 따라 뇌사판정을 한 시각으로 한다.

'장기등 이식에 관한 법률'은 장기기증자의 동의에 대해서도 명시하고 있다. 이 법률에서 '장기등기증희망자'와 '장기등기증자'를 구분하고 있다. '장기등기증희망자'는 장래에 뇌사 또는 사망할 때 장기등을 기증하겠다고 의사표시를 한 사람, 즉 장기기증서약서 등의 기록을 가진 사람이다. 즉 현재 기증하는 것이 아니라 뇌사나 사망상태가 되면 기증하겠다고 희망하는 사람이다.[3] 한편 '장기등기증자'는 장기를 제공하기 위해 등록절차에 따라 등록기관에 등록된 사람을 말한다. 즉 검사와 절차를 통해 당장 기증을 위해 등록된 사람이다. 살아 있는 기증자(생체장기기증자)는 본인이 자발적으로 등록하고, 뇌사나 사망상태인 경우에는 가족 중 가장 우선순위에 있는 한명이 등록을 신청할 수 있다.[3]

Box 14-3 뇌사 및 장기이식과 관련된 법률(일부)[6]

장기등 이식에 관한 법률(약칭: 장기이식법)

[시행 2024.2.20.][법률 제20329호, 2024.2.20., 일부개정]

제2장 장기등이식윤리위원회 및 장기이식관리기관

제8조(장기등이식윤리위원회) ① 장기등의 적출 및 이식과 뇌사판정 등에 관한 주요사항을 심의하기 위하여 보건복지부에 장기등이식윤리위원회(이하 "위원회"라 한다)를 둔다. 〈개정 2019. 1. 15.〉

② 위원회는 다음 각 호의 사항을 심의한다. 〈개정 2019. 1. 15. 2023. 6. 13.〉

1. 뇌사판정 기준에 관한 사항
2. 장기등을 이식받을 사람(이하 "이식대상자"라 한다)의 선정기준에 관한 사항
3. 제13조제1항에 따른 장기이식등록기관, 제19조제1항에 따른 뇌사판정대상자관리전문기관, 제20조제1항에 따른 장기구득기관 및 제25조제1항에 따른 장기이식의료기관의 지정기준에 관한 사항
4. 장기등의 범위에 관한 사항
4의2. 종합계획에 관한 사항
5. 그 밖에 장기등의 적출 및 이식 등에 관하여 보건복지부장관이 회의에 부치는 사항
[시행일: 2025. 6. 14.] 제8조제2항제4호의2

제9조(위원회의 구성과 운영) ① 위원회는 위원장을 포함한 15명 이상 20명 이하의 위원으로 구성하고, 위원은 의사 또는 변호사 자격을 가진 사람, 판사, 검사, 공무원, 그 밖에 학식과 사회적 덕망이 풍부한 사람 중에서 보건복지부장관이 임명하거나 위촉한다. 이 경우 공무원이 아닌 위원이 전체 위원의 과반수가 되도록 하여야 한다. 〈개정 2018. 12. 11.〉
② 위원장은 위원 중에서 호선한다.
③ 위원회는 위원회를 효율적으로 운영하기 위하여 분야별로 전문위원회를 둘 수 있다.
④ 위원회와 전문위원회의 구성 및 운영 등에 관하여 필요한 사항은 대통령령으로 정한다.

제10조(국립장기이식관리기관) ① 장기등의 이식에 관한 사항을 적정하게 관리하기 위하여 장기이식관리기관(이하 "국립장기이식관리기관"이라 한다)을 두되, 국립장기이식관리기관은 보건복지부 소속 기관 중에서 보건복지부령으로 정하는 기관으로 한다.
② 국립장기이식관리기관의 업무는 다음 각 호와 같다. 〈개정 2021. 12. 21.〉
1. 이식대상자의 선정
2. 장기등기증희망자의 등록 및 관리, 장기등기증자 및 장기등이식대기자의 인적사항과 신체검사결과에 관한 자료의 관리
3. 제13조에 따른 장기이식등록기관, 제16조에 따른 뇌사판정기관, 제19조에 따른 뇌사판정대상자관리전문기관, 제20조에 따른 장기구득기관 및 제25조에 따른 장기이식의료기관에 대한 지도·감독
4. 장기등의 적출 및 이식에 관한 조사·연구, 정보·통계의 관리 및 홍보
4의2. 제32조의2에 따른 장기등기증자등과 장기등을 이식받은 사람 간 서신 교환 등 교류활동 지원
5. 그 밖에 장기등의 적출 및 이식에 관하여 대통령령으로 정하는 업무
③ 국립장기이식관리기관의 운영 등에 필요한 사항은 대통령령으로 정한다.

제3장 장기등의 적출 및 이식 등

제1절 통칙

제11조(장기등의 적출·이식의 금지 등) ① 다음 각 호의 어느 하나에 해당하는 장기등은 이를 적출하거나 이식하여서는 아니 된다.
1. 장기등을 이식하기에 적합하지 아니한 감염성병원체에 감염된 장기등
2. 암세포가 침범한 장기등

3. 그 밖에 이식대상자의 생명·신체에 위해를 가할 우려가 있는 것으로서 대통령령으로 정하는 장기등

② 이식대상자가 정하여지지 아니한 경우에는 장기등을 적출하여서는 아니 된다. 다만, 안구 등 상당한 기간이 지난 후에도 이식이 가능한 장기등으로서 대통령령으로 정하는 장기등의 경우에는 그러하지 아니하다.

③ 살아있는 사람으로서 다음 각 호의 어느 하나에 해당하는 사람의 장기등은 적출하여서는 아니 된다. 다만, 제1호에 해당하는 사람의 경우에는 말초혈과 골수에 한정하여 적출할 수 있다. 〈개정 2011. 8. 4., 2020. 4. 7.〉

1. 16세 미만인 사람
2. 임신한 여성 또는 해산한 날부터 3개월이 지나지 아니한 사람
3. 정신질환자·지적(知的)장애인. 다만, 정신건강의학과전문의가 본인 동의 능력을 갖춘 것으로 인정하는 사람은 그러하지 아니하다.
4. 마약·대마 또는 향정신성 의약품에 중독된 사람

④ 살아있는 사람으로서 16세 이상인 미성년자의 장기등(말초혈과 골수는 제외한다)은 배우자·직계존비속·형제자매 또는 4촌 이내의 친족에게 이식하는 경우가 아니면 적출할 수 없다. 〈개정 2020. 4. 7.〉

⑤ 살아있는 사람으로부터 적출할 수 있는 장기등은 다음 각 호의 것에 한정한다. 〈개정 2019. 1. 15., 2020. 4. 7.〉

1. 신장은 정상인 것 2개 중 1개
2. 간장·말초혈·골수·폐 및 대통령령으로 정하는 장기등은 의학적으로 인정되는 범위에서 그 일부

제12조(장기등의 기증에 관한 동의) ① 이 법에 따른 장기등기증자·장기등기증희망자 본인 및 가족·유족의 장기등의 기증에 관한 동의는 다음 각 호에 따른 것이어야 한다.

1. 본인의 동의: 본인이 서명한 문서에 의한 동의 또는 「민법」의 유언에 관한 규정에 따른 유언의 방식으로 한 동의
2. 가족 또는 유족의 동의: 제4조제6호 각 목에 따른 가족 또는 유족의 순서에 따른 선순위자 1명의 서면 동의. 다만, 선순위자 1명이 미성년자이면 그 미성년자와 미성년자가 아닌 다음 순서의 가족 또는 유족 1명이 함께 동의한 것이어야 하고, 선순위자가 행방불명이거나 그 밖에 대통령령으로 정하는 부득이한 사유로 동의를 할 수 없으면 그 다음 순위자가 동의할 수 있다.

② 제22조제3항제1호 단서에 따른 뇌사자 또는 사망한 자의 장기등의 적출에 관한 그 가족 또는 유족의 거부의 의사표시는 제4조제6호 각 목에 따른 가족 또는 유족의 순위에 따른 선순위자 1명이 하여야 한다.

③ 제1항제2호 및 제2항에 따른 선순위자 1명을 확정할 때 선순위자에 포함되는 사람이 2명 이상이면 그중 촌수·연장자순(촌수가 우선한다)에 따른 1명으로 한다.

제2절 장기등기증희망자·장기등기증자 및 장기등이식대기자의 등록

제13조(장기이식등록기관) ① 장기등기증자, 장기등기증희망자, 장기등이식대기자의 등록에 관한 업무를 수행하려는 자는 대통령령으로 정하는 시설·인력 등을 갖추고 보건복지부장관으로부터 장기이식등록기관(이하 "등록기관"이라 한다)으로 지정받아야 한다. 이 경우 보건복지부장관은 대통령령으로 정하는 바에 따라 해당 등록기관이 등록받을 수 있는 장기등의 종류를 정하여 지정할 수 있다.

② 등록기관으로 지정받을 수 있는 자는 다음 각 호와 같다.

1. 국가 또는 지방자치단체
2. 「대한적십자사 조직법」에 따라 설립된 대한적십자사
3. 「의료법」 제3조에 따른 의료기관(이하 "의료기관"이라 한다)
4. 장기등의 기증 및 이식에 관련된 사업을 주된 목적으로 설립한 비영리법인
5. 「공공기관의 운영에 관한 법률」 제4조에 따른 공공기관(이하 "공공기관"이라 한다)

③ 등록기관의 업무는 다음 각 호와 같다. 다만, 장기등이식대기자의 등록에 관한 업무는 제25조에 따른 이식의료기관에서 수행한다. 〈개정 2017. 10. 24.〉

1. 장기등기증희망자·장기등기증자 또는 장기등이식대기자의 접수 및 등록에 관한 업무
2. 장기등기증자 또는 장기등이식대기자로 등록하려는 사람의 신체검사에 관한 업무
3. 장기등기증희망자·장기등기증자 또는 장기등이식대기자의 접수·등록 결과를 국립장기이식관리기관에 통보하는 업무
4. 장기등의 기증 활성화를 위한 홍보 및 상담
5. 그 밖에 제1항에 따른 접수·등록에 관하여 대통령령으로 정하는 업무

④ 등록에 관한 서식 및 보존에 관한 사항은 보건복지부령으로 정한다.

제14조(장기등기증자 등의 등록) ① 장기등기증자 또는 장기등이식대기자로 등록하려는 사람은 보건복지부령으로 정하는 바에 따라 등록기관에 등록을 신청하여야 한다. 다만, 장기등기증자가 뇌사자 또는 사망한 자의 경우에는 그 가족 또는 유족 중 1명이나 제16조제4항에 따른 뇌사판정기관의 장(뇌사자 또는 사망자가 제15조에 따른 장기등기증희망등록을 한 경우에 한정한다)이 등록을 신청할 수 있다. 〈개정 2024. 2. 20.〉

② 등록기관의 장은 제1항에 따른 신청을 받으면 다음 각 호의 기준에 따라 등록 여부를 결정하여야 한다.

1. 장기등기증자의 경우: 제12조 및 제22조에 따른 본인이나 가족 또는 유족의 동의 여부와 등록기관의 장이 실시하는 신체검사(등록기관이 의료기관이 아닌 경우에는 등록기관의 장이 지정하는 의료기관에서 실시하는 신체검사를 말한다. 이하 같다) 결과 장기등기증자로 적합한지 여부. 다만, 장기등기증자로 적합한지 확인할 수 있는 신체검사 결과가 있으면 신체검사를 생략할 수 있다.
2. 장기등이식대기자의 경우: 등록기관의 장이 실시하는 신체검사 결과 장기등이식대기자로 적합한지 여부

③ 등록기관의 장은 제2항에 따라 등록을 결정하면 그 등록을 하고, 지체 없이 그 결과를 신청인 및 국립장기이식관리기관의 장에게 알려야 한다.

④ 제2항에 따른 신체검사의 항목 및 방법, 그 밖에 신체검사의 실시에 관하여 필요한 사항은 국립장기이식관리기관의 장이 보건복지부장관의 승인을 받아 정한다.

⑤ 등록기관의 장은 등록한 사람이 장기등의 기증 등에 관한 의사표시를 철회하면 즉시 그 등록을 말소하여야 한다.

[시행일: 2025. 8. 21.] 제14조

제15조(장기등기증희망자의 등록) ① 본인이 뇌사 또는 사망할 때(말초혈 또는 골수를 기증하려는 사람의 경우에는 살아있을 때를 포함한다) 장기등을 기증하려는 사람은 보건복지부령으로 정하는 바에 따라 등록기관에 장기등기증희망등록신청을 할 수 있다. 〈개정 2020. 4. 7.〉

② 등록기관의 장은 제1항에 따라 장기등기증희망등록신청을 받은 경우에는 본인 동의 여부를 확인한 후 그 등록을 하고 지체 없이 그 결과를 신청인 및 국립장기이식관리기관의 장에게 알려야 한다.

③ 등록기관 중 국가, 지방자치단체 또는 공공기관은 보건복지부령으로 정하는 바에 따라 장기등기증희망자 등록에 관한 신청만을 접수하고, 그 밖의 장기등기증희망자 등록 및 사후관리 등에 관한 업무는 국립장기이식관리기관의 장이 수행하도록 할 수 있다.

④ 제3항에 따라 국립장기이식관리기관의 장이 장기등기증희망자의 등록 및 사후관리 등에 관한 업무를 수행하도록 하려는 경우 국가, 지방자치단체 및 공공기관은 신청 접수 결과를 보건복지부령으로 정하는 바에 따라 국립장기이식관리기관의 장에게 알려야 한다.

⑤ 국립장기이식관리기관의 장은 제4항에 따라 접수 결과를 통보받고 그 등록을 한 경우에는 지체 없이 등록 결과를 신청인에게 알려야 한다.

⑥ 등록기관 또는 국립장기이식관리기관의 장은 제2항 및 제5항에 따라 등록한 사람이 장기등기증희망등록에 관한 의사표시를 철회하면 즉시 그 등록을 말소하여야 한다.

[중략]

제4절 장기등의 적출 및 이식

제22조(장기등의 적출 요건) ① 살아있는 사람의 장기등은 본인이 동의한 경우에만 적출할 수 있다. 다만, 16세 이상인 미성년자의 장기등과 16세 미만인 미성년자의 말초혈 또는 골수를 적출하려는 경우에는 본인과 그 부모(부모가 없고 형제자매에게 말초혈 또는 골수를 이식하기 위하여 적출하려는 경우에는 법정대리인)의 동의를 함께 받아야 한다. 〈개정 2020. 4. 7.〉

② 제1항 단서의 경우 부모 중 1명이 행방불명, 그 밖에 대통령령으로 정하는 부득이한 사유로 동의할 수 없으면 부모 중 나머지 1명과 제4조제6호 각 목에 따른 가족 또는 유족의 순서에 따른 선순위자 1명의 동의를 받아야 한다.

③ 뇌사자와 사망한 자의 장기등은 다음 각 호의 어느 하나에 해당하는 경우에만 적출할 수 있다.

1. 본인이 뇌사 또는 사망하기 전에 장기등의 적출에 동의한 경우. 다만, 그 가족 또는 유족이 장기등의 적출을 명시적으로 거부하는 경우는 제외한다.
2. 본인이 뇌사 또는 사망하기 전에 장기등의 적출에 동의하거나 반대한 사실이 확인되지 아니한 경우로서 그 가족 또는 유족이 장기등의 적출에 동의한 경우. 다만, 본인이 16세 미만의 미성년자인 경우에는 그 부모(부모 중 1명이 사망·행방불명, 그 밖에 대통령령으로 정하는 부득이한 사유로 동의할 수 없으면 부모 중 나머지 1명)가 장기등의 적출에 동의한 경우로 한정한다.

④ 제1항부터 제3항까지에 따라 동의한 사람은 장기등을 적출하기 위한 수술이 시작되기 전까지는 언제든지 장기등의 적출에 관한 동의의 의사표시를 철회할 수 있다.

제23조(장기등의 적출 시 준수사항) 장기등을 적출하려는 의사는 다음 각 호의 사항을 준수하여야 한다.

1. 제22조에 따른 동의 및 제26조제3항 후단에 따른 승인 사실을 확인할 것
2. 장기등기증자가 살아있는 사람인 경우에는 본인 여부를 확인하고 본인과 그 가족에게 다음 각 목의 사항을 충분히 설명할 것

가. 장기등기증자의 건강상태
나. 장기등 적출수술의 내용과 건강에 미치는 영향
다. 장기등을 적출한 후의 치료계획
라. 그 밖에 장기등기증자가 장기등의 적출과 관련하여 미리 알아야 할 사항

제24조(해부 또는 검시의 우선) 「형사소송법」 또는 「검역법」에 따라 해부 또는 검시를 하여야 하는 경우에는 그 해부 또는 검시를 하기 전에는 이식을 위하여 장기등을 적출할 수 없다. 다만, 진료담당의사가 적출할 장기등이 사망원인과 상관관계가 없고 해부 또는 검시가 끝날 때까지 기다리면 적출 시기를 놓칠 우려가 있다고 판단하는 경우에는 관할 지방검찰청 또는 지방검찰청지청의 검사, 관할 검역소장의 승인과 유족의 동의를 받아 장기등을 적출할 수 있다.

제25조(장기이식의료기관) ① 장기등의 이식을 위하여 장기등을 적출하거나 이식하려는 의료기관은 보건복지부장관으로부터 장기이식의료기관(이하 "이식의료기관"이라 한다)으로 지정받아야 한다.

② 이식의료기관으로 지정받으려는 의료기관은 대통령령으로 정하는 시설·장비·인력 등을 갖추어야 한다.

③ 이식의료기관이 아니면 장기등의 이식을 위하여 장기등을 적출하거나 이식할 수 없다. 다만, 이식의료기관이 아닌 의료기관에서도 보건복지부령으로 정하는 시설·인력·장비 등을 갖춘 경우에는 장기등을 적출할 수 있다.

제26조(이식대상자 선정 등) ① 국립장기이식관리기관의 장은 제14조제3항에 따라 장기등기증자의 등록결과를 통보받으면 대통령령으로 정하는 장기등 이식대상자의 선정기준에 따라 장기등 이식대기자 중에서 이식대상자를 선정하여야 한다. 이 경우 국립장기이식관리기관의 장은 이를 장기등기증자 또는 이식대상자가 등록된 등록기관의 장에게 알려야 하고 등록기관의 장은 선정사실을 등록된 장기등기증자 또는 이식대상자와 그 가족·유족에게 즉시 알려야 한다.

② 제1항에도 불구하고 안구 및 제4조제1호라목의 경우와 이식대상자의 선정을 기다리면 이식 시기를 놓칠 현저한 우려가 있는 경우 등 대통령령으로 정하는 부득이한 사유가 있으면 이식의료기관의 장이 이식대상자를 선정할 수 있다. 이 경우 이식의료기관의 장은 선정한 사유 및 선정결과를 국립장기이식관리기관의 장에게 알리고, 등록기관의 장·장기등기증자·이식대상자와 그 가족·유족에게 선정결과를 알려야 한다. 〈개정 2019. 1. 15.〉

③ 제1항에도 불구하고 살아있는 사람으로서 제11조제4항에 따른 16세 이상의 장기등기증자와 20세 미만인 사람 중 말초혈 또는 골수를 기증하려는 사람은 자신의 장기등의 이식대상자를 선정할 수 있다. 이 경우 본인 또는 배우자의 가족에게 말초혈 또는 골수를 기증하려는 경우 외에는 보건복지부령으로 정하는 기준과 절차에 따라 미리 국립장기이식관리기관의 장의 승인을 받아야 한다. 〈개정 2020. 4. 7.〉

④ 이식대상자 선정은 제2항 및 제3항과 제11조제4항에 해당되는 경우 외에는 제1항에 따라 국립장기이식관리기관의 이식대상자 선정절차를 거쳐야 한다.

제27조(뇌사판정 의사의 장기등의 적출 등 금지) 다음 각 호의 어느 하나에 해당하는 자는 해당 뇌사자의 장기등을 적출하거나 이식하는 수술에 참여하여서는 아니 된다.

1. 해당 뇌사자의 뇌사조사서를 작성한 전문의사와 진료담당의사
2. 해당 뇌사자에 대하여 뇌사판정을 한 뇌사판정위원회에 출석한 위원인 의사

토의 문제

1. 다음의 사례를 읽고 살아있는 장기기증자인 경우에 필요한 윤리적 고려에 대해 논의해 봅시다.

• **자신의 간 이식해 어머니 살려낸 고등학생 (연합뉴스 2007.03.29 기사내용 발췌)**[13]

고등학생이 투병 중인 어머니를 자신의 간 70%를 이식해 살려낸 사실이 알려져 주위를 훈훈하게 하고 있다. [중략] OOO군은 이식 적정 최소 연령인 만 16살을 갓 넘겼고, 검사 결과는 다행히도 이식할 수 있다는 것이었다. 하지만 아들의 간을 이식받아야 한다는 것이 어머니에게는 말할 수 없는 고통이었다. [중략]

수술은 성공적으로 끝났지만, OOO군은 심한 후유증과 우울증에 시달려야 했다. 175센티미터 키에 60킬로그램이 나갔던 체격은 수술 직후 48킬로그램까지 줄었다. [중략] OOO 군은 수술 뒤 후유증이 생각보다 컸지만 어머니를 살렸다는 생각에 뿌듯하다며 대견한 모습을 보였다. OOO 군은 "당시 주위 사람들이 간을 주는 사람은 별로 안 아프다고 해서 그냥 했는데 하고 나니까 너무 아팠다. 어차피 제 간은 또 자라니까 괜찮은데 엄마가 계속 약을 먹고 있으니까 그것이 걱정이다"고 말했다. 17일간 입원했던 OOO 군은 현재 건강이 많이 회복돼 학교생활을 무난히 하고 있다. [중략] OOO군의 용기는 가족의 소중함을 우리에게 되새기게 하고 있다.

참고문헌

1. 피터 싱어, 헬가 커스(2005). 생명윤리학 I. 변순용 외 옮김. 인간사랑.
2. No authors(1968). Report of the Ad Hoc Committee of the Harvard Medical School to Examine the Definition of Brain Death. JAMA. 205(6), 337-40.
3. 김현철, 고봉진, 박준석, 최경석(2014). 생명윤리법론. 박영사.
4. 피터 싱어, 헬가 커스(2005). 생명윤리학 II. 변순용 외 옮김. 인간사랑.
5. 보건복지부 국립장기조직혈액관리원. 기증희망등록 방법 안내 https://www.konos.go.kr/page/subPage.do?page=sub2_1_1
6. 국가법령정보센터. 장기등 이식에 관한 법률. http://www.law.go.kr/main.html
7. 보건복지부 국립장기조직혈액관리원. 이식대기자 등록 및 이식대상자 선정기준. https://konos.go.kr/page/subPage.do?page=sub1_1_2_6#none.

8. 박은정(2000). 생명공학시대의 법과 윤리. 이화여자대학교 출판부.
9. The MNA Center for Ethics and Human Rights(2011). The ethics of organ donation: what every nurse should know. https://www.massnurses.org/news-and-events/archive/2011/p/openItem/6078
10. Cavalcante, L., Ramos, I. C. Araujo, M., Alves, M., & Braga, V. (2014). Nursing care to patients in brain death and potential organ donors. Acta Paulista de Enfermagem, 27(6), 567–572.
11. Costa, C. R., da Costa, L. P., & Aguiar, N. (2016). The role of nursing the patient with brain death in the ICU. Revista Bioét, 24(2), 368–373.
12. 대한간호협회. 한국간호사 윤리지침. http://www.koreanurse.or.kr/about_KNA/ethics.php#a21
13. 연합뉴스(2007.3.29). 자신의 간 이식해 어머니 살려낸 고등학생. http://v.media.daum.net/v/20070329070313804?f=o

제15장

인간대상 연구윤리

| 학습목표 |
- 인간대상 연구윤리의 사회적 배경을 설명한다.
- 인간대상 연구윤리와 관련된 간호윤리 문제를 설명한다.
- 인간대상 연구윤리와 관련된 법적 규정을 설명한다.

1. 인간대상 연구윤리의 사회적 배경

1) 연구대상자 보호

임상연구윤리에서는 연구대상에 대한 보호가 연구윤리의 가장 핵심적이며, 중요한 부분이다. 따라서 연구대상자에 대한 보호는 연구부정행위와 별개로 별도의 지침이나 윤리원칙을 제시하고 관리하는 것이 일반적이다.

연구대상의 보호와 관련된 역사적 사건으로 나찌 독일 연구자들이 의학연구라는 이름으로 행했던 잔혹한 범죄행위가 폭로된 뉘른베르크 군사 법정이 있었다. 연구라는 이름으로 저지른 그들의 만행은 이후 뉘른베르크 강령이라는 이름의 연구윤리 원칙을 탄생시켰다(7장 참조).

이후 미국에서는 뉴욕 윌로우부룩에서 정신지체아동들에게 행해진 간염균 감염 실험과 터스키기 매독연구, 만성질환자들에 대한 암세포 주입 연구 등 악명 높은 사건들이

행해졌다. 이로 인해 인간대상자 연구의 윤리성에 대한 구속력 없는 규약을 넘어 보다 체계적인 규제의 필요성이 절실해 졌다. 이에 1974년 미국 의회는 "생명의학 연구와 행동 연구에서의 인간대상자 보호를 위한 국가위원회"를 설치하였고, 이 위원회는 벨몬트 선언을 통해 인간대상자 보호의 기본 틀을 제시하였다.[1] 벨몬트 보고서는 임상연구의 세 가지 윤리원칙을 제시하였는데, 바로 인간존중의 원칙, 선행의 원칙, 정의의 원칙이 그것이다. 또한 원칙의 적용방법으로 충분한 정보 제공에 근거한 동의, 위험/혜택 평가, 공정한 피험자 선정 절차를 제시하고 있다. 벨몬트 보고서는 1979년에 만들어졌지만 현재까지 국가기관, 연구소, 대학들에서 임상연구 윤리지침으로 활용되고 있다(Box 15-1).[2,3]

한편 1964년 핀란드 헬싱키에서 제8차 세계의사회 총회가 개최되었는데, 이 때 인간대상 의학연구 윤리원칙이 공표되었다. 이를 헬싱키 선언이라고 부르며, 세계의사회는 이후 개정을 거듭하여, 2013년 제7차 개정판을 발표하였다.[4]

Box 15-1 벨몬트 보고서의 기본 윤리원칙과 적용 방법[2,3]

벨몬트 보고서의 3가지 기본 윤리원칙

Ⅰ. 인간존중
Ⅱ. 선행
Ⅲ. 정의

Ⅰ. 인간존중

인간존중의 원칙은 두 개의 도덕적 의무로 나뉜다.
1) 개인은 자율적 존재로 대우 받아야 한다.
2) 자율성이 부족한 사람은 보호 받을 권리가 있다.

※ 인간존중 원칙의 적용: 충분한 정보 제공에 근거한 동의(Informed Consent)
(1) 충분한 정보 제공에 근거한 동의 – 인간존중의 원칙에서 개인은 가능한 능력 범위에서 자신에게 발생할 일과 발생하지 않아야 할 일을 선택할 기회를 가져야 한다.
(2) 충분한 정보 제공에 근거한 동의 절차의 3요소
① 정보 – 개인에게 제공되는 정보의 범위와 성격은 개인이 그 시술이 자신의 치료에 필요하지 않거나 아마도 그 시술을 완전히 이해하지 못한다는 것을 알면서도 지식 발전에 참여할지 여부를 결정하기에 충분해야 한다.
② 숙지 – 정보가 전달되는 방식과 맥락은 정보 그 자체만큼 중요하다. 대상자의 이해 능력은 지능, 합리성, 성숙도, 언어에 따라 다르기 때문에 대상자의 능력에 맞춰 정보가 제공되어야 한다. 미성년자나 정신 장애 등과 같이 이해력이 심각하게 제한적인 대상자에게는 특별한 정보제공 방법이 필요할 수도 있다.

③ 자발성 – 연구 참여 동의는 오직 자발적으로 이루어졌을 때만 유효한 동의로 인정된다. 자발성에는 강압과 부당한 영향이 없다는 것이 필수적인 조건이다.

II. 선행

개인의 결정을 존중하고 해를 입지 않도록 보호하는 것뿐만 아니라 그들의 웰빙을 보장하기 위한 노력을 기울임으로써 개인을 윤리적인 방식으로 대우해야 한다.

이러한 차원에서 선행의 상호 보완적인 표현으로 두 개의 일반적인 규칙이 만들어졌다.

1) 해를 입히지 말 것

2) 가능한 한 혜택을 극대화하고 해를 최소화 할 것

※ 선행 원칙의 적용: 위험과 혜택의 평가

(1) 위험과 혜택의 평가 – 대상자에게 가해질 위험이 정당화될 수 있는지를 판단하는 방법

(2) 위험/혜택 평가의 요소

① 위험과 혜택의 성격과 영역 – 여러 종류의 가능한 위험과 혜택을 설명할 필요가 있다. 예를 들면 정신적 위험, 신체적 위험, 법적 위험, 사회적 위험, 경제적 위험과 같이 다양한 종류의 위험 그리고 이와 마찬가지로 다양한 종류의 혜택이 있다. 연구대상자에게 발생할 가능성이 가장 큰 위험은 정신적 또는 신체적 고통이나 손상이지만, 다른 가능한 종류의 위험들도 간과해서는 안 된다. 연구의 위험과 혜택은 개별 대상자, 대상자의 가족, 그리고 크게는 사회(또는 대상자가 속한 특별한 사회 집단)에 영향을 미칠 수 있다.

② 위험과 혜택의 체계적 평가 – 위험과 혜택의 평가는 가능한 범위에서 최대한 체계적이면서 임의적이지 않아야 한다. 이러한 이상은 연구의 정당화 가능성을 판단하는 사람들이 연구의 모든 측면에 대한 정보를 축적하고 평가하며, 대안들에 대해 체계적으로 고려함을 필수로 한다. 먼저 연구의 가정들이 타당한지를 판단해야 한다. 다음으로 위험의 성격, 발생가능성, 크기를 가능한 명확하게 식별해야 한다.

③ 연구의 정당화 가능성 평가 – 연구의 정당화 가능성을 평가할 때는 최소한 다음의 사항들을 고려해야 한다.

- 인간대상자를 잔인하거나 비인간적으로 취급하는 것은 결코 도덕적으로 정당화될 수 없다.
- 위험은 연구의 목적을 달성하기 위해 필수적인 수준으로 최소화하여야 한다. 연구대상자가 반드시 필요한지 여부를 판단해야 한다. 위험은 결코 완전히 제거될 수 없겠지만 대안적인 절차를 신중하게 고려함으로써 줄일 수 있는 경우가 자주 있다.
- 연구가 중증의 장애를 발생시키는 심각한 위험과 관련되어 있을 때, 연구 심사위원회는 위험의 정당성을 판단하는데 지속적이며 특별한 주의를 기울여야 한다(대개 대상자가 혜택을 얻게 될 가능성, 또는 드물게는 참여에 대한 뚜렷한 자발성을 고려).

- 취약한 인구집단을 연구대상으로 할 때, 그들의 연구 참여가 적절하다는 것을 입증해야 한다. 위험의 성격과 정도, 참여할 특정 인구집단의 상태, 예상되는 혜택의 성격과 정도와 같은 여러 변수들을 고려하여 판단해야 한다.
- 충분한 정보 제공에 근거한 동의 과정에서 사용되는 문서와 절차에, 연구와 관련된 위험과 혜택을 빠짐없이 열거해야 한다.

Ⅲ. 정의

누가 연구의 혜택을 받고 누가 연구의 부담을 감당해야 하는가?

1) 연구대상자의 선택에서 어떤 특정 계층(예: 복지대상자, 특정 소수 인종이나 민족, 시설 수용자)이 그들이 연구 주제와 직접적 연관성이 있다는 이유가 아니라, 그들이 단지 쉽게 구할 수 있는 대상자라거나, 어려운 처지에 있다거나 조종하기 쉽다는 이유로 조직적으로 선택되고 있지는 않은지 여부를 판단하기 위한 면밀한 노력이 필요하다.
2) 연구가 공공 기금의 지원을 받아서 치료적인 장치나 방법을 개발할 때, 정의는 이 기구나 장치나 방법이 이것을 이용할 여유가 있는 사람에게만 혜택을 제공해서는 안된다는 것과 연구의 적용에 수혜를 받을 가능성이 적은 사람들을 부당하게 연구에 참여시켜서는 안된다는 것을 요구한다.

※ 정의 원칙의 적용: 피험자 선정

(1) 피험자 선정 – 연구대상자 선정에서 공정한 절차와 결과가 있어야 한다는 도덕적 요건

(2) 피험자 선정과 관련된 정의의 두 차원

① 사회적 – 사회적 정의는 어떤 특정 종류의 연구에 참여해야 하는 사람들과 참여해서는 안되는 사람들을 구분할 것을 요구한다. 이러한 구분은 그 계층의 구성원들이 연구로 인한 부담을 감당할 수 있는 능력이 있는지와 이미 부담을 감당한 사람들에게 추가적인 부담을 감당하게 하는 것이 적절한지에 근거를 둔다. 따라서 대상자 집단의 선정에서 선호하는 계층(예: 어린이보다는 성인)이 있다거나 잠재적인 특정 대상자 계층(예: 정신병원 수용 환자나 죄수)이 있는 것은 사회적 정의의 문제로 볼 수 있다.

② 개인적 – 개인적 정의는 연구자들이 공정성을 나타낼 것을 요구할 수 있다. 따라서 연구자들은 그들이 선호하는 어떤 환자들에게만 잠재적으로 혜택이 되는 연구를 제공해서는 안 되며, 반대로 위험한 연구를 위해 "마음에 들지 않는" 사람들만을 선택해서도 안 된다.

▶ 취약한 대상자 – 소수 인종, 저소득층, 중증 환자, 시설 수용자와 같은 특정 집단은 연구에 활용할 수 있는 용이성 때문에 그들에게 지속적으로 연구대상자로 참여할 것을 요청하는 경우가 있을 수 있다. 그들이 의존적인 상태이고 자유롭게 동의할 수 있는 능력이 종종 결여됨으로 인해 연구 실행이 편리하다는 이유만으로, 또는 그들의 질병이나 사회경제적 상태로 인해 조종하기 쉽다는 이유로, 연구에 참여하게 되는 위험으로부터 그들을 보호해야 한다.

우리나라에서는 임상연구 윤리지침 이전에 국제임상시험관리기준 통일안(ICH-GCP)에 발맞추어 2000년 의약품 임상시험 관리기준(KGCP: Korean Good Clinical Practice)이 시행되었고, 이 관리기준은 2003년 제정된 '의약품 등의 안전에 관한 규칙'에 포함되었다(제30조 제1항 [별표 4]).[5] 우리나라 의약품 임상시험 관리기준은 임상시험이 '헬싱키 선언에 근거한 윤리규정'을 따라야 한다고 명시하고 있다. 또한 임상시험의 기본원칙 및 대상자의 연구 참여 동의과정 등에 대하여 구체적인 윤리적 지침을 제시하고 있다. 의약품 임상시험 관리기준은 모든 의약품 임상시험은 "임상시험심사위원회"의 검토를 받도록 하고 있다. 또한 임상시험심사위원회 구성방법과 업무 등을 구체적으로 명시하고 있다.

한편 우리나라에서 임상연구와 관련된 윤리지침은 '의약품 등의 안전에 관한 규칙'으로, 의약품 관리에 한정되어 있다는 한계가 있었다. 이러한 한계를 넘어 2005년에는 '생명윤리 및 안전에 관한 법률'이 제정되어, 의약품 실험 뿐 아니라 모든 인간 대상 연구(의사소통, 대인접촉 등의 상호작용을 통하여 수행하는 연구, 개인을 식별할 수 있는 정보를 이용하는 연구 등도 포함), 그리고 인체유래물(인체로부터 수집하거나 채취한 조직·세포·혈액·체액 등), 배아 및 유전자 연구를 모두 포함하는 윤리지침을 마련하였다.[6,7] 이 법에서는 이러한 연구를 수행하는 기관은 '기관생명윤리위원회'를 설치하도록 규정하고 있다.[6] '기관생명윤리위원회'는 의약품 임상시험 관리기준의 '임상시험심사위원회'와 유사한 기능을 하나, 의약품 연구 이외에 모든 인간, 인체 유래물, 배아 및 유전자 연구를 대상으로 범위가 확대되었고, 기능에 있어서도 '임상시험심사위원회'가 연구의 심의 및 감독 업무에 국한되어 있다면, '기관생명윤리위원회'는 연구의 심의, 감독 뿐 아니라 생명윤리 및 안전을 위한 연구자 및 기관 종사자 교육, 취약한 연구대상자에 대한 보호 대책 수립, 연구자를 위한 지침 마련과 같은 해당 기관의 윤리적 연구 문화 조성을 위한 업무를 담당하도록 되어 있다(Box 15-2).[6,7] 우리나라 의료기관에 설치되어 있는 윤리 관련 위원회들은 대부분 법이나 행정 규정에 따라 만들어지는 경우가 많은데, 병원에 따라서 '기관생명윤리위원회'와 '임상시험심사위원회'를 따로 운영하거나 '기관생명윤리위원회'로 통합하여 운영하기도 한다.[7]

충분한 정보 제공에 근거한 동의는 연구대상자의 자발적 참여를 의미한다. 연구자는 선의의 간섭주의(4장 참조)라는 관점으로 환자를 대신해 판단을 주도해서는 안 된다. 아무리 어려운 내용의 연구라 하더라도 대상자가 이해할 수 있는 방식으로 설명해야 할 의무가 있다. 또한 연구자는 시설에 거주하는 어린이나 노인, 죄수, 저소득층, 말기 환자 등

Box 15-2 '기관생명윤리위원회'의 업무[6]

'생명윤리 및 안전에 관한 법률' 제10조 제3항

1. 다음에 해당하는 사항의 심의
   가. 연구계획서의 윤리적·과학적 타당성
   나. 연구대상자 등으로부터 적법한 절차에 따라 동의를 받았는지 여부
   다. 연구대상자 등의 안전에 관한 사항
   라. 연구대상자 등의 개인정보 보호 대책
   마. 그 밖에 기관에서의 생명윤리 및 안전에 관한 사항
2. 해당 기관에서 수행 중인 연구의 진행과정 및 결과에 대한 조사·감독
3. 그 밖에 생명윤리 및 안전을 위한 다음의 활동
   가. 해당 기관의 연구자 및 종사자 교육
   나. 취약한 연구대상자등의 보호 대책 수립
   다. 연구자를 위한 윤리지침 마련

처럼 자율적이며 이성적인 판단에 취약하거나, 쉽게 동의하는 성향을 가진 사람들에 대해 그들을 보호하고 옹호할 책임이 있다.

충분한 정보 제공에 근거한 자발적 참여일지라도 취약한 집단에 대해서는 특별한 주의를 기울여야 한다. 세계 의사회의 인간대상 의학연구 윤리원칙인 헬싱키 선언(제7차 개정)은 "일부 집단과 개인은 특별히 취약하여 부당한 취급을 받거나 추가적인 해를 입을 가능성이 높다"라고 명시하고 있으며, 이들을 배려하고 보호해야 한다고 하고 있다. 또한 "취약한 집단과 함께하는 의학연구는 오직 이 집단의 건강상의 요구나 우선순위에 부합하는 연구이고, 취약하지 않은 집단에서는 수행할 수 없는 연구일 때 정당화된다. 더불어, 이 집단은 해당 연구결과로 얻은 지식, 의료행위, 또는 시술의 혜택을 받을 수 있어야 한다."[4,p.900]라고 명시하고 있다. 또한 헬싱키 선언은 '충분한 설명에 의한 동의'를 할 능력이 없는 사람에 대해서는 그 대상자가 속한 집단의 건강증진을 위한 것이며, 동의가 가능한 사람으로 대체가 불가능하고, 최소 위험과 최소 부담만을 수반하는 경우를 제외하고는 연구에 포함시켜서는 안 된다고 하였다. 위의 경우에 해당되어 포함시킬 때는 법적 대리인이 '충분한 설명에 의한 동의'를 대신할 수 있다고 하였다. 그러나 결정능력이 없다고 판단되는 사람도 반대의사를 표현한다면 이를 존중해야 하고 이는 법적 대리인의 동의에 우선한다고 하였다.[4]

우리나라의 의약품 임상시험 관리기준에서도 "취약한 환경에 있는 시험대상자"를 별도

로 다음과 같이 정의하고 있다. “임상시험 참여와 관련한 이익에 대한 기대 또는 참여를 거부하는 경우 조직 위계상 상급자로부터 받게 될 불이익에 대한 우려가 자발적인 참여 결정에 영향을 줄 가능성이 있는 대상자(의과대학·한의과대학·약학대학·치과대학·간호대학의 학생, 의료기관·연구소의 근무자, 제약회사의 직원, 군인 등을 말한다), 불치병에 걸린 사람, 제27조에 따른 집단시설(아동복지시설, 장애인 거주시시설, 정신보건시설, 노인복지시설 등)에 수용되어 있는 사람, 실업자, 빈곤자, 응급상황에 처한 환자, 소수 인종, 부랑인, 노숙자, 난민, 미성년자 및 자유의사에 따른 동의를 할 수 없는 대상자를 말한다.”(의약품 등의 안전에 관한 규칙, 제30조 제1항 [별표 4], 2.- 더)[5]

2) 연구부정행위

임상연구를 포함한 모든 연구(동물 연구, 실험실 연구 등)는 연구수행 절차와 연구결과 발표에 있어 지켜야 할 윤리가 있다. 이러한 윤리가 지켜지지 않을 때 이를 연구부정행위라고 한다. 연구부정행위에 구체적으로 어떤 것들이 포함되는지는 국가에 따라 또는 기관에 따라 차이가 있다. 대표적으로 영국의 연구진실성 위원회는 연구부정행위의 대표적 유형으로 다음을 제시하고 있다. ① 위조, ② 변조, ③ 연구데이터/이해관계/연구참여에 대한 왜곡, ④ 표절, ⑤ 다음의 두 가지 사항에 대한 책임을 수행하기 위해 필요한 절차를 따르지 않거나 마땅히 해야 할 것을 하지 않는 것: i) 인간, 실험동물, 환경에 불합리한 위험이나 위해를 초래하지 않을 책임, ii) 연구에서 수집한 개인적, 사적 정보를 적절하게 취급할 책임.[8] 영국의 연구진실성 위원회는 위조, 변조, 왜곡, 표절 등과 함께 연구대상에 해를 미치지 않을 책임과 대상자 정보보호를 포함하고 있다.

우리나라에서는 교육부훈령 제153호 ‘연구윤리 확보를 위한 지침’에서 연구부정행위의 범위를 ‘위조’, ‘변조’, ‘표절’, ‘부당한 저자표시’, ‘부당한 중복게재’, ‘연구부정행위에 대한 조사 방해 행위’, 그리고 ‘그 밖에 각 학문분야에서 통상적으로 용인되는 범위를 심각하게 벗어나는 행위’로 규정하고 있다.[9] 지침이 제시하는 각각의 정의는 다음과 같다.

(1) **위조** – 존재하지 않는 연구 원자료 또는 연구자료, 연구결과 등을 허위로 만들거나 기록 또는 보고하는 행위

(2) **변조** – 연구 재료·장비·과정 등을 인위적으로 조작하거나 연구 원자료 또는 연구자료를 임의로 변형·삭제함으로써 연구 내용 또는 결과를 왜곡하는 행위

(3) **표절** – 일반적 지식이 아닌 타인의 독창적인 아이디어 또는 창작물을 적절한 출처

표시 없이 활용함으로써, 제3자에게 자신의 창작물인 것처럼 인식하게 하는 행위

(4) **부당한 저자 표시** – 연구내용 또는 결과에 대하여 공헌 또는 기여를 한 사람에게 정당한 이유 없이 저자 자격을 부여하지 않거나, 공헌 또는 기여를 하지 않은 사람에게 감사의 표시 또는 예우 등을 이유로 저자 자격을 부여하는 행위

(5) **부당한 중복게재** – 연구자가 자신의 이전 연구결과와 동일 또는 실질적으로 유사한 저작물을 출처표시 없이 게재한 후, 연구비를 수령하거나 별도의 연구업적으로 인정받는 경우 등 부당한 이익을 얻는 행위

(6) **연구부정행위에 대한 조사 방해 행위** – 본인 또는 타인의 부정행위에 대한 조사를 고의로 방해하거나 제보자에게 위해를 가하는 행위

2. 인간대상 연구윤리와 간호윤리

국제간호협의회의 간호사 윤리강령은 연구윤리와 관련된 구체적인 조항을 제시하고 있지 않다. 그러나 간호사와 전문직 요소에서 '간호사는 긍정적이고 윤리적인 조직 환경에 기여하고 비윤리적인 실무 및 환경에 도전한다. 간호사는 간호 동료, 다른 건강 직종 및 관련 커뮤니티와 협력하여 환자 치료, 간호 및 건강과 관련된 동료 검토 및 윤리적으로 책임 있는 연구 및 실무 개발의 윤리적 생성, 수행, 및 보급에 참여한다'. '간호사는 개인, 가족 및 지역 사회의 결과를 개선하는 연구의 창출, 전파 및 적용에 참여한다.', '간호사는 간호의 윤리적 표준을 지원하고 촉진하기 위해 데이터 무결성에 대한 책임이 있다'는 조항이 있다. 이러한 조항들은 간호사들이 연구 윤리를 준수하고, 연구 과정에서 윤리적 문제를 적극적으로 식별하고 해결하며, 연구결과를 통해 실질적인 변화를 이끌어내는 역할을 강조한다. 이는 간호사들이 책임감을 가지고 연구에 참여하고, 연구결과가 환자와 지역 사회에 긍정적인 영향을 미치도록 보장한다.[10]

우리나라 간호사 윤리강령[11]에서는 제9조 '교육과 연구' 조항이 '간호사는 간호 수준의 향상과 근거기반 실무를 위한 교육과 훈련에 참여하고, 간호 표준 개발 및 연구에 기여한다'라고 함으로써 간호 지식체 개발을 위한 연구에 간호사들이 관심을 가지고 기여하는 것이 윤리적 의무임을 명시하고 있다. 한편 우리나라 간호사 윤리강령도 연구과정에서의 윤리적 고려에 대한 내용을 구체적으로 명시하고 있지는 않다. 다만 제15조 "간호대상자 보호' 조항은 '간호사는 동료 의료인이나 간호 관련 종사자에 의해 간호 대상자의

건강과 안전이 위협받는 경우, 간호 대상자를 보호하기 위한 적절한 조치를 취한다.'라고 명시함으로써, 이를 통해 간호사는 간호 대상자가 연구에 참여하는 경우 그들의 건강과 안전을 보호할 의무를 가짐을 알 수 있다. 또한 제16조 '첨단 생명 과학 기술 협력과 경계' 조항은 '간호사는 첨단 생명 과학 기술을 적용한 보건 의료 연구에 협력함과 동시에, 관련 윤리적 문제에 대해 경계하고 대처한다.'라고 명시함으로써, 이를 통해 간호사들이 생명과학기술을 이용한 임상시험에 참여하는 간호 대상자에 대한 보호의무를 가짐을 알 수 있다.

이렇게 국제간호협회와 우리나라의 간호사 윤리강령은 간호 대상자라는 측면에서 대상자 보호의무만을 제시하고 있고, 구체적으로 인간대상자 윤리에 대한 지침은 제시하고 있지 않다. 한편 간호학자들의 학술연구단체인 한국간호과학회는 간호학 연구를 수행함에 있어 지켜야 할 윤리에 대한 지침을 제시하고 있다.

한국간호과학회는 2006년 10월 2일 '한국간호과학회 윤리헌장 및 규정'을 제정하였다.[12] 윤리헌장은 간호학자들이 준수해야 할 연구윤리를 제시한 선언으로 10개 조항으로 구성되어 있다(Box 15-3).[13] 또한 윤리규정은 연구를 수행함에 있어 지켜야 할 구체적 책무를 제시한 것으로 2006년 제정된 이래 여러 차례 개정되었다. 2021년 개정된 연구윤리 규정은 총 5장으로 구성되어 있다. 이 책에서는 연구수행과 관련된 2장과 3장을 [Box 15-4]에 제시하였다.

Box 15-3 한국간호과학회 간호연구 윤리헌장[13]

1. 한국간호과학회는 간호학 및 관련분야의 학문과 간호실무 발전에 기여함을 목적으로 하는 학술단체로서 인류의 건강회복과 증진을 지향한다.
2. 한국간호과학회 회원(이하 회원)은 학문의 자유에 대한 기본권을 가진다.
3. 회원은 사상, 종교, 나이, 성별 및 사회적 계층과 문화가 다른 집단의 학문적 업적에 대해 공정하고 개방적인 태도를 갖는다.
4. 회원은 학술 활동과 관련되는 연구대상자 및 연구보조자의 인권을 존중한다.
5. 회원은 간호학적 지식이나 연구결과물을 공개할 때 정확하고 진실하게 한다.
6. 회원은 자신의 주장을 반박하는 설득력 있는 증거를 발견하면 자신의 오류를 인정한다.
7. 회원은 타인의 논문과 저서를 심사할 때 공정해야 한다.
8. 회원은 새로운 연구문제, 사고체계 및 접근법에 대하여 편견을 가지지 않는다.
9. 회원은 연구비를 투명하고 공정하게 집행한다.
10. 회원은 학술활동 관련 법률 및 학회 윤리규정, 학계에서 권장하는 기본적인 연구학술 윤리를 준수한다.

Box 15-4 한국간호과학회 간호연구 윤리규정[12]

제2장 연구수행 윤리규정

제4조(연구의 진실성) 연구를 수행하고 결과를 발표하는 저자와 연구결과를 평가하는 심사자는 모두 학자로서의 양심에 어긋남이 없이 투명하고 진실하게 연구활동을 수행해야 한다.

제4조의1(연구윤리 준수) 학술지에 투고한 논문의 전 연구과정에는 연구윤리를 준수한다. 〈2019. 6. 29 개정〉

제4조의2(연구윤리교육) 학술지에 투고한 논문의 모든 연구자는 공신력있는 연구윤리교육기관의 연구윤리 교육을 이수한다. 〈2019. 6. 29 개정〉

제5조(데이터 관리)

① 연구자는 연구에 필요한 데이터를 수집하기 이전에 데이터 소유권이 누구에게 있으며 승인이 필요한지 확인하고, 데이터 수집이나 공개에 따르는 자신의 의무와 권리가 무엇인지 명확하게 이해하고 수행하여야 한다.

② 데이터는 신뢰할 수 있는 타당하고 적절한 방법으로 수집, 기록하고 일정기간 동안 보관하며 필요시 다른 연구자들이 결과 확인이나 다른 목적으로 사용할 수 있도록 이를 공개하여 데이터를 공유할 수 있도록 해야 한다.

제6조(연구발표) 모든 연구결과는 완전하고 공정한 설명과 함께 정확하게 보고한다.

제7조(저작권의 보유) 게재가 결정된 원고의 저자는 저작권이양서를 한국간호연구학회에 제출하고, 논문의 저작권은 본 학회로 이양되며, 이후 본 학회는 원고를 학회지나 다른 매체에 출판, 배포, 인쇄할 수 있는 권리를 가진다. 〈2020. 3. 13 개정〉

제8조(저자의 순서와 기여내용 및 소속표시)

① 저자 란에 실릴 저자의 순서는 공동저자간의 합의 하에 연구에 대한 기여도에 따라 정해지며, 저자들은 저자 기재 순서에 대한 원칙을 설명할 수 있어야 한다. 〈2020. 3. 13 개정〉

② 저자의 소속은 연구를 수행할 당시의 소속과 직위를 표기하는 것을 원칙으로 한다. 〈2018. 8. 24 개정〉

제9조(교신저자) 교신저자는 동료 연구자들을 대표하여 데이터의 정확성, 저자로 기록된 이름, 모든 저자들의 최종 초안 승인, 모든 교신과 질문에 대한 응답 등에 대하여 책임을 지며, 교신저자의 실수나 누락 부분이 자신뿐 아니라 동료 연구자들의 경력에도 큰 영향을 끼친다는 점을 명심하여야 한다.

제10조(참고문헌의 인용원칙)

① 저자는 타인의 연구 내용의 일부를 자신의 연구논문에 원문 그대로 또는 번역하여 인용할 수 있다.

② 저자는 타 연구자의 원문을 인용할 때 참고문헌의 출처 표시와 목록 작성의 정확성을 기하여야 한다. 저자명, 학술지의 권, 호수, 페이지, 출간 년도 등 인용의 모든 요소를 2차 출처에 의존하지 말고 원 논문에서 직접 확인해야 하며 불가피한 경우에만 재인용을 밝히고 인용해야 한다.

제3장 연구 부정행위 윤리규정

제11조(연구 부정행위의 정의)

① 연구 부정행위는 연구계획, 연구수행, 연구보고 및 발표, 연구의 심사 및 평가 등에 있어서 발생하는 위조, 변조, 표절, 중복게재, 부당한 논문저자 표시 등의 행위를 말한다.

② "위조"는 존재하지 않는 데이터 또는 연구결과의 기록을 허위로 만들어 보고하고 제출하는 행위를 말한다.

③ "변조"는 연구 자료나 장비 혹은 과정을 조작하거나 데이터 또는 결과를 변형·삭제함으로써 연구 기록이 정확하게 표현되지 않도록 하는 행위를 말한다.

④ "표절"은 창시자의 공적을 인정하지 않고 저작권법상 보호되는 다른 사람의 아이디어, 연구과정, 연구결과 혹은 표현에 적절한 출처를 명시하지 않고 전체나 일부분을 유용하는 것을 말한다.

⑤ "중복게재"는 편집인이나 독자에게 이미 출간된 처음의 연구내용을 공지하지 않은 채 완전히 동일하거나 거의 동일한 연구내용을 다른 학술지에 두 번 이상 발표하여 게재하는 것을 말한다.

⑥ "부당한 논문 저자 표시"는 연구 내용 또는 결과에 대하여 과학적·기술적 공헌 또는 기여를 한 자에게 정당한 이유 없이 논문저자 자격을 부여하지 않거나, 과학적·기술적 공헌 또는 기여를 하지 않은 자에게 논문저자 자격을 부여하는 것을 말한다.

⑦ "특수관계에 대한 표시"는 연구논문의 부당한 저자표시 예방을 위한 권고로 해당 특수 관계인의 연구부정행위를 막고자 연구자가 미성년자(만 19세 이하인자) 또는 가족(배우자, 자녀 등 4촌 이내)에 대해 표시하는 것을 말한다. 〈2021. 1. 27. 신설〉

제12조(표절의 유형) 표절의 유형은 "아이디어 표절"과 저자를 밝히지 않고 타인이 저술한 텍스트 일부를 복사하는 "텍스트 표절", 텍스트의 일부를 조합하거나 단어의 추가, 삽입 또는 동의어로 대체하는 "모자이크 표절" 등이 있다.

제13조(참고문헌 왜곡금지)

① 참고문헌은 논문의 내용과 직접적으로 관련이 있는 문헌만 포함시켜야 한다. 학술지나 논문의 인용지수를 조작할 목적으로 또는 논문의 게재 가능성을 높일 목적으로 관련성에 의문이 있는 문헌을 의도적으로 참고문헌에 포함시켜서는 안 된다.

② 자신의 데이터나 이론에 유리한 문헌만을 편파적으로 참고문헌에 포함시켜서는 안 되며, 자신의 관점과 모순되는 문헌도 인용해야 할 윤리적 책무가 있다.

제14조(지양해야 할 관행) 논문발표 시, 논문에 기여한 바가 없어 논문 저자로서의 자격이 없는 사람을 저자로 올리는 "명예" 저자 관행, 단순히 숫자를 늘리기 위해 하나의 연구를 여러 갈래로 쪼개어 작은 연구를 여러 개 만드는 관행, 연구를 검토 없이 조급하게 발표하는 관행 등은 지양해야 한다.

3. 인간대상 연구윤리와 관련된 법률

생명윤리 및 안전에 관한 법률 제3장은 인간대상연구와 연구대상자 보호에 대한 법률로 연구대상자의 동의에 대한 법적 기준을 제시하고 있다(Box 15-5).[6] 제16조 제4항에서 연구에 관련된 정보를 "충분히 설명하여야 한다"라고 하여 충분한 설명에 의한 동의를 강조하고 있다. 또한 제16조 제1항은 동의서가 포함해야 하는 내용 즉 연구에 대해 설명해야 하는 내용을 구체적으로 명시하고 있다. 또한 16조 제2항은 동의 능력이 없거나 불완전한 사람의 경우 대리인이 대신 동의할 수 있는데, 이 조항에서 "대리인의 동의는 연구대상자의 의사에 어긋나서는 아니 된다"라고 명시함으로서 대리인이 동의하더라도 연구대상자가 반대한다면 연구에 참여할 수 없음을 명시하고 있다.

한편 생명윤리 및 안전에 관한 법률에서는 서면동의 이외에 구두동의와 같은 다른 형태의 동의는 다루고 있지 않는다.[6] 그러나 외국에서는 전화를 이용한 조사나 종이에 서명을 하기 어려운 대상자 연구에서 동의를 녹음하는 방식으로 구두동의가 많이 이루어지고 있으며, 서면동의와 동일하게 사용되고 있는데, 우리나라 법률에서는 구두동의의 법적 효력이 명시되어 있지 않다.[14] 또한 취약한 인구집단에 대한 특별한 보호방침에 대한 내용도 포함되어 있지 않다.

Box 15-5 생명윤리 및 안전에 관한 법률 제3장[6]

생명윤리 및 안전에 관한 법률(약칭: 생명윤리법)

[시행 2024. 8. 21.] [법률 제20327호, 2024. 2. 20., 일부개정]

제3장 인간대상연구 및 연구대상자 보호

제15조(인간대상연구의 심의) ① 인간대상연구를 하려는 자는 인간대상연구를 하기 전에 연구계획서를 작성하여 기관위원회의 심의를 받아야 한다.

② 제1항에도 불구하고 연구대상자 및 공공에 미치는 위험이 미미한 경우로서 국가위원회의 심의를 거쳐 보건복지부령으로 정한 기준에 맞는 연구는 기관위원회의 심의를 면제할 수 있다.

제16조(인간대상연구의 동의) ① 인간대상연구자는 인간대상연구를 하기 전에 연구대상자로부터 다음 각 호의 사항이 포함된 서면동의(전자문서를 포함한다. 이하 같다)를 받아야 한다.

1. 인간대상연구의 목적
2. 연구대상자의 참여 기간, 절차 및 방법
3. 연구대상자에게 예상되는 위험 및 이득

4. 개인정보 보호에 관한 사항
5. 연구 참여에 따른 손실에 대한 보상
6. 개인정보 제공에 관한 사항
7. 동의의 철회에 관한 사항
8. 그 밖에 기관위원회가 필요하다고 인정하는 사항

② 제1항에도 불구하고 동의 능력이 없거나 불완전한 사람으로서 보건복지부령으로 정하는 연구대상자가 참여하는 연구의 경우에는 다음 각 호에서 정한 대리인의 서면동의를 받아야 한다. 이 경우 대리인의 동의는 연구대상자의 의사에 어긋나서는 아니 된다.

1. 법정대리인
2. 법정대리인이 없는 경우 배우자, 직계존속, 직계비속의 순으로 하되, 직계존속 또는 직계비속이 여러 사람일 경우 협의하여 정하고, 협의가 되지 아니하면 연장자가 대리인이 된다.

③ 제1항에도 불구하고 다음 각 호의 요건을 모두 갖춘 경우에는 기관위원회의 승인을 받아 연구대상자의 서면동의를 면제할 수 있다. 이 경우 제2항에 따른 대리인의 서면동의는 면제하지 아니한다.

1. 연구대상자의 동의를 받는 것이 연구 진행과정에서 현실적으로 불가능하거나 연구의 타당성에 심각한 영향을 미친다고 판단되는 경우
2. 연구대상자의 동의 거부를 추정할 만한 사유가 없고, 동의를 면제하여도 연구대상자에게 미치는 위험이 극히 낮은 경우

④ 인간대상연구자는 제1항 및 제2항에 따른 서면동의를 받기 전에 동의권자에게 제1항 각 호의 사항에 대하여 충분히 설명하여야 한다.

제17조(연구대상자에 대한 안전대책) ① 인간대상연구자는 사전에 연구 및 연구환경이 연구대상자에게 미칠 신체적·정신적 영향을 평가하고 안전대책을 마련하여야 하며, 수행 중인 연구가 개인 및 사회에 중대한 해악(害惡)을 초래할 가능성이 있을 때에는 이를 즉시 소속 기관의 장에게 보고하고 적절한 조치를 하여야 한다.

② 인간대상연구자는 질병의 진단이나 치료, 예방과 관련된 연구에서 연구대상자에게 의학적으로 필요한 치료를 지연하거나 진단 및 예방의 기회를 박탈하여서는 아니 된다.

제18조(개인정보의 제공) ① 인간대상연구자는 제16조제1항에 따라 연구대상자로부터 개인정보를 제공하는 것에 대하여 서면동의를 받은 경우에는 기관위원회의 심의를 거쳐 개인정보를 제3자에게 제공할 수 있다.

② 인간대상연구자가 제1항에 따라 개인정보를 제3자에게 제공하는 경우에는 익명화하여야 한다. 다만, 연구대상자가 개인식별정보를 포함하는 것에 동의한 경우에는 그러하지 아니하다.

제19조(기록의 유지와 정보의 공개) ① 인간대상연구자는 인간대상연구와 관련한 사항을 기록·보관하여야 한다.

② 연구대상자는 자신에 관한 정보의 공개를 청구할 수 있으며, 그 청구를 받은 인간대상연구자는 특별한 사유가 없으면 정보를 공개하여야 한다.

③ 제1항 및 제2항에 따른 기록·보관 및 정보 공개에 관한 구체적인 사항은 국가위원회의 심의를 거쳐 보건복지부령으로 정한다.

토의 문제

1. 다음의 댄 마킨슨 사례를 읽고 벨몬트 보고서의 기본 윤리원칙 중 어떤 원칙이 준수되지 않았는지 토의해 봅시다.[15,16]

2004년 미국의 미네소타 주립대학에서는 정신과 약물 효과 실험 연구에 참여하던 26세 청년 댄 마킨슨이 자살하는 사건이 발생하였다. 이 사건은 연구과정에서 단순한 사고로 여겨졌으나 댄 마킨슨의 가족이 문제를 제기하였고, 이는 언론에 보도되었다. 처음에는 재조사를 거부하던 대학이 결국 재조사를 받아들이게 되었고, 조사과정에서 연구자의 비윤리적 대상자 모집과 부주의한 대상자 관리가 드러나게 되었다.

대상자 모집과정에서 올슨 박사는 댄 마킨슨에게 연구 약물 실험 대상자가 되지 않으면 정신질환자 시설에 갇히게 될 것이라고 말하였다. 연구가 진행되는 동안에도 댄 마킨슨은 중단하길 원한다고 하였으나 받아들여지지 않았다. 또한 댄 마킨슨의 어머니는 올슨 박사에게 아들에게 이상한 반응이 일어나고 있으며, 아들이 자해할 수도 있다고 우려를 여러 차례 이야기 하였다고 하였다.

참고문헌

1. Moon, M. R. (2009). The History and Role of Institutional Review Boards: A useful tension. AMA Journal of Ethics, 11(4), 311–321.
2. Human Subjects Office, The University of Iowa (No date). A Summary of the Belmont Report. https://hso.research.uiowa.edu/summary-belmont-report
3. Office of Human Research Protection. The Belmont Report. http://www.hhs.gov/ohrp/regulations-and-policy/belmont-report/#
4. No author. (2014). 세계의사회 헬싱키 선언: 인간 대상 의학연구 윤리 원칙. J Korean Med Assoc 2014 November; 57(11): 899–902
5. 국가법령정보센터. 의약품 등의 안전에 관한 규칙. http://www.law.go.kr/main.html
6. 국가법령정보센터. 생명윤리 및 안전에 관한 법률. http://www.law.go.kr/main.html
7. 김성희(2010). 의료기관 윤리성 검토기구 정비를 위한 법률 개정 연구: 생명윤리 및 안전에 관한 법률의 기관생명윤리심의위원회 개선 방안 중심으로 [초록]. 연세대학교 보건대학원 석사학위 논문.
8. UK Research Integrity Office. 3.16 Misconduct in research.

http://ukrio.org/publications/code-of-practice-for-research/3-0-standards-for-organisations-and-researchers/3-16-misconduct-in-research/

9. 국가법령정보센터. 연구윤리 확보를 위한 지침
http://www.law.go.kr/admRulLsInfoP.do?admRulSeq=2100000031590

10. ICN(2021). The ICN Code of Ethics for Nurses https://icn.ch/resources/publications-and-reports/icn-code-ethics-nurses

11. 대한간호협회. 한국간호사 윤리지침. http://www.koreanurse.or.kr/about_KNA/ethics.php#a21

12. 한국간호과학회. http://www.knr.or.kr/academic/ethics.php

13. 간호신문(2007.1.18). 간호연구 윤리헌장 공포. http://www.nursenews.co.kr/main/ArticleDetailView.asp?sSection=65&idx=12452

14. 김현철, 고봉진, 박준석, 최경석 (2014). 생명윤리법론. 박영사.

15. MPR News. (2015. 5. 26). FAQ: U drug trials, patient safety and the death of Dan Markingson. https://www.mprnews.org/story/2015/05/26/faq-drug-trials-patient-safety

16. Citypages. (2017.6.12). A University of Minnesota ethics scandal naturally turns into a business opportunity. http://www.citypages.com/news/a-university-of-minnesota-ethics-scandal-naturally-turns-into-a-business-opportunity/427516613

제6편

간호사–간호사 윤리문제

제16장

간호사와 간호사 동료

| 학습목표 |

- 간호사와 간호사 동료 사이의 간호윤리문제를 설명한다.
- 간호사 간의 직장내 괴롭힘, 직장내 무례함, 수평적 폭력의 개념을 정의한다.

간호사의 가장 일차적인 윤리적 책임은 환자와 그 가족에게 있다. 그러나 함께 일하는 다른 동료와 협조적인 관계를 유지하는 것은 간호사가 환자와 그 가족에 대한 책임 있는 행동을 수행하는데 필수적이다.[1] 다른 영역의 동료들과 협력적 관계를 만들어 가는 것 뿐만 아니라 간호사들 간의 지지적이며 협동적인 관계를 만들어 가는 것은 효율적이고 질 높은 간호실무에 필수적인 요소이다. 국제간호협의회의 간호사 윤리강령에 따르면 "간호사는 환자, 동료 및 가족을 포함한 모든 사람의 존엄성과 보편적 권리를 지지하고 존중한다.", "간호사는 자신의 지식과 전문성을 공유하고 피드백을 제공하며 학생 간호사, 신입 간호사, 동료 및 기타 의료 제공자의 전문적 발전을 지원한다."고 명시되어 있다.[2] 미국 간호사협회 윤리강령에서는 "간호사는 동료, 실습 학생, 그리고 보건의료 소비자의 존엄성을 존중하는 태도를 가져야 한다"고 명시하고 있다.[3] 또한 캐나다 간호사협회 윤리강령에서도 "간호사는 간호사 동료들, 간호 학생들, 그리고 다른 건강관련 직종의 종사자들에게 존중하는 태도를 가져야 한다"고 명시하고 있다.[4,p.8] 이와 같이 국제간호협의회, 미국 간호사협회 및 캐나다 간호사협회는 임상 실무에서 간호대상자에 대한 존중 뿐 아니라 함께 일하는 동료에 대한 존중을 강조하고 있다. 또한 미국 간호사협회와 캐나다 간호사협회는 윤리강령에 실습 학생에 대한 존중을 함께 명시함으로써 미래의 동료가 될 간호 학생들이 학습과정에서 간호사 동료 간의 협력적 관계와 존중을 배울 수 있도록 하는 것이 간호사의 윤리적 의무임을 제시하고 있다.[3,4]

대한간호협회의 간호사 윤리강령에서 관련조항을 찾아보면 제14조에 '간호사는 동료 의료인이나 간호 관련 종사자와 협력하는 경우 상대를 존중과 신의로서 대하며, 간호 대상자 및 사회에 대한 윤리적 책임을 다한다.'라고 명시하고 있다.[5] 간호사 사이의 존중 또는 간호 학생에 대한 존중을 직접적으로 명시하는 부분은 없으나 '동료 의료인이나 간호 관련 종사자의 협력'이라는 넓은 의미에 모두 포함된다고 볼 수 있다.

간호사 윤리강령은 조건부 의무가 아니라 필수적 의무이다. 간호사 간의 협력적인 관계는 윤리적인 환자 간호실무에 필수적인 조건이다. 그러나 간호실무 현장에는 간호사 사이에 협력적인 관계만 존재하는 것이 아니다. 간호사 사이의 '직장내 괴롭힘'이라는 현상이 존재하고 있으며, 이는 최근에 간호사 직업 윤리에 있어 중요한 이슈로 다루어지고 있다. 미국 간호사협회는 직장내 괴롭힘을 간호사 전문직 자체를 위협하는 심각한 문제로 보고, 이에 대한 협회의 입장을 발표함으로써 이러한 문제를 해결하고자 노력하고 있다.[6]

직장내 괴롭힘(workplace bullying)이란 "피해자에게 가해지는 언어폭력, 모욕을 주거나 위협적인 행동, 또는 피해자의 직무에 개입하여 피해자의 건강과 안전을 위험에 놓이게 하는 행동 등이 반복적으로 발생하는 것을 말하며, 이는 학대의 한 유형"이다.[7,p.273] 직장내 괴롭힘에 해당되는 대표적인 행동으로는 "지속적인 적대감, 주기적인 언어공격, 반복되는 신체적 위협, 지속적인 업무 수행 협조 거부, 간호 관리자에게 피해자 간호사에 대한 보복적인 내용의 보고하기, 다른 사람들 앞에서 피해자 간호사를 조롱하기, 피해자 간호사에 대해 행정부서에 부정적으로 말하기 등"이 있다.[8,p.57]

간호사 간의 직장내 괴롭힘은 여러 가지 부정적 결과를 초래한다(표 16-1). 첫째, 간호사 간의 직장내 괴롭힘은 직접적으로 괴롭힘 피해자에게 부정적 영향을 미친다. 피해자는 불안, 우울, 고립감 등의 정신적 고통을 경험하며, 두통, 식이 장애, 수면 장애, 만성 질환 발병 등 신체적 증상을 경험하기도 한다.[7] 또한 문제를 일으키는 사람(트러블메이커)이라는 낙인, 실직에 대한 공포 등이 나타난다.[7] 둘째, 간호사 간의 직장내 괴롭힘은 환자 안전에도 부정적 영향을 미친다. 괴롭힘은 간호사가 임상적 판단에 혼란을 주고, 이는 투약에러, 투약지연, 환자 낙상 등의 증가로 나타난다.[6] 셋째, 간호사 간의 직장내 괴롭힘은 조직에도 부정적 영향을 미친다. 잦은 이직, 이에 따른 채용과 관련된 비용소요, 직업만족도 및 조직충성도 감소, 생산성 감소 등이 발생한다. 미국의 한 연구에 따르면 간호사

한 명에 대한 직장내 괴롭힘에 의한 연간 생산성 감소를 금액으로 환산하면 약 1400만 원에 이른다.[6]

Box 16-1 간호사 간의 직장내 괴롭힘의 결과[6,7]

피해자 간호사	우울, 불안, 고립감 두통, 식이 장애, 수면 장애, 만성질환
환자	환자 안전 위협 투약에러, 투약지연, 환자 낙상
조직	잦은 이직, 채용관련 비용소요, 직업만족도 감소, 조직충성도 감소, 생산성 감소

직장내 괴롭힘이 발생하는 원인은 크게 두 가지로 볼 수 있다.[7] 첫 번째는 괴롭힘 가해자의 개인적 성격이다. 가해자는 직무에 있어서 모든 것을 자신이 원하는 방식으로 통제하고 싶어하는 성향을 가지는 경우가 많다. 또한 완고한 성격에서부터 죄책감 결여, 반사회성 인격장애 성향까지 정도에 차이는 있으나 가해자의 성격적 결함이 원인이 되기도 한다. 두 번째는 가해자를 보호하는 조직 문화이다. 직장내 괴롭힘이 문제가 아니라고 여기거나 더 나아가 필요하다고 여기는 간호 관리자가 가해를 묵인하거나 가해자를 보호하는 것이다. 이러한 조직 문화를 개선하기 위해서는 보건의료 현장에서의 직장내 괴롭힘에 대한 '무관용 원칙'(zero-tolerance policy)이 적용되어야 하고, 법적으로도 직장내 괴롭힘을 처벌할 수 있는 법안이 마련되어야 한다.[7]

직장내 괴롭힘이 개인에 대한 반복적이고 높은 강도의 직장내 폭력이라면, 일시적이면서 직장내 괴롭힘보다 낮은 강도의 직장내 폭력이라고 볼 수 있는 '직장내 무례함'이라는 개념이 있다. 미국 간호사협회는 직장내 무례함도 직장내 괴롭힘과 마찬가지로 간호전문직에서 퇴출되어야 하는 직장내 폭력으로 보고 있다. 직장내 무례함(workplace incivility)이란 "타인에 대한 존중의 결여"라고 정의할 수 있으며, 보통은 상대방에게 해를 가하려는 의도는 명확치 않은 무례하거나 분별없는 행동을 말한다.[8,p.57] 직장내 무례함에 해당되는 대표적인 행동으로는 공격적이거나 깔보는 말, 무시하는 어조로 이름 부르기, 공개적인 비난, 차별적 농담, 소리지르기, 인격에 대한 공격, 루머를 만들거나 퍼뜨리기, 업무에 대한 협조를 거부하기 등이 있다.[6,8] 이는 대면적인 상황 뿐 아니라 이메일이나 SNS와 같은

온라인 상황에서도 동일하게 적용된다.[6]

직장내 무례함은 종종 어떤 특정한 사람을 대상으로 하지 않고 불특정 다수에게 행해진다. 그러나 그렇다고 해서 직장내 무례함에 해당되는 행위들이 대수롭지 않거나 무해하다고 생각되어서는 안 된다. 직장내 무례함은 조직내 개인들과 조직 전체에 부정적인 영향을 미치며, 이러한 직장내 무례함이 간과되는 경우, 이것은 위협적인 상황, 더욱 심각한 직장내 폭력으로 발전할 수 있다.[6]

한편, '수평적 폭력'이라는 개념이 있다(표 16-1). 수평적 폭력(horizontal violence)은 수직적 폭력(vertical violence)과 대조되는 용어로 수직적 폭력이 조직에서 권력의 우위에 있는 사람이 아래에 있는 사람에게 가하는 폭력을 말하는 반면, 수평적 폭력은 같은 지위에 있는 사람들 사이에서 일어나는 폭력을 말한다. 위에서 언급한 직장내 괴롭힘과 직장내 무례함이 직장내 폭력의 지속성과 강도를 기준으로 분류한 것이라면, 수평적 폭력과 수직적 폭력은 가해자와 피해자 사이의 상하관계 여부에 따른 분류이다. 간호관리자와 일반간호사 사이가 아닌 일반 간호사 동료들 사이에서 발생하는 경우 수평적 폭력에 해당한다고 볼 수 있다.

수평적 폭력이란 "조직 체계에서 동일한 수준의 지위에 있는 사람들 사이에서 발생하는 다양한 종류의 불친절하고, 무례하며, 적대적인 상호관계를 의미하며, 이는 보통 분열

[표 16-1] 직장내 폭력과 관련된 용어들[6-10]

용어	정의	다른 용어와의 차이
직장내 괴롭힘	피해자에게 가해지는 언어폭력, 모욕을 주거나 위협적인 행동, 또는 피해자의 직무에 개입하여 피해자의 건강과 안전을 위험에 놓이게 하는 행동 등이 반복적으로 발생하는 것을 말하며, 이는 학대의 한 유형	개인에 대한 반복적이고 지속적인 높은 강도의 직장내 폭력
직장내 무례함	"타인에 대한 존중의 결여"라고 정의할 수 있으며, 보통은 상대방에게 해를 가하려는 의도는 명확치 않은 무례하거나 분별없는 행동	일시적이면서 직장내 괴롭힘보다 낮은 강도의 직장내 폭력
수평적 폭력	조직 체계에서 동일한 수준의 지위에 있는 사람들 사이에서 발생하는 다양한 종류의 불친절하고, 무례 하며, 적대적인 상호관계를 의미하며, 이는 보통 분열을 일으키고, 경쟁적이며, 험담을 하고, 불쾌감을 주는 관계	수직적 관계가 아닌 수평적 관계에서의 직장내 폭력. 직장내 괴롭힘과 직장내 무례함 모두 수평적 관계에서 발생할 수 있음

을 일으키고, 경쟁적이며, 험담을 하고, 불쾌감을 주는 관계로 묘사된다".[9,p.10] 간호사들 사이에서의 수평적 폭력의 예로는 해당 간호사에게 문제를 먼저 말하지 않고 다른 사람들에게 불평하기, 냉소적인 지적, 가십이나 잘못된 소문 내기, 사기를 저하시키거나 지지를 철회하기, 간호사 개인의 아이디어를 무시하기, 개인의 비밀을 퍼뜨리기, 다른 사람들 앞에서 꾸짖기, 희생양 만들기 등이 있다.[10]

상하관계에서의 폭력, 즉 수직적 폭력은 인사권, 업무 지시권 등 권력이 개입될 수 있어, 폭력의 피해가 클 수 있고, 피해자는 폭력에 저항하는 경우 업무에 있어서 불이익을 당할 수 있는 위험이 있다. 그러나 수평적 폭력에 상하관계에서의 권력이 개입되지 않는다고 해서 그 피해가 적다고 말할 수 없다. 오히려 수평적 폭력은 흔히 동료들 사이에서 발생하는 개인적인 인간관계 문제로 치부되는 경우가 많다. 또한 사회적으로 동등한 관계에서 가해자와 피해자가 있다는 것을 이해하지 못하고, 개인이 피해자가 되기 전에 자신이 동료에게 저항하여 해결하면 된다고 생각하는 경향이 있다. 따라서 개인 피해자에게 잘못이 있으며, 인간관계에 문제가 있다고 비난하는 경우가 발생해 왔다. 따라서 간호사들 사이에서도 수직적 폭력은 제도적으로 문화적으로 개선되어 왔으나, 수평적 폭력을 개선하려는 노력은 부족했으며, 이에 수평적 폭력이 광범위하게 발생하여 사회적 문제가 되고 있다.

그러나 수평적 폭력에서도 이는 개인 피해자의 잘못이 결코 아니며, 가해자의 성격적 결함과 이를 묵인하는 조직의 문제이다. 미국 간호사협회는 간호사 간의 수평적 폭력에 대한 인식을 고취시키고, 이것이 피해자 개인의 문제가 아닌 직장내에 심각한 폭력임을 알리는 노력을 지속하고 있다.[6]

간호사의 직장내 괴롭힘, 직장내 무례함, 수평적 폭력은 위에서 제시한 국제간호협의회 간호사 윤리강령의 "간호사는 환자, 동료 및 가족을 포함한 모든 사람의 존엄성과 보편적 권리를 지지하고 존중한다."[2]는 조항에 명백히 위배되는 것이다. 또한 이러한 간호사 간의 폭력은 환자의 안전에 위협이 되므로, 우리나라 간호사 윤리강령 조항인 '간호사는 동료 의료인이나 간호 관련 종사자와 협력하는 경우 상대를 존중과 신의로서 대하며, 간호 대상자 및 사회에 대한 윤리적 책임을 다한다.'도 명백히 위반하는 것이다.

미국 간호사협회는 간호사들이 직장내 폭력의 유형을 이해하고 실무에서 발생하는 직장내 폭력의 실태를 정확히 파악할 필요가 있음을 강조하고 있다.[6] 또한 미국 간호사협회는 직장내 괴롭힘, 직장내 무례함, 수평적 폭력에 대한 협회의 입장을 명시한 성명서를 발표하였다.[6] 이 성명서는 간호사 간의 직장내 괴롭힘, 직장내 무례함, 수평적 폭력이 무엇인지를 정의함과 동시에 실태를 제시함으로써 심각성을 설명하고 있다. 또한 이 성명서에서 직장내 폭력을 예방하기 위한 방안들을 제시하고 있는데, 그 중 간호사에 대한 권고사항을 [Box 16-2]에 정리하였다.

Box 16-2 직장내 폭력을 예방하기 위한 간호사에 대한 권고사항[6,p.9,10]

1. 간호사는 서로서로, 그리고 보건의료팀 내에 모든 구성원들과 건강한 인간관계를 만들기 위해 노력해야 한다.
2. 간호사는 다른 사람과의 의사소통에서 자신이 취하고 있는 또는 취하고 있지 않은 행동이 무엇인지를 인지해야 한다. 이를 위해서 간호사는 효과적인 의사소통, 갈등 조정과 해결 등에 대한 훈련이나 교육에 참가해야 한다.
3. 간호사는 예의를 지키는 직장 환경을 위한 규범을 함께 만들어가야 한다.
4. 간호사는 자신과 다른 사람들이 무례함과 괴롭힘 예방에 대한 정책과 절차를 잘 알도록 하는데 책임을 가진다.
5. 간호사는 위협을 받는다고 느낄 때 지원을 요청하기 위한 합의된 코드 또는 신호를 마련해야 한다.
6. 간호사들이 무례함과 괴롭힘의 순간을 피할 수 있도록 미리 정해진 각본을 만들거나 예행연습을 실시하여야 한다.
7. 간호사는 무례함과 괴롭힘이 발생했을 때 이를 규명해나가는 과정을 지지할 의무가 있으며, 대학은 무례함과 괴롭힘을 예방하기 위한 교육을 실시해야 한다.
8. 간호사는 예의를 지키는 분위기와 긍정적인 규범을 강화하기 위해 타인을 존중하는 태도와 간호전문직으로서의 품행을 나타내야 한다.
9. 우선적으로 간호사는 간호사 윤리강령을 준수하기 위해 최선을 다해야 한다.

국제간호협의회는 개정된 간호윤리강령을 바탕으로 임상간호사, 간호리더, 간호관리자, 교육자 및 연구자와 국가 간호사 협회가 윤리강령을 실천에 옮기는데 도움을 주기 위한 방안들을 제시하고 있는데 그 중 건강한 근무환경을 조성하는 것과 관련된 예시이다[2].

[표 16-2]

간호사, 간호 리더 및 간호 관리자	교육자 및 연구자	국가 간호사 협회
직장 내 괴롭힘, 폭력, 성희롱, 피로, 안전 및 지역 사고 관리와 같은 문제에 대한 지침을 개발한다. 모든 환경에서 윤리 및 윤리적 직장 문제에 대한 연구에 참여한다.	건강하지 않은 근무 환경을 식별하고, 회복력 있고 건강한 직장 커뮤니티를 개발하는 기술을 가르친다. 직업 전반의 윤리적 직장 문제에 대한 연구를 수행한다.	공정하고 적절한 근무 조건을 위해 영향력을 행사하고 협상한다. 직장 문제를 다루기 위한 입장 성명서와 지침을 개발한다.

우리나라에서 간호사 간의 직장내 폭력에 대하여 그 원인을 간호사들의 높은 노동강도와 직무스트레스로 보는 시각이 있다. 업무환경 개선으로 간호사 간의 폭력적 관계가 개선된 사례들도 있다. 따라서 간호사들의 고용을 늘리고, 업무환경을 개선하려는 노력은 반드시 필요하다. 대한간호협회에서도 "태움(간호사 사이의 괴롭힘)은 높은 노동강도와 직무 스트레스가 가장 큰 원인이고 법률과 규제, 인센티브 제공 등 다양한 정책이 혼합되지 않으면 이러한 문제는 해결되기 힘들다"라는 입장을 표명한 바 있다.[11]

그러나 간호윤리의 관점에서 업무환경이 열악하다고 해서 간호사가 다른 간호사의 인격을 무시하고 괴롭히는 행위가 정당화될 수는 없다. 인간 존엄에 대한 존중은 어떤 조건부 의무들보다도 우선하는 절대적 의무이기 때문이다. 동시에 개인 간호사는 간호사 사이의 괴롭힘의 원인이 되는 열악한 업무환경 개선을 위한 노력에 참여해야 할 의무가 있다. 또한 간호사협회는 이를 위한 로비활동과 정치사회적 협력을 이끌어내야 할 의무를 가진다. 국제간호협의회의 윤리강령[2]은 "간호사는 전문직 단체에 소속됨으로써, 바람직한 실무 환경을 조성하고, 안전하고 사회·경제적으로 공정한 근무 환경을 유지하는 활동에 참여한다."와 "간호사는 윤리적인 조직체계를 만드는데 기여하고, 비윤리적인 실무와 환경에 대해서는 이의를 제기한다."라는 조항을 통해 업무환경 변화를 위한 노력을 간호사의 윤리적 의무로 정하고 있다.

토의 문제

1. 우리나라에서 간호사의 '태움'이라는 것이 학문적으로 정의되어 있지는 않지만, 신문기사들을 보면 '태움'을 '간호사들 사이의 가혹행위' 또는 '병원 내 선배 간호사들이 후배를 상대로 하는 폭언, 폭행 및 따돌림'을 의미합니다. 다음은 간호사 '태움'에 대한 신문기사의 일부입니다. 직장내 괴롭힘, 직장내 무례함, 수평적 폭력 가운데 어떤 용어에 해당되는지 이야기해 봅시다. 이러한 간호사 간의 직장내 폭력은 어떤 윤리원칙들에 위배되는 것인지 토의해 봅시다.

 # 1. 괴롭힘에 병원 떠나는 간호사.. '태움' 문화를 아십니까?(파이낸셜 뉴스, 2016.9.10 일부 발췌)[11]

현장에서 일하는 간호사들은 '태움' 문화에 대해 어떻게 생각하고 있을까.

경기도 고양시에 근무하는 간호사 A씨(30)는 "간호사의 이른 퇴사는 '태움' 문화에 있다고 해도 과언이 아니다"라며 "병원에서 태움을 당하고 집에 가면 눈물만 나와 우울증에 걸릴 지경"이라고 말했다.

각종 간호학 온라인 커뮤니티에서도 태움을 겪어 간호사를 포기하고 싶다는 글들이 쏟아졌다. 병원에서 실습 중이라는 한 네티즌은 "잘 몰라서 선배한테 다시 한 번 물어봤을 뿐인데 '초등학생을 가르쳐도 너보다 낫겠다'고 폭언했다"며 "불렀는데 뒤돌아보지 않았다며 발로 툭툭 차거나 주먹으로 등을 치기도 했다"고 서러움을 토로했다.

또 다른 네티즌은 "선배 간호사들은 내가 숨쉬고 있는 것도 못마땅하다는 눈빛으로 쳐다본다"고 말해 안타까움을 자아냈다.

하지만 '태움' 문화를 바라보는 선배 간호사의 태도는 후배 간호사와 사뭇 달랐다.

5년차 간호사로 일하는 B씨(35)는 "병원은 생명과 직결된 전쟁터와 같은 곳이기 때문에 실수투성인 후배를 따끔하게 혼낼 필요가 있다"고 지적했다.

또한 "응급 상황이 많아 끼니도 거르고 화장실도 제대로 갈 수 없는 상황에서 어리바리한 후배 간호사들을 보면 사실 많이 답답하다"며 "자신의 실수로 혼났음에도 '태움 당했다'는 말을 입버릇처럼 말하는 신참 간호사를 보면 화가 난다"고 말했다.

#2. 전공의에 가려졌던 간호사 태움 "경종은 이미 울렸다"(메디칼 타임즈. 2016.1.15 기사 일부 발췌)

지난해 4월 청주지방법원은 간호사에 남을 의미있는 판결을 내렸다. 바로 '태움'으로 인한 정신적 피해에 대한 손해배상판결이다.

서울의 대형병원에서 근무하던 간호사 A씨는 선배 간호사들에게 집단 괴롭힘을 당했다며 법원을 찾았고 이러한 호소에 재판부는 A씨의 손을 들어줬다.

그렇다면 A씨는 어떠한 태움을 당했을까.

사건은 A씨가 동기 간호사들과 대화중에 선배 간호사에 대한 불만을 제기하면서 시작됐다. 이 말이 돌고 돌아 결국 선배 간호사에게 전해졌고 그때부터 선배는 A씨를 본격적으로 태우기 시작했다. 이 선배 간호사는 자신의 인맥을 동원해 A씨를 집단적으로 괴롭히기 시작했고 눈에 보이지 않는 곳에서는 은밀하게 폭력행위까지 일어났다.

결국 A씨는 병원에 입사한지 10개월만에 사직해야 했고 고향인 청주로 돌아와 정신과 치료를 받는 등 극한 후유증에 시달리다 소송을 제기했다. 이에 대해 법원은 해당 병원과 선배 간호사에게 500만원을 배상할 것을 주문했다. 집단 괴롭힘으로 사직한 정황과 증거가 분명하다는 이유였다.

[중략]

태움으로 인해 극단적인 선택을 한 간호사도 있었다. 실제로 지난 2005년과 2006년 지방의 한 대학병원에서는 간호사 2명이 잇따라 자살했다. 고인이 된 그 간호사들은 모두 한마디씩을 남겼다고 한다. 선배 간호사들의 괴롭힘을 참을 수 없다고. 태움을 간호사 조직만의 규율이라고 해석하기에는 짚어봐야 할 것들이 많다는 점을 시사하는 대목이다.

참고문헌

1. Butts, J. B. & Rich, K. L. (2016). Nursing Ethics: Across the Curriculum and into Practice, 4th ed. Jones & Barrett Learning. Burlington;MA.
2. ICN(2021). The ICN Code of Ethics for Nurses. https://icn.ch/resources/publications-and-reports/icn-code-ethics-nurses
3. ANA(2010). Guide to the code of ethics for nurses: interpretation and application. http://www.nursesbooks.org/ebooks/download/CodeofEthics.pdf
4. Canadian Nurses Association(2010). Ethics in practice for registered nurses: Ethics, relationship and quality practice environments. January 2010.
5. 대한간호협회. 한국간호사 윤리지침. http://www.koreanurse.or.kr/about_KNA/ethics.php#a21
6. ANA(2015). Position statement: Incivility, Bullying, and Workplace Violence. http://www.nursingworld.org/Bullying-Workplace-Violence
7. Murray, C. J. (2009). Workplace Bullying in Nursing: A Problem That Can't Be Ignored. MEDSURG Nursing, 18(5), 273-276.
8. Lachman, V. D. (2014). Ethical Issues in the Disruptive Behaviors of Incivility, Bullying, and Horizontal/Lateral Violence. MEDSURG Nursing, 23(1), 56-60.
9. Alspach, G. (2007). Critical care nurses as coworkers: Are our interactions nice or nasty? Critical Care Nurse, 27(3), 10-14.
10. Alspach, G. (2008). Lateral hostility between critical care nurses: A survey report. Critical Care Nurse, 28(2), 13-19.
11. 파이낸셜 뉴스(2016.09.10). 괴롭힘에 병원 떠나는 간호사.. '태움' 문화를 아십니까? http://www.fnnews.com/news/201609081043095528
12. 메디칼 타임즈(2016.1.15). 전공의에 가려졌던 간호사 태움 "경종은 이미 울렸다" http://www.medicaltimes.com/Users4/News/newsView.html?ID=1101992

제7편

간호사-타직종 윤리문제

제17장

간호사와 의사

| 학습목표 |

- 간호사와 의사의 관계에서 발생하는 윤리문제를 설명한다.
- 간호사와 의사가 협력적 관계를 유지하는 것이 간호사와 의사의 윤리적 의무인 이유를 설명한다.

1967년 '의사-간호사 게임' 이론이 발표되었다.[1] 레오나르도 스테인이라는 학자가 발표한 이 이론은 의사-간호사 관계에서 의사와 간호사 각자에게 기대되는 역할이 있다고 하였다.[1,2] 이 이론에서 간호사에게 기대되는 역할은 의사에 대해 존중을 보이고, 수동적으로 행동하며, 의사의 의견에 반대되는 의견을 제시하지 않는 것이었다.[1] 의사-간호사 게임의 규칙 중 하나는 간호사가 의사에게 환자에 대한 자신의 권고사항을 전달하되, 권고하지 않는 것처럼 보이도록 하는 것이다. 또 다른 규칙은 의사에게 적용되는데, 의사는 간호사의 권고사항을 따르되, 간호사에게 조언을 구하지 않은 것처럼 보여야 한다는 것이다. 의사는 권위를 유지하고 간호사는 의사의 권위에 의지하는 것처럼 보여야 한다. 게임 참가자들의 공개된 의견불일치는 피해야만 한다는 것도 게임의 규칙 중 하나이다. 참가자들은 이 게임의 역할을 실무에서의 경험을 통해 학습한다. [Box 17-1]과 [Box 17-2]는 각각 스테인이 제시한 의사-간호사 게임의 예시이다. 1967년 상황이므로 진료 내용과 과정이 현재와 많이 다르다는 것은 고려하고 읽기 바란다. 스테인에 따르면 이 게임의 목적은 간호사는 담대하고, 주도권을 가지며, 중요한 조언에 대해 책임질 수 있는데, 동시에 수동적으로 보여야만 한다는 것이다.[3] 그로부터 23년이 지난 1990년 스테인은 의사-

간호사 게임 이론을 재검토한 후, 이 게임은 더 이상 존재하지 않는다고 선언하였고, 그 이유는 간호사들의 교육수준이 향상되었고, 간호사들이 더 이상 이 게임에 참가하길 원하지 않기 때문이라고 하였다.[1]

Box 17-1 의사-간호사 게임이 적절하게 작동한 경우[3,p.700]

한 병원의 당직의사인 존스는 새벽 1시에 병동으로부터 전화를 받고 일어난다. 병동에 입원해 있는 한 환자(자신의 담당 환자는 아님)가 잠들지 못하고 있기 때문이다. 다음은 당직의사 존스와 병동 간호사 스미스의 전화 통화 내용이다.

존스: 네 의사 존스 입니다.

스미스: 존스 선생님, 저는 2병동에 스미스 간호사 입니다. 저희 병동 브라운 부인이 오늘 자신의 아버지가 돌아가셨다는 소식을 들었고, 지금 잠을 이루지 못하고 있습니다.

(이 메시지는 두 개의 층으로 되어 있다. 표면적으로는 상황을 설명하고 있다. 환자가 잠을 이루지 못한다는 것과 환자는 오늘 아버지 부고를 들었다는 것이다. 표면적으로 잘 드러나진 않지만, 이것은 간호사 스미스의 진단적 진술이며, 조언적 발언이다; 환자는 슬픔 때문에 잠을 이룰 수 없고(진단) 수면제를 처방받아야 한다(조언). 의사 존스는 간호사 스미스의 진단을 받아들이고, 조언에 대해 다음과 같이 답변한다)

존스: 이전에 어떤 약이 브라운 부인의 수면에 도움이 되었습니까?

(의사 존스는 환자를 알지 못하므로, 환자를 아는 간호사에게 어떤 약을 처방해야 하는지 조언을 구하고 있다. 그러나 의사 존스의 질문은 조언을 구하는 것처럼 보이지 않는다. 간호사 스미스가 대답한다.)

스미스: 페노바비탈 100mg이 이전에 매우 효과적이었습니다.

(조언이 아닌 것처럼 위장된 조언이다. 의사 존스는 목소리에 위엄을 실어 답변한다)

존스: 처방은 '페노바비탈 100mg 취침전, 필요에 따라' 입니다. 알겠지요?

(간호사 스미스는 감사하는 목소리로 대화를 마무리한다)

스미스: 예 알겠습니다. 대단히 감사합니다.

Box 17-2 의사가 의사-간호사 게임을 배워가는 과정의 예[3,p.702]

오늘은 의사가 환자를 담당하는 인턴쉽 첫 날이다. 의사와 간호사는 함께 병동 라운딩 중이었다. 그들은 52세 여성 환자의 침대에 멈췄다. 그 환자는 의사의 젊은 외모에 대해 칭찬을 한 후, 의사에게 자신이 변비 문제가 있다고 호소하였다. 환자는 수 분 동안 자신의 독특한 식단과 가족들이 사용하는 민간 요법에 대해 설명하였고, 과거에 변비에 도움이 되었던 특별한 운동법에 대해 말하였다. 한참을 들은 후 간호사는 예의바르게 환자의 말에 끼어들었다. 간호사는 환자에게 의사가 환자의 문제에 대해 생각해 줄 거라고 말하며, 다른 환자들이 기다리고 있어서 가봐야 한다고 말했다. 의사는 순간 환자의 말에 끼어든 간호사를 준엄하게 쳐다본 후, 환자를 쳐다보며 친절하게 자신이 환자를 위해 관장을 처방하겠다고 하였다. 환자 방에서 나온 후, 간호사는 의사에게 환자가 지난 주 동안 매일 배변하였으며, 23일간의 입원기간 중에 한번도 변비를 호소하거나 문제가 된 적이 없었다고 말하였다. 그리고 나서 간호사는 재빨리 그래도 만일 의사가 관장을 처방하기 원한다면, 환자도 확실히 관장하는 것을 받아들일 것이라는 말을 덧붙였다. 이 이야기를 들은 의사는 입이 벌어졌고, 머리속에 수레 바퀴가 돌았다. 의사는 환자에게 "의사 선생님은 가보셔야만 한다"고 했던 간호사의 말이 기억났고, 그것이 아마도 자신에게 보낸 메시지였을 것이라는 생각이 떠올랐다. 이런 경험들을 통해 의사는 간호사들이 보내는 미묘한 조언을 듣는 법을 배우게 된다.

의사-간호사 게임 이론을 제시한 스테인이 지금으로부터 30여년전인 1990년에 이 이론은 현실과 맞지 않는다고 선언하였으나 이와 유사한 방식의 의사-간호사 의사소통은 현재에도 일부 존재하고 있다.[1,2] 일부 간호사들은 여전히 환자를 옹호함에 있어 의사들과 이러한 방식으로 의사소통하는 것이 효과적이라고 여긴다. 간호사가 환자의 요구 또는 문제를 파악했을 때, 환자를 위해 이에 대한 처방을 의사로부터 빨리 효과적으로 얻어내기 위한 수단으로 사용하는 것이다.[1]

최근 생명과학기술의 발전으로 수술이나 약물로 인해 획기적인 생명연장이 이루어졌다. 예를 들어 에이즈라고 불리는 후천성면역결핍증은 1980년대에는 효과적인 약물이 없어 진단 받은 지 몇 년 내에 사망하는 질병이었으나 1990년대에 약물의 개발로, 이제는 에이즈 환자도 일반인과 비슷한 수명을 가지게 되었다. 수술 기술도 급속히 발전하여 예전에는 치료할 수 없었던 많은 질병들이 수술로 치료되고 있다. 이런 수술과 약물과 같은 생명과학기술의 발전은 의학의 주된 관심영역이며, 의사 주도하에 발전해 왔다.

그런데 의사의 수술과 약물 처방에 의해 환자의 생명연장이 좌우되는 상황이므로 의사의 권위가 더욱 강화되고 의사-간호사 관계에서도 의사의 권력이 더욱 커질 것이라고 추측할 수 있다. 그러나 아이러니하게도 오히려 그 이전 어떤 시기보다도 의사-간호사 협력관계가 중요시되게 되었다. 또한 의사-간호사 게임에서 벗어난 간호사의 적극성을 강조하게 되었다.

미국 의사협회의 윤리강령 가운데 간호실무에 대한 언급 부분을 보자. 훌륭한 간호실무를 위해 간호사는 자신의 전문적 판단에 따라 의사의 처방(오더)이 잘못되었다거나 바람직한 의료에 맞지 않을 때 자신의 우려를 표명해야 한다."[4,p.3] 라고 명시하고 있다(Box 17-3). 간호사의 적극적인 의견개진과 의사와 간호사의 보완적 관계를 강조하고 있다. 이러한 미국 의사협회의 입장은 1967년 스테인의 의사-간호사 게임 이론의 의사-간호사 관계와는 정반대되는 것이다.

Box 17-3 미국 의사협회의 윤리강령 10장 제4조 '간호사'[4,p.3,4]

10.4 간호사

의사와 마찬가지로 간호사는 환자의 웰빙 증진이라는 일차적, 윤리적 소명을 지닌다. 간호사의 교육, 전문성, 실무 범위는 의사의 직업적 책임과 전문성을 보완한다.

의사가 의료서비스 질에 대한 전체적인 책임을 지는 동안, 훌륭한 간호실무를 위해 간호사는 자신의 전문적 판단에 따라 의사의 처방(오더)이 잘못되었다거나 바람직한 의료에 맞지 않을 때 자신의 우려를 표명해야 한다.

직업적 소명을 공유한다는 점에 비추어, 의사와 간호사의 관계는 상호 존중과 신뢰에 기반을 두어야 한다. 보건의료팀의 리더로서 의사는 다음의 사항들을 준수해야 한다.

(1) 간호사가 의사의 처방(지시)에 대해 우려를 나타내는 경우에 이를 존중하여 주의 깊게 듣고 심각하게 받아들여, 처방을 설명하거나 필요하다면 수정해야 한다.
(2) 바람직한 의료 실무와 맞지 않는 의사의 처방은 이행하지 않는 것이 간호사의 책임이라는 것을 인식해야 한다.
(3) 당장 의사가 없는 응급 상황에서 간호사는 환자의 건강을 보호하기 위해 의사의 처방에 맞지 않더라도 즉각적인 행동을 취할 직업적 의무를 가질 수 있다.
(4) 응급 상황이 아닌 경우에 환자 케어에 대한 의사-간호사 간 의견 불일치가 지속되면 이를 해결하기 위해 기관의 윤리 위원회 또는 다른 지원 시스템에 도움을 요청해야 한다.

최근 의사협회의 윤리강령에서까지 의사-간호사 협력관계를 중요시하고, 간호사의 적극적인 개입을 강조하게 된 배경에는 사회적 영향이 크다고 볼 수 있다. 첫째, 환자 안전의 중요성이 사회적, 정책적으로 강조되고 있다. 1999년 미국 의학원의 보고서 '실수를 범하는 것은 인간이다: 보다 안전한 보건의료 체계 구축'은 미국 뿐 아니라 세계적으로 큰 반향을 일으켰고, 지금까지도 역사적인 보고서로써 자주 인용되고 있다. 이 보고서는 서두에서 적어도 연간 44,000명, 많게는 98,000명의 미국인이 예방할 수 있는 의료과실로 사망하며, 이는 연간 교통사고로 인한 사망자 수 보다 많고, 유방암으로 인한 사망자 수 보다 많다고 하였다.[5] 의료기술의 발달로 많은 질병들이 치료되거나 조절되어 사망에 이르지 않게 된 현실에서 아이러니하게도 의료과실에 의한, 그것도 충분히 막을 수 있는 의료과실에 의한 사망이 방치되어 있었던 것이다. 여기에서 의료과실이란 의료사고라고 부르는 수술과정이나 치료과정의 실수 뿐 아니라, 수술 후 관리 부실로 인한 합병증, 병원에서 발생한 감염(수술 부위 감염, 폐렴, 요로 감염 등), 환자의 낙상 등이 해당된다. 이 보고서는 일반인들에게 충격적으로 다가왔고, 병원이라는 곳이 치료하는 곳이 아니라 실수로 인해 사망하게 만들 수 있는 곳이라는 인식을 갖게 하였다.

보건의료계는 이러한 의료과실을 예방하거나 조기에 발견하여 대처하기 위해서는 보건의료팀의 팀워크가 중요하며, 서로 여러 차례 과실이 없도록 점검하고, 발생 가능한 과실에 대해 이야기할 수 있는 환경이 필수적임을 알게 되었다. 이 미국 의학원의 보고서는 의료과실이 전국적으로 퍼져 있는 이유로 병원 시스템이 분절되어 있어, 어떤 누구도 전체를 알지 못하고 각자의 일만을 하기 때문이라고 하였으며, 이에 의료과실을 예방하기 위해서는 직종간 협력이 필수적임을 강조하였다.[5] 특히 이 보고서에서는 의료과실의 문제를 해결하기 위한 노력의 하나로 의사-간호사의 관계가 환자 안전에 미치는 영향, 의사-간호사의 협력 정도가 환자 안전을 위한 조직체계 설계에 미치는 영향에 대해 설명하였다. 또한 환자 안전을 위한 다학제간 협력 프로그램을 보건의료 전문직 교육과정에 포함하는 것을 제안하였다. 간호사는 환자를 가장 가까이에서 관찰하고 환자의 반응에 민감성을 가지고 있으므로 의료과실의 예방과 조기발견을 위한 계획과 수행에 가장 중요한 팀원이다.

두 번째 이유는 사회적으로 의료비용을 감소시키기 위한 간호사의 역할이 중요하게 대두되었다는 것이다. 합병증이 발생하고 병원 감염이 발생할수록 환자의 입원기간과 의료비 사용은 기하급수적으로 증가한다. 따라서 간호사들이 조기에 이러한 문제를 발견하고 의사에게 알리는 일은 의료비 감소에 중요하다. 동시에 간호사는 병동 단위, 더 나아가 병원 전체에서 병원 감염이나 다른 의료과실들을 예방하고 통제하는 방안을 계획하는데 중요한 역할을 한다. 환자와 환자를 둘러싼 환경을 가장 잘 이해하고 있는 전문직이 간호사들이기 때문이다. 따라서 간호사와 의사간의 지속적인 의사소통과 간호사의 적극적인 의견개진을 통한 시스템 개선이 의료비용의 절감에 기여하게 된다.

우리나라도 병원안전과 의료비증가에 대한 우려가 사회적으로 커질수록 간호사들의 역할이 현재보다 더욱 확대되고 중요시 될 것이다. 현재에도 과거보다는 의사-간호사 간에 협력적 관계가 중요시되고 있다. 2004년에는 간호사-의사 상호존중 선언이 발표되기도 하였다(Box 17-4).

간호사 윤리강령에서 의사와의 협력을 다룬 부분을 살펴보면, 국제간호협의회의 간호사 윤리강령에서는 "간호사는 환자, 동료 및 가족을 포함한 모든 사람의 존엄성과 보편적 권리를 지지하고 존중"해야 한다고 명시하고 있다[6]. 대한간호협회의 간호사 윤리강령에서는 제14조에서 '간호사는 동료 의료인이나 간호 관련 종사자와 협력하는 경우 상대를 존중과 신의로서 대하며, 간호 대상자 및 사회에 대한 윤리적 책임을 다한다.'라고 명시하고 있다[7].

Box 17-4 간호사-의사 상호존중 선언(2004년 4월 7일)[8]

우리는 인간의 고귀한 생명을 보전하고 인류의 건강을 증진시키는 숭고한 사명을 부여받은 의료인이다.

우리는 인간의 건강과 생명을 최고의 가치로 여기고 환자에게 적합한 의료를 제공하기 위해 서로 긴밀히 협력하고 존중할 것을 다짐한다.

우리는 전문인으로서 지식과 의료윤리수준을 끊임없이 유지 증진하고 이를 기반으로 공동사회 활동을 적극적으로 실천한다.

우리는 국민 건강을 위해하는 모든 상황과 조건에 맞서 국민의 건강을 지키고 비의료인들의 불법 의료행위를 근절하기 위해 함께 노력한다.

우리는 의료소비자의 주체인 환자의 권리를 존중하고 환자중심의 질 높은 의료서비스를 제공하기 위해 함께 협력한다.

우리는 의료전문인으로서 긍지와 자부심을 갖고 한국 의료 발전을 위해 적극 협력할 것을 다짐한다.

2004년 4월 7일
대한의사협회 김재정·대한간호협회 김의숙

토의 문제

1. 간호사와 의사간의 상호 존중 및 협력적 관계가 이루어져야 하는 이유에 적용되는 윤리원칙들에 대해 논의해 봅시다.

참고문헌

1. Holyoake, D. D. (2011). Is the doctor-nurse game still being played? Nursing Times, 107(43), 12-14.
2. Bosek, M. S. D. & Savage, T. A. (2007). The Ethical Component of Nursing Education: Integrating Ethics into Clinical Experience. Lippincott Williams & Wilkins.
3. Stein, L. I. (1967). The doctor-nurse game. Arch Gen Psychiat, 16, 699-703.

4. American Medical Association(2016). Code of Medical Ethics. Chapter 10: Opinions on Inter-Professional Relationships. P. 3-4. https://www.ama-assn.org/sites/default/files/media-browser/code-of-medical-ethics-chapter-10.pdf
5. Institute of Medicine(1999). To err is human: building a safer health system. http://www.nationalacademies.org/
6. ICN(2021). The ICN Code of Ethics for Nurses. https://icn.ch/resources/publications-and-reports/icn-code-ethics-nurses
7. 대한간호협회. 한국간호사윤리강령. http://www.koreanurse.or.kr/about_KNA/ethics.php
8. 간호신문(2004.4.8). 간호사 의사 상호존중 선언. http://www.nursenews.co.kr/main/ ArticleDetailView.asp?sSection=57&idx=584

제8편

조직에서의 윤리문제

제18장

병원윤리위원회

| 학습목표 |

- 병원윤리위원회의 기능을 열거한다.
- 병원윤리위원회가 기존 법에 명시된 기관생명윤리위원회, 임상시험심사위원회, 뇌사판정위원회, 의료기관윤리위원회와 어떤 차이점이 있는지 설명한다.

우리나라 의료기관에는 다양한 명칭의 윤리관련 위원회들이 설치되어 있다. 그 가운데 기관생명윤리위원회('생명윤리 및 안전에 관한 법률'), 임상시험심사위원회('의약품 등의 안전에 관한 규칙'), 뇌사판정위원회('장기 등 이식에 관한 법률'), 의료기관윤리위원회('호스피스·완화의료 및 임종과정에 있는 환자의 연명의료결정에 관한 법률')와 같은 위원회들은 우리나라 법률이나 규칙에 의해 목적과 업무가 정해져 있다. 그러나 우리나라에서 병원윤리위원회는 아직 법률이나 규칙에 의해 정해진 형태가 없다. 여기에서는 병원윤리위원회가 무엇인지, 위원회의 일반적인 목적과 기능을 설명하고자 한다.

미국은 현재 거의 모든 의료기관에 병원윤리위원회가 설치되어 있다. 그러나 1960년대에 처음으로 병원윤리위원회에 대한 논의가 시작되었고, 1980년대 초반까지만 해도 전체 의료기관의 1%만이 병원윤리위원회를 운영하고 있었다. 병원윤리위원회의 필요성에 대해 경각심을 일으킨 첫 번째 사건은 시애틀의 신 위원회(8장 참조)이었다.[1] 병원윤리위원회의 개념이 등장한 것은 카렌 퀸란 사건(13장 참조)이었다. 그 당시의 병원윤리위원회는 카렌 퀸란의 예후를 판단하기 위한 위원회의 성격이 강하였다.[2] 그러나 이 사건으로 병원윤리위원회들이 설립되기 시작하였고, 주에 따라 법에 의해 성격이 규정되고 운영되게 되었다.

미국과 영국의 경우 병원윤리위원회의 구성, 목적, 기능 등이 다양한 형태로 운영되고 있다. 각 기관마다 병원윤리위원회의 구성과 기능에 차이가 있으나 공통점을 살펴보면, 먼저 위원회의 구성은 다학제로 이루어진다. 미국과 영국의 병원윤리위원회는 의사, 간호사, 사회복지사, 종교인, 윤리학자, 변호사, 그리고 일반인 등으로 구성된다. 대부분의 병원윤리위원회는 담당간호사 또는 간호직 대표 등 반드시 간호사를 위원회에 포함시키고 있다.[1] 환자에 관련된 윤리적 문제를 다룸에 있어 환자와 그 가족을 가장 가까이에서 함께하고 의사소통하는 간호사가 윤리위원회에 포함되어야 함은 당연한 일이다. 간호사는 병원윤리위원회에 참여하여 환자와 가족을 옹호한다.

미국과 영국의 병원윤리위원회들이 수행하는 기능으로는 윤리 교육, 윤리 상담, 윤리 사례에 대한 자문, 윤리적 관점에서의 정책 개발 및 심사 등이 있다. 드물지만 연구계획서 심의를 병원윤리위원회의 기능에 통합하여 운영하는 경우도 있다.

우리나라에서도 병원윤리위원회의 필요성이 점차 강조되고 있으며, 법적으로 의무화되어 있지는 않지만 많은 병원들이 병원윤리위원회를 구성하여 운영하고 있다. 우리나라 생명윤리정책연구센터에서 제시하는 '병원윤리위원회 구성·운영 표준지침서'에 따르면,[2] 병원윤리위원회의 목표는 "의료 현장에서 발생하는 다양한 윤리적 갈등 상황을 원활히 해결하기 위한 도움을 제공함으로써 실재적이고 잠재적인 환자의 존엄성, 권리, 안전 및 안녕을 보호하는 데 기여하는 것이다".[3,p.1] 또한 병원윤리위원회의 기능은 크게 교육기능, 정책개발 및 심의기능, 상담 및 자문기능의 세 영역으로 구분된다(Box 18-1).

Box 18-1 병원윤리위원회의 기능[3,p.2-5]

1. 교육

병원윤리위원회는 의료 환경에서 발생하는 윤리적인 쟁점에 대한 인식을 높이고 윤리적 의사결정을 지원하기 위해서 병원행정부서, 기타 다른 부서 및 위원회, 의료진과 협력하여, 임상 윤리에 관한 교육 활동을 수행한다.

2. 정책 개발 및 심의

병원윤리위원회는 기존 정책 및 입안된 정책의 윤리적 측면을 분석하고 새로운 기관 정책을 개발하는 것을 지원한다.

3. 상담 및 자문

위원회는 의료인, 환자, 대리인 및 환자 가족 구성원 등 치료 결정에 책임이 있는 이들에게 상담 및 자문을 제공한다. 개별 환자의 치료에서 발생하는 윤리적 문제에 대해 의사 결정에 책임이 있는 이들을 지원하는 기능을 수행한다.

토의 문제

1. 우리나라 법에 제시된 다음 각 위원회의 기능은 무엇인지 이야기해 봅시다: 기관생명윤리위원회, 임상시험심사위원회, 뇌사판정위원회, 의료기관윤리위원회
2. 병원과 같은 의료기관에 위의 위원회들이 설치되어 있어도 병원윤리위원회의 설치가 필요할까요? 필요하다면 그 이유는 무엇입니까?
3. 현재 우리나라는 병원윤리위원회 구성에 대해 기준이 되는 법이 없기 때문에 각 병원은 자유롭게 규정을 정하고 이에 따라 병원윤리위원회를 운영하고 있습니다. 다음은 우리나라 한 국립병원이 만든 윤리위원회 규정입니다. 위에서 설명한 '병원윤리위원회 구성·운영 표준지침서'가 제시하는 병원윤리위원회의 기능을 고려했을 때, 이 국립병원의 윤리위원회가 보강해야 할 기능을 이야기해 봅시다.

국립OO병원 윤리위원회규정[4]

[시행 2019.12.16.] [국립OO병원예규 제271호, 2019.12.16., 일부개정]

제1조(목적) 이 규정은 국민보건의 향상과 의료 및 병원행정의 윤리성·공정성·합리성을 확보하여 대국민신뢰도를 재고시키기 위하여 국립마산병원에 설치되는 윤리위원회(이하 "위원회"라 한다)의 운영에 필요한 사항을 규정함을 목적으로 한다.

제2조(기능) 위원회는 다음과 같은 기능을 수행한다.

1. 병원윤리확립을 위한 계획수립·시행 및 감독과 평가
2. 의료 윤리적 문제(환자권리 보호, 생명존엄성, 부적절한 의료행위, 환자 진료과정에서의 윤리적 갈등)에 관한 사항
3. 고객만족도서비스에 관한 사항
4. 기타 병원윤리확립에 관한 사항

제3조(구성) ① 위원회는 원장을 위원장으로 하고 흉부내과장을 부위원장으로 하며, 서무과장 및 흉부외과장, 간호과장을 당연직위원으로 한다.

② 위원회의 회무를 처리하기 위하여 간사 1인을 두되, 서무주무로 한다.

제4조(회의) ① 위원장은 회무를 관장하고 회의를 주재한다.

② 부위원장은 위원장을 보좌하며, 위원장 유고시 그 직무를 대행한다.

③ 위원회의 회의는 정기회의와 임시회의로 한다. 정기회의는 연 1회 개최하며, 임시회의는 필요에 따라 위원장이 소집한다.

④ 위원회의 회의는 재적위원 과반수의 출석으로 개의하고 출석위원 과반수의 찬성으로 의결한다.

제5조(운영실무반) ① 이 위원회의 원활한 운영을 위하여 운영실무반(이하 "실무반"이라 한다)을 둔다.
② (기능) 실무반의 기능은 다음과 같다.
1. 위원회에서 위임한 사전조사·자료수집 및 세부집행에 관한 사항
2. 위원회의 결정을 필요로 하는 안건제출
③ (구성) 실무반은 반장을 포함하여 5인 이상 7인 이하로 구성하되 반장은 흉부내과장이 되고 서무주무·관리주무·입퇴원주무·행정수간호사를 당연직 반원으로 하며, 기타 반원은 반장의 제청으로 위원장이 명한다.
④ (회의) 실무반 회의는 반장의 요청에 따라 수시로 소집함을 원칙으로 하며, 재적반원 2/3출석으로 개의하고, 출석반원 과반수의 찬성으로 의결한다.
⑤ (보고) 실무반장은 실무반 회의에서 의결된 사항을 즉시 위원장에게 보고한다.
⑥ (간사) 실무반의 회무는 위원회 간사가 처리한다.
제6조(기타) 이 규정에 명시된 것 외의 위원회운영에 필요한 사항은 위원장이 따로 정한다.

참고문헌

1. Aulisio, M. P. (2016). Why did hospital ethics committees emerge in the US? AMA Journal of Ethics, 18(5), 546–553.
doi: 10.1001/journalofethics.2016.18.05.mhst1-1605.
2. 박인경, 박지용, 손명세, 이일학(2011). 병원윤리위원회 표준운영지침개발 – 해외사례를 중심으로. 생명윤리정책연구, 5(2), 219–247.
3. 생명윤리정책연구센터(2011). 병원윤리위원회 구성·운영 표준지침서. http://www.nibp.kr/xe/info4_center/1431
4. 국가법령정보센터. 국립마산병원 윤리위원회규정. http://www.law.go.kr/main.html

제19장

공익제보

| 학습목표 |

- 공익제보의 개념을 정의한다.
- 보건의료서비스와 관련된 공익제보의 중요성을 설명한다.
- 공익제보와 관련된 간호윤리문제를 설명한다.

공익제보는 우리말로 내부고발이라고도 한다. 영어로는 휘슬블로윙(whislteblowing)이라고 하는데, 이 말은 호루라기를 분다는 뜻에서 유래되었다. 즉 어떤 위험을 알리는 행위라는 의미를 내포한다. 공익제보란 "어떤 조직의 현재 또는 이전 구성원이 대중에게 그 조직이 저지르고 있거나 은폐하고 있는 심각한 악행이나 위험에 대한 경고를 보내려는 시도"[1,p.126]를 말한다. 간호의 범위에서 공익제보는 "간호사가 조직 내에 위험을 발견하고, 이를 조직 내의 적정한 경로를 통해 보고하였음에도 조직이 반응하지 않을 때, 공적인 이익을 위해 이 위험을 조직 외부에 폭로하는 행동"[1,p.126]을 말한다.

공익제보는 주로 기업과 관련하여 많이 이슈화되곤 한다. 그러나 외국에서는 보건의료서비스와 관련된 공익제보가 중요하게 다뤄지고 있다. 특히 영국에서는 국가보건서비스관리국이 국민의 건강을 보호하고 질 높은 보건의료서비스를 유지하는데 공익제보가 필요하다는 점을 인식하고, 간호사와 다른 보건의료 종사자들의 공익제보 자유를 보장하기 위한 노력을 하고 있다. 1998년에는 공익제보법(the Public Interest Disclosure Act)을 제정하여 공익제보자를 보호하고 있다.[2]

영국에서 보건의료서비스에 대한 공익제보가 사회적 관심을 받게 된 주요 사건 중 하나로 그라함 핑크 사건이 있었다. 1989년 영국의 스톡포트 병원의 간호사였던 그라함 핑크는 인력부족과 병원정책의 부적절함으로 인해 환자케어에 결함이 있음을 언론에 폭로하였다. 이는 이후 국가의 여러 정책 개발에 중요한 영향을 미쳤다.[2]

한편 의료적 처치에 문제점을 고발한 대표적 사건으로 브리스톨 하트 스캔들과 분더버그 중환자실 사례가 있다.[3] 먼저 '브리스톨 하트 스캔들'은 공익제보자가 마취과 의사인 스티브 볼신이었다. 영국 브리스톨시의 한 병원에서 두 명의 외과의사가 태어난지 1년 미만의 아기들을 대상으로 심장수술을 주로 담당하고 있었다. 이를 가까이에서 관찰해 오던 스티브 볼신은 그들의 수술 방식으로 인해 사망하는 아기들의 수가 많다는 것을 알게 되었고, 그 사실을 외부에 폭로하게 되었다. 이 후 정부당국의 조사에서 그 두 명의 외과의사들이 1988년부터 1994년까지 한 심장수술로 인한 사망률이 영국 평균의 두 배에 달한다는 것을 밝혀냈다. 1998년 두 명의 외과의사와 이를 알면서도 묵인한 그 병원의 최고 책임자도 함께 처벌되었다.[4]

분더버그 중환자실 사례의 공익제보자는 중환자실 간호사인 토니 호프만이었다. 토니 호프만은 호주 퀸즐랜드 주의 분더버그 병원의 중환자실에 근무하는 책임간호사였다. 토니 호프만은 그녀의 간호사 동료들과 함께 외과의사 파텔의 진료방식에 심각한 결함이 있고 이로 인해 피할 수 있는 환자의 죽음이 늘어가고 있음을 알 수 있었다. 파텔은 2003년부터 2005년까지 이 병원에서 진료하고 있었다. 이에 토니 호프만은 병원 절차에 따라 외과의사 파텔의 행동을 감시해 줄 것을 요구하였으나, 아무 조치도 내려지지 않았으며, 파텔의 진료방식은 변하지 않았고, 병원은 파텔을 오히려 감싸기까지 하였다. 토니 호프만은 결국 이를 언론에 폭로하였고, 이는 사회에 큰 반향을 일으켰다.[5] 토니 호프만은 이 사건으로 '2006 올해의 호주 지역 영웅상'을 받았다.[3] 한편 파텔은 2010년 환자 3명의 죽음에 대한 형사과실, 환자 1명에 대한 중대한 신체적 상해에 대해 유죄판결을 받아 7년 형을 선고받아 복역하다가 2012년 상고심에서 집행유예로 풀려났다.[6,7]

공익제보에는 위험이 따른다. 위의 역사적 사건들에도 위협이 따랐다. 그라함 핑크는 환자와 관련된 내부 정보를 밖으로 유출했다는 이유로 해고의 위협에 시달려야 했다. 의사와 관리자들은 그가 개인적인 불만을 토로한 것에 불과하다고 하였고, 그의 동료들로부터 그에게 문제가 있었다는 진술을 수집하여 압박하기도 하였다. 스티브 볼신은 브리스톨 병원에서의 경력에 위협을 느꼈으며, 토니 호프만도 역시 내부 정보를 외부에 폭로한다면 처벌을 면치 못할 것이라는 위협을 받았다.[8]

공익제보가 가져오는 부정적인 결과는 수도 없이 많다. 가장 심각한 문제 중 하나는 실직이 있다. 실직하지 않더라도 직장내 고립, 따돌림, 보복성 작업 방해, 공개적인 질책 등이 일어날 수 있고, 이로 인해 공익제보자는 정신적 스트레스를 경험하게 된다. 또한 자신이 고발한 문제에 대한 법적 소송이나 절차가 시작되면 개인의 시간, 에너지, 노력이 투여되게 되며, 이러한 법적 절차는 대개 매우 길고 지난한 과정이다.[1]

이러한 많은 부정적인 결과를 감수하면서도 간호사는 환자에게 큰 위험이 발생하는 경우 조직내에서 적절한 통로를 통해 이 문제를 보고하여 개선하도록 하고, 이러한 방법으로 해결되지 않으면 공익제보를 해야만 하는 임무를 가진다. 국제간호협의회 윤리강령은 2요소 제10항에서 "간호사는 동료, 다른 사람, 정책, 실무 또는 기술 남용으로 인해 개인, 가족, 지역 사회 및 인구의 건강이 위협받을 때 적절한 조치를 취한다."라고 명시하였다. 미국 간호사협회 윤리강령에서는 규정 3의 다섯 번째 조항에서 "간호사는 실무에 의문스러운 점이 있을 때 행동을 취함으로써 환자의 건강과 안전을 지킨다"라고 명시하였고, 이 조항은 공익제보자가 되는 간호사들에 대한 지지의 필요성을 나타내고 있다고 하였다.[9,p.270]

다양한 윤리이론적 관점에서 공익제보를 살펴볼 수 있다. 먼저 칸트의 의무론적 관점에서 공익제보는 진실말하기의 의무를 따르는 것이라고 볼 수 있다. 또한 환자의 건강과 안전을 지키기 위한 공익제보는 해를 입히지 않아야 한다는 의무론적 규범을 따르는 것이 된다. 의무론자, 윤리적 관념이 강한 자가 공익제보를 하는 경향이 있으며, 공익제보자들은 원칙과 의무에 대한 강한 인식이 있는 경우가 많다.[2]

공리주의적 관점에서는 공익제보로 인하여 발생하는 결과를 이익과 손해라는 측면에서 분석하고, 이익이 더 크다면 행동하게 될 것이다. 공익제보는 위에서 말한 것처럼 공익제보자에게 많은 부담을 준다. 공익제보자가 지어야 하는 부담과 비교하여, 공익제보의 이익, 예를 들면 환자의 생명, 환자의 고통 감소 등이 더 크다고 여겨지면 공익제보를 해야 한다는 관점이다. 환자의 건강과 생명은 공익제보로 감수해야 하는 어떤 부담보다도 가치 있고 소중하다. 마취의사 스티브 볼신은 자신의 의사로서의 경력이 공익제보로 인해 무너질 수 있다는 두려움이 있었지만, 자신이 수술을 위해 아기들을 마취하기 직전 그 부모가 아기와 인사를 하는 모습을 보며, 아기는 이제 잘못된 수술로 죽을 수 있고, 이것이 부모와 아기의 마지막 순간일 수 있다는 생각에 폭로할 수 밖에 없었다고 이야기한다.[2,4]

한편 덕 윤리적 관점에서는 덕스러운 품성 가운데 도덕적 용기(moral courage)가 있다. 도덕적 용기는 어떤 조건에도 굴하지 않고 도덕적 의무를 수행해 나가는 것을 말한다. 또한 덕 윤리에서 강조하는 온전함(integrity)이라는 측면에서도 환자를 보호하고 돕는 성품을 가진다면 공익제보자의 역할을 하게 될 것이다.[2]

공익제보가 윤리적 의무임에도 공익제보 후에 법적 보호를 받지 못하면 병원 정보 또는 환자 관련 정보를 누설한 것에 따른 처벌을 받을 수도 있다. 변호사들은 간호사들이 공익제보를 결심할 때 다음의 다섯 가지를 생각하라고 조언한다: ① 문제의 심각성을 파악할 것, ② 자신이 처한 상황에서 자신의 강점과 약점을 파악할 것, ③ 문제를 보고할 수 있는 조직 내부의 방법들을 고려할 것, ④ 행동하기 전에 변호사와 상의할 것, ⑤ 본인을 지지해 줄 수 있는 자원들이 무엇인지 확인하고 인생에 닥칠 큰 변화에 대비할 것.[10,p.742]

한편 미국과 영국, 호주 등의 나라에서는 간호사의 공익제보자 역할을 환자의 건강을 지키는데 중요한 역할로 강조하고 있으며, 공익제보자인 간호사를 보호하고 지지할 수 있는 체계를 마련하여 운영하고 있다. 미국의 미국 간호사협회 및 각 주의 간호사협회는 간호사들에게 공익제보에 대한 상담 서비스를 제공하고 있다.[1,2]

우리나라에서는 2011년 처음으로 '공익신고자 보호법'이 제정되었고 이후 수차례 개정되었다.[11] 그러나 국민 다수의 건강, 안전 등과 관련된 불법행위도 공익신고에 대상으로 명시되어 있지만, 보건의료서비스에 국한된 법령이 아니어서 다소 적용에 어려움이 있다.

대한간호협회의 간호사 윤리강령 III. '간호사와 협력자' 영역의 제14조 '간호 대상자 보호' 조항은 '간호사는 동료 의료인이나 간호 관련 종사자에 의해 간호 대상자의 건강과 안전이 위협받는 경우, 간호 대상자를 보호하기 위한 적절한 조치를 취한다.'라고 함으로써, 누군가에 의해 간호 대상자의 건강과 안전이 위협받는다면 이를 막기 위한 노력을 해야 한다고 명시하고 있다.[12] 그러나 우리나라는 법률적 보호체계가 부족하고, 아직까지는 대한간호협회도 공익제보자를 지원할 체계를 갖추지 못하고 있다. 공익제보 간호사를 위해 간호협회나 간호사회 등 간호사 조직 차원의 지원 및 보호체계를 갖출 필요가 있다.

토의 문제

1. 다음 사례에서 간호사들은 병원 관리자에게 의사의 비윤리적 행위를 고발하였습니다. 간호사들이 한 행동은 도덕적 용기를 보여준 행동이라고 생각합니까? 만일 내가 당사자였다면 어떻게 행동했을까요? 제보를 한다면 그 이유는 무엇이겠습니까? 제보하는 것에 대해 머뭇거리는 마음이 있다면 그 이유는 무엇이겠습니까?

기사 제목: 수면 내시경 여성 성추행한 의사…간호사들이 고발(헤럴드경제. 2016년 1월 14일자 기사 일부 발췌)

대형 건강검진센터 의사가 '수면 내시경' 중인 검진자를 상습적으로 성추행했다는 폭로가 나왔다.

지난 13일 JTBC '뉴스룸'은 연간 수십만 명이 검진을 받고 가는 대형 건강검진센터 강남센터장 양모씨가 수면 마취 중인 여성 검진자를 상습 성추행한다는 내용을 담은 내부 문건에 대해 보도했다.

해당 문건은 지난 2013년 10월에 센터 간호사들이 작성했으며 양씨의 성추행 방법, 일시, 장소 등이 구체적으로 나와 있다.

문건에 따르면 양씨는 하반신 노출이 필요한 대장내시경만을 고집해왔고 수면 마취 중인 검진자에게 필요 이상의 마취제를 더 놓은 일도 있었다.

[중략]

이런 내용의 문건이 2013년 '근로자 고충처리 현황'이라는 제목으로 작성됐음에도 불구하고 해당 재단은 "보고는 받은 일이 없다"고 일축했다.

한편 그동안 양씨를 거쳐간 검진자는 5만 명에 이르는 것으로 알려졌으며 양씨는 현재 해직된 상태다.

참고문헌

1. Lachman, V. D. (2008). Whistleblowers: troublemakers or virtuous nurses? Medsurg Nursing, 17(2), 126-134.
2. Wilmot, S. (2000). Nurses and whistleblowing: the ethical issues. Journal of Advanced Nursing, 32(5), 1051-1057.
3. Jorm, C. (2016). Reconstructing Medical Practice: Engagement, Professionalism, and Critical Relationships in Health Care. A Gower Book.
4. Fox, R. (2001). Bristol Scandal. Circulation. 104:e9014. http://circ.ahajournals.org/content/104/7/e9014
5. Johnston, M. (2011). Bioethics: A Nursing Perspectives. 5th ed. Elsevier.
6. ABC NEWS. 30 Jun 2010. Whistleblower praised after Patel verdict. http://www.abc.net.au/news/2010-06-30/whistleblower-praised-after-patel-verdict/886474

7. BBC NEWS. 21 November 2013. Jayant Patel: Suspended sentence for US surgeon in Australia http://www.bbc.com/news/world-asia-25029604
8. BBC NEWS. 23 October 2013. Bolsin: Maverick or martyr? http://news.bbc.co.uk/2/hi/health/1384854.stm
9. Winland-Brown, J., Lachman, V. D., & Swanson, E. O. (2015). The New 'Code of Ethics for Nurses With Interpretive Statements'(2015): Practical Clinical Application, Part I. MEDSURG Nursing, 24(4), 268-271.
10. Philipson, N. C. & Soeken, D. (2011). Preparing to Blow the Whistle: A Survival Guide for Nurses. The Journal for Nurse Practitioners, 7(9), 740-746.
11. 국가법령정보센터. 공익신고자 보호법. http://www.law.go.kr/main.html
12. 대한간호협회. 한국간호사 윤리지침. http://www.koreanurse.or.kr/about_KNA/ethics.php#a21
13. 헤럴드경제(2016.1.14). 수면 내시경 여성 성추행한 의사…간호사들이 고발. http://news.heraldcorp.com/view.php?ud=20160114000118

제20장

간호업무의 배분

| 학습목표 |

- 간호업무의 공평한 분배와 관련되어 제기되는 윤리문제를 설명한다.
- 효율적 업무처리와 간호사로서의 윤리적 의무 사이에서 발생하는 윤리적 갈등을 해결할 수 있는 방안을 설명한다.

보건의료서비스 자원은 한정되어 있고, 이를 어떻게 분배하여 국민의 건강을 보장할 것인가는 국가적 관심사이다. 보건의료기관에서 간호사는 이러한 한정된 자원이라는 현실에 매일매일 직면하며, 이를 효과적으로 관리하기 위해 노력한다. 특히 간호사들이 자원배분이라는 차원에서 가장 많은 도덕적 갈등을 느끼는 것은 제한된 간호인력으로 많은 환자들에게 간호서비스를 제공해야 하는 것이다. 또한 간호사의 업무 이외에도 경우에 따라 타부서의 업무까지 감당하기도 한다.[1]

간호사는 자신에게 주어지는 많은 업무를 보건의료기관의 목표를 위해 효율적으로 처리해야 한다는 압박을 느낀다. 동시에 간호사는 환자를 옹호하고, 최적의 건강수준을 목표로 한 간호돌봄을 수행해야 한다는 윤리적 의무를 느낀다. 따라서 간호사는 효율적 업무처리와 간호사로서의 윤리적 의무 사이에서 갈등을 느낀다. 각 환자에게 충분한 시간을 할애하고, 그들의 반응에 따른 간호를 수행하는 것이 아니라, 제한된 시간 안에 완수해야 할 과업에 초점을 맞춰야 하는 경우가 많다. 때로는 도덕적 갈등으로 과업위주의 업무와 환자를 위한 충분한 시간할애 모두를 만족시키기 위해 수당을 받지 않는 초과근무를 하기도 한다. 만일 제한된 시간 안에 과업을 완성하지 못하거나, 한정된 자원의 문제

점을 지적하게 되면 '느린 직원'이라거나 '불평하는 직원'으로 낙인찍히게 된다.[1]

간호사들은 시간, 인력 등 한정된 자원을 어떻게 배분하여 활용할 것인지에 대한 수많은 의사결정을 하게 된다. 캐나다 간호사협회는 자원이 부족하다는 이데올로기와 기업의 효율성 이데올로기를 극복하고 간호의 가치를 구현하기 위해서, 간호사 개인이 취할 수 있는 전략과 사회적으로 취할 수 있는 전략을 다음과 같이 제시하고 있다.[1]

1) 개인적 전략: 개인 간호사의 전략[1,p.3]

(1) 의사결정에서 간호사 윤리강령을 명심한다.
(2) 동료 간호사들과 연대를 형성한다. 환자를 옹호하고 환자에게 최선의 결과를 만드는 것이 간호의 목적임을 공유한다.
(3) 명확히 할 수 없는 자원부족이라는 명분에 자신이 동조하고 있지는 않은지 생각해 본다.
(4) 자원이 제한된 상황이 발생하면 간호사의 전문성을 발휘하여 대처한다. 예를 들어 특정 감염질환이 창궐하여 환자가 급속히 느는 위기 상황에서 우선 순위를 정하고 효과적으로 대처할 수 있어야 한다.
(5) 간호사는 자신의 업무 시간에 대한 분배방식을 강요받아서는 안 된다. 또한 업무 시간은 간호의 가치를 반영하여야 하고, 비윤리적인 방식으로 사용되어서는 안 된다.
(6) 간호사는 자원배분에 문제점을 확인하고, 이를 기록하고 지속적으로 보고해야 한다.

2) 사회적 전략: 개인 간호사가 아닌 간호전문직 단체들의 전략[1,p.3]

(1) 간호사의 업무 구성을 결정하는 이데올로기가 무엇인지를 비판적으로 분석한다.
(2) 간호사들이 자신의 가치를 훼손하는 업무에 참여하는 경우를 파악한다.
(3) "더 이상 돈이 없다"라는 말을 당연히 여기는 것에 거부한다. 이는 종종 단순히 돈이 다른 어떤 곳에 쓰이고 있다는 사실을 숨기는 말이다.
(4) 기업 가치와 그 가치를 지키기 위해 사용되는 업무에 대한 규제가 용인될 수 있는 것인지 확인한다.
(5) "능률"은 "효과"로 대치되어야 한다. 능률은 얼마나 빨리 과업을 처리하는가에 초점

을 맞춘다면, 효과는 업무로 인해 얻게 되는 결과에 초점을 맞춘다. 간호사의 업무 평가에는 환자의 웰빙과 같은 장기적 결과가 고려되어야 한다.

한편 자원을 배분하는 기준으로 효율성과 공평성이 있다.[2] 효율성이란 투입 대비 산출의 극대화를 추구하는 것으로, 자원 분배에 있어서 효율성을 높인다는 것은 주어진 자원을 어떻게 잘 배분하여 사람들의 만족감을 최대한으로 할 것인가의 문제를 말한다. 제한된 자원으로 구성원들의 효용이 최대가 되도록 분배하는 것을 말한다.

공평성은 똑같이 나눈다는 균등분배의 의미도 있지만, 장애인에게 혜택을 제공하거나 노인에게 교통비를 보조하는 것과 같이 상대적인 약자에게 더 많이 분배하는 것을 말한다. 효율성이 공평성을 침해하기도 하지만, 자원이 효율적이면서 동시에 공평하게 분배되기도 한다. 효율성이 공평성을 침해하는 예로, 장애인 주차 구역은 대체로 비어있고, 일반인 주차 구역에는 자리가 부족하다는 이유로 장애인 주차 구역을 줄이거나 없애는 경우가 있다. 한편 효율성과 공평성을 동시에 고려한 분배의 예로, 현재의 세대가 현재 묻혀있는 석유를 모두 캐내어 싼 가격으로 나누어 쓰는 것과 비교해 미래의 후손을 위해 남겨 두겠다고 결정하는 것은 효율적이면서 동시에 공평한 자원 분배라고 볼 수 있다.[2]

토의 문제

1. 어떤 의료기관에 간호사 인력이 부족한 상황이라고 할 때, 발생할 수 있는 문제들은 무엇일까요? 간호사 인력부족과 관련된 윤리원칙들은 무엇일까요?

참고문헌

1. Canadian Nurses Association(2000). Working with limited resources: Nurses' moral constraints.
http://www.cna-aiic.ca/~/media/cna/page-content/pdf-fr/ethics_pract_limited_resources_sept_2000_e.pdf?la=en
2. 오영수(2016). 30일 역전의 경제학. 한국학술정보(주).

Index

찾아보기

ㅅ

ㅇ

ㅈ

❖ 저자 소개

• **고 진 강**

서울대학교 간호학 학사
미국 University of Iowa 간호학 석사
미국 University of Washington 간호학 박사
미국 성인/노인 임상전문간호사(AGCNS-BC)
현 서울대학교 간호대학 교수

• **이 남 주**

고려대학교 간호학 학사
미국 Columbia University College of Nursing, FNP 석사
미국 Columbia University College of Nursing, 간호학 박사
현 서울대학교 간호대학 교수

간호윤리학 값 25,000원

2017년 8월 15일 제1판 1쇄 발행
2022년 7월 30일 제2판 1쇄 발행
2024년 7월 25일 제3판 1쇄 발행
2026년 2월 25일 제3판 2쇄 발행

공저자 : 고 진 강 · 이 남 주
발행인 : 주 영 일
발행처 : **계 축 문 화 사**

서울특별시 종로구 통일로12길 16-17
우편번호 : 03029
TEL : 735-2257 · 738-9746
FAX : 723-9025
E-mail : gyechuk@hanmail.net
홈페이지 : http://gyechuk.co.kr
1973. 10. 31 등록번호 제300-1973-8호
ISBN 978-89-5629-782-8 93510